北京高等学校青年英才计划项目 YETP1993 资助
Beijing Higher Education Young Elite Teacher Project YETP1993

U0674295

药食同源与健康

主　审　王　梅

主　编　洪巧瑜　樊长征　卜训生

中国中医药出版社

·北　京·

图书在版编目（CIP）数据

药食同源与健康 / 洪巧瑜，樊长征，卜训生主编 . —北京：中国中医药出版社，2016.8（2025.1重印）

ISBN 978-7-5132-3210-4

Ⅰ . ①药… Ⅱ . ①洪… ②樊… ③卜… Ⅲ . ①食物疗法 Ⅳ . ① R247.1

中国版本图书馆 CIP 数据核字（2016）第 048963 号

中国中医药出版社出版

北京经济技术开发区科创十三街 31 号院二区 8 号楼

邮政编码 100176

传真 010-64405721

三河市同力彩印有限公司印刷

各地新华书店经销

*

开本 787×1092 1/16 印张 20.5 字数 418 千字

2016 年 8 月第 1 版 2025 年 1 月第 4 次印刷

书号 ISBN 978-7-5132-3210-4

*

定价 59.00 元

网址 www.cptcm.com

《药食同源与健康》编委会

内容提要

我国的饮食疗法已有两千多年的历史，自古以来就有"药食同源""医食同源"的说法，现代人们在享受各式各样美食的同时，如果了解了食忌、食养、食疗方法，便可吃出健康。

本书根据"五谷为养，五畜为益，五菜为充，五果为助"的原则系统阐述"药食同源"与健康的发展与运用，提炼一种天然、经济、便捷的养生祛病方式——食养与食疗，以飨读者，不求工事而求深刻，不为妍丽而为实用。

本书分上、中、下三篇。上篇介绍我国"药食同源"的发展历史，提出平衡膳食与健康、膳食管理与健康的重要性，阐述"药食同源"借鉴的中医学基本特点、中医学基本理论、中医四诊八纲理论等。中篇详细介绍既是食又是药的品种性能、功效、应用、用法用量、使用注意、古籍摘要、现代研究，以及常见食物的基原、性味归经、功效、应用、使用注意，读者可快速查到自己想了解的药食信息。下篇从中医不同体质的食养调补及各种常见病、多发病的食疗方面，介绍"药食同源"的应用。

希望本书能够帮助读者了解"药食同源"与健康的关系，认识"药食同源"与健康的重用性，在生活中能够根据自身身体状态合理运用"药食同源"之品，成为修养身心、保持健康的借鉴。

目　录

下　篇　药食同源的应用

上　篇

药食同源基本知识

第一章 药食同源的相关知识

第一节 我国药食同源的发展历史

我国的饮食疗法,历史悠久,自古以来就有"药食同源""医食同源"的说法,早在5000年前甲骨文中已有"养生"的记载,《黄帝内经》提出"上古之人,其知道者……饮食有节,起居有常……而尽终其天年,度百岁乃去",并提出符合现代营养学观点的"五谷为养,五畜为益,五菜为充,五果为助"的膳食模式。我国的饮食疗法已有两千多年历史,在中医理论指导下,应用食物来保健强身,预防和治疗疾病,或促进机体康复以及延缓衰老。它和药物疗法、针灸、推拿、气功、导引等学科一样,都是中医学的重要组成部分。在某种意义上讲,我国的饮食疗法在健康教育、健康管理、预防医学、康复医学、老年医学领域中占有重要地位。

饮食治疗经过原始社会和奴隶社会的漫长岁月,由萌芽而渐趋形成雏形。至公元前5世纪的周代,当时统治阶级为了保护他们的健康和调制适宜的饮食,开始设置食医和食官以专司其事。"食医"这种职务,与"疾医""疡医""兽医"一起构成周代医政制度的四大分科,并排在诸医之首。当时食医专管调和食味,注意营养,防治疾病,确定四时的饮食,是专为王家服务的。如《周礼·天官》记载:"食医中士二人,掌和王之六食、六饮、六膳、六羞、百酱、八珍之齐。"可见,当时已将食治提到很高的地位,且逐渐成为专业。西周设置了食医和食官以专司其事。

随着生产力的发展,到了秦汉时期,饮食保健也从长期的实践经验积累,发展成为一门纳入正规医疗保健行政制度的学科,并从理论上加以总结,我国的食疗学体系已初步形成。主要表现包括食疗食物在内的本草学的发展,辨证论膳医疗原则的确立等。

秦汉之际,方士蜂起,顺应统治阶级帝王们的愿望,寻求长生登仙之道。如秦时的安期生、汉时的李少君、晋代的葛洪,他们对饮食营养、卫生等都有相当的阐发,其中虽有不合理的成分,但对食治食养都有或多或少的贡献。晋唐时期,饮食营养学在前代初步形成的理论指导下,食养食疗实践和经验的积累更为广泛和丰富,特别是对一些营养缺乏性疾病的认识和治疗取得较大成就。若干由营养素缺乏所致的疾病,如甲状腺肿、脚气病、夜盲症等都有一定的认识，并用有关食物来进行治疗。总之，当时食疗已被医家们充分重视。

我国最早的本草文献《神农本草经》记载的 365 种药物中，有半数以上品种可药食兼用，有延年益寿功效者 85 种。东汉末年，张仲景在《伤寒论》和《金匮要略》中采用不少食物，用以治病，如书中提出的"猪肤汤"和"当归生姜羊肉汤"都是典型的食疗处方。

东晋时代，葛洪《肘后备急方》中所载"海藻酒方"乃是用海藻、昆布等治疗瘿病（即甲状腺肿），以及用猪胰治消渴病（糖尿病）。南北朝陶弘景的《名医别录》中指出用牛、羊肝治疗雀目眼，并总结前人成果，写成《本草经集注》，首创把药物分成八类，其中就有三类（即果、菜、米食）属于食疗药物。

唐代孙思邈《备急千金要方》中有食疗专篇，收载食物 150 多种，分"果实、菜蔬、谷米、鸟兽虫鱼"四门来叙述，并总结出五脏所宜食法。在《千金翼方》中就强调："若能用食平疴，释情遣疾者，可谓良工，长年饵生之奇法，极养生之术也。夫为医者，当需先洞晓病源，知其所犯，以食治之，食疗不愈，然后命药。"他还引扁鹊的话说："不知食宜者，不足以存生也，不明药忌者，不能以除病也……若能用食平疴释而遣疾者，可谓良工。"与此同时，在理论总结上，食疗开始逐渐从各门学科中分化出来，出现了专门论述食疗的专卷，标志食疗专门研究的开始。孟诜的《食疗本草》是一部最早的专讲食物疗法的药物学专著，共收药物、食物 241 种，其中不少品种为唐初本草书中所未收录。另有动物脏器的食疗方法和藻菌类食品的医疗应用以及不同地域所产食品和南、北方不同的饮食习惯，妊娠产妇、小儿饮食宜忌等记述，具有较高的研究价值。另外，王焘著《外台秘要》有多种食治疾病的方法和食禁，并记述饮食不当可导致疾病。昝殷的《食医心鉴》也提出了各种疾病的食物疗法共 13 条，药方 209 首。

宋、金、元时期食疗学有较全面的发展。如宋朝王怀隐等编《太平圣惠方》记载 28 种疾病都有食治方法。宋朝赵佶编《圣济总录》中专设"食治"共有 30 条，详述各病的食治方法。林洪著《山家清供》载各种食品 102 种，有荤有素，有茶点饮料、糕饼羹菜、粥饭果品等。特别值得提出的是元代宫廷的饮膳太医忽思慧写的《饮膳正要》一书，这是我国现存最早的营养学专著。该书从健康人的饮食方面立论，继承了食、养、医结合的传统，对每一种食品都同时注意它的养生和医疗效果，并且详述其制作方法、烹调细则，书中大部分篇幅是叙述"食补"的，正如"自序"中所说："……谷肉果菜，取其性味者，集成一书，名曰饮膳正要。"此外，吴瑞著的《日用百草》，也是我国营养学的名著。这一时期，影响较大的代表著作还有《寿亲养老新书》等。

明、清时期食疗本草有了进一步发展，其中有的还从营养学观点出发讨论食物的营养价值，有的则从治疗学观点论述各种食物的治疗作用，并且把食物按治疗作用进行分类。明代李时珍的《本草纲目》共载药 1892 种，增加保健食品 347 种，其中不少是食物。同时代的还有汪颖的《食物本草》、宁原的《食鉴本草》，都是通俗易懂并且行之有效的食疗著作。王士雄所著的《随息居饮食谱》是清代著名食疗名著，书的前序中谓："人以食为养，而饮食失宜或以害身命。"王氏主张"食无求饱，味勿厚滋，而以清淡洁净，适合时令为佳"。黄鹄辑的《粥谱·附广粥谱》成为现存的第一本药粥专著。另外，还有《饮食须知》等从不同角度对食物的性能、功用、主治、膳食结构等作了有实用价值的阐述。《救荒本草》等救荒和野菜类著作，扩大了食物的来源，这是营养学上的一大贡献。

总之，食疗在上古时代与医药同时萌芽和发生，至商周已具雏形，经周、秦、汉、晋逐渐充实，至唐而集大成，达繁荣昌盛之境。宋、金、元、明、清各代皆有发展，并形成了较为完善的食疗食养理论学说，积累了非常丰富的保健经验。近年来，随着中医学的发展，由于人民生活水平的提高，在饮食生活方面对食养食疗也提出了更高的要求。传统的饮食疗法又有了新的发展，在著作方面出现许多专业工具书，如食养食疗、保健医疗食品类书和辞书等。同时，大量科普书籍也相继问世。更引人瞩目的是，近年来中医食疗和食补开始进入各个专业方面，并取得不少科学成果。现在，不少中医单位开展了食疗的临床工作，制造了药膳和疗效食品。个别中医院设立食疗科或食疗门诊，中医的传统保健食品也被广泛推广应用。

第二节　平衡膳食与健康

一、中国居民膳食指南

2007 年 9 月中国营养学会理事会扩大会议通过。

（一）食物多样，谷类为主，粗细搭配

人类的食物是多种多样的。各种食物所含的营养成分不完全相同，每种食物都至少可提供一种营养物质。平衡膳食必须由多种食物组成，才能满足人体各种营养需求，达到合理营养、促进健康的目的。

谷类食物是中国传统膳食的主体，是人体能量的主要来源。

谷类包括米、面、杂粮，主要提供碳水化合物、蛋白质、膳食纤维及 B 族维生素。坚持谷类为主是为了保持我国膳食的良好传统，避免高能量、高脂肪和低碳水化合物膳食的弊端。

人们应保持每天适量的谷类食物摄入，一般成年人每天摄入 250～400g 为宜。另外要注意粗细搭配，经常吃一些粗粮、杂粮和全谷类食物。稻米、小麦不要研磨得太精，以免所含维生素、矿物质和膳食纤维流失。

（二）多吃蔬菜水果和薯类

新鲜蔬菜水果是人类平衡膳食的重要组成部分，也是我国传统膳食重要特点之一。蔬菜水果能量低，是维生素、矿物质、膳食纤维和植物化学物质的重要来源。薯类含有丰富的淀粉、膳食纤维以及多种维生素和矿物质。富含蔬菜、水果和薯类的膳食对保持身体健康，保持肠道正常功能，提高免疫力，降低患肥胖、糖尿病、高血压等慢性疾病的风险具有重要作用。推荐我国成年人每天吃蔬菜 300 ～ 500g，水果 200 ～ 400g，并注意增加薯类的摄入。

有些水果的维生素及一些微量元素的含量不如新鲜蔬菜，但水果含有的葡萄糖、果酸、柠檬酸、苹果酸、果胶等物质又比蔬菜丰富。红黄色水果如鲜枣、柑橘、柿子和杏等是维生素 C 和胡萝卜素的丰富来源。

薯类含有丰富的淀粉、膳食纤维，以及多种维生素和矿物质。我国居民 10 年来吃薯类较少，应当鼓励多吃些薯类。

含丰富蔬菜、水果和薯类的膳食，对保持心血管健康、增强抗病能力、减少儿童发生干眼病的危险及预防某些癌症等方面，起着十分重要的作用。

（三）每天吃奶类、大豆或其制品

奶类营养成分齐全，组成比例适宜，容易消化吸收。奶类除含丰富的优质蛋白质和维生素外，含钙量较高，且利用率也很高，是膳食钙质的极好来源。各年龄人群适当多饮奶有利于骨健康，建议每人每天平均饮奶 300mL。饮奶量多或有高血脂和超重肥胖倾向者应选择低脂、脱脂奶。

大豆含丰富的优质蛋白质、必需脂肪酸、多种维生素和膳食纤维，且含有磷脂、低聚糖，以及异黄酮、植物固醇等多种植物化学物质。应适当多吃大豆及其制品，建议每人每天摄入 30 ～ 50g 大豆或相当量的豆制品。

（四）常吃适量的鱼、禽、蛋和瘦肉

鱼、禽、蛋和瘦肉均属于动物性食物，是人类优质蛋白、脂类、脂溶性维生素、B族维生素和矿物质的良好来源，是平衡膳食的重要组成部分。瘦畜肉铁含量高且利用率好；鱼类脂肪含量一般较低，且含有较多的多不饱和脂肪酸；禽类脂肪含量也较低，且不饱和脂肪酸含量较高；蛋类富含优质蛋白质，各种营养成分比较齐全，是很经济的优质蛋白质来源。

目前我国部分城市居民食用动物性食物较多，尤其是食入的猪肉过多。应适当多吃鱼、禽肉，减少猪肉的摄入。相当一部分城市和多数农村居民平均吃动物性食物的量还不够，还应适当增加。动物性食物一般都含有一定量的饱和脂肪和胆固醇，摄入过多可增加患心血管病的危险性。

（五）减少烹调油用量，吃清淡少盐膳食

脂肪是人体能量的重要来源之一，并可提供必需脂肪酸，有利于脂溶性维生素的消化吸收，但是脂肪摄入过多是引起肥胖、高血脂、动脉粥样硬化等多种慢性疾病的危险因素之一。膳食盐的摄入量过高与高血压的患病率密切相关。食用油和食盐摄入过多是我国城乡居民共同存在的营养问题。

为此，建议我国居民应养成吃清淡少盐膳食的习惯，即膳食不要太油腻，不要太咸，不要摄食过多的动物性食物和油炸、烟熏、腌制食物。

世界卫生组织建议每人每日食盐用量不超过6g为宜。膳食钠的来源除食盐外还包括酱油、咸菜、味精等高钠食品，以及含钠的加工食品等。应从幼年就养成吃少盐膳食的习惯。

（六）食不过量，天天运动，保持健康体重

进食量和运动是保持健康体重的两个主要因素，食物提供人体能量，运动消耗能量。如果进食量过大而运动量不足，多余的能量就会在体内以脂肪的形式积存下来，增加体重，造成超重或肥胖；相反，若食量不足，可由于能量不足而引起体重过低或消瘦。

正常生理状态下，食欲可以有效控制进食量，不过有些人食欲调节不敏感，满足食欲的进食量常常超过实际需要。食不过量对他们意味着少吃几口，不要每顿饭都吃到十成饱。

由于生活方式的改变，人们的身体活动减少，目前我国大多数成年人体力活动不足或缺乏体育锻炼，应改变久坐少动的不良生活方式，养成天天运动的习惯，坚持每天多做一些消耗能量的活动。

（七）三餐分配要合理，零食要适当

合理安排一日三餐的时间及食量，进餐定时定量。早餐提供的能量应占全天总能量的25%～30%，午餐应占30%～40%，晚餐应占30%～40%，可根据职业、劳动强度和生活习惯进行适当调整。一般情况下，早餐安排在6：30～8：30，午餐在11：30～13：30，晚餐在18：00～20：00进行为宜。要天天吃早餐并保证其营养充足，午餐要吃好，晚餐要适量。不暴饮暴食，不经常在外就餐，尽可能与家人共同进餐，并营造轻松愉快的就餐氛围。零食作为一日三餐之外的营养补充，可以合理选用，但来自零食的能量应计入全天能量摄入之中。

（八）每天足量饮水，合理选择饮料

水是膳食的重要组成部分，是一切生命必需的物质，在生命活动中发挥着重要功

能。体内水的来源有饮水、食物中含的水和体内代谢产生的水。水的排出主要通过肾脏，以尿液的形式排出，其次是经肺呼出、经皮肤和随粪便排出。进入体内的水和排出来的水基本相等，处于动态平衡。饮水不足或过多都会对人体健康带来危害。饮水应少量多次，要主动，不要感到口渴时再喝水。饮水最好选择白开水。

饮料多种多样，需要合理选择，如乳饮料和纯果汁饮料含有一定量的营养素和有益膳食成分，适量饮用可以作为膳食的补充。有些饮料添加了一定的矿物质和维生素，适合热天户外活动和运动后饮用。有些饮料只含糖和香精香料，营养价值不高。有些人尤其是儿童和青少年，每天喝大量含糖的饮料代替喝水，是一种不健康的习惯，应当改正。

（九）如饮酒应限量

在节假日、喜庆和交际的场合，人们饮酒是一种习俗。高度酒含能量高，白酒基本上是纯能量食物，不含其他营养素。无节制的饮酒，会使食欲下降，食物摄入量减少，以致发生多种营养素缺乏、急慢性酒精中毒、酒精性脂肪肝，严重时还会造成酒精性肝硬化。过量饮酒还会增加患高血压、中风等疾病的危险，并可导致事故及暴力的增加，对个人健康和社会安定都是有害的，应该严禁酗酒。另外，饮酒还会增加患某些癌症的危险。

若饮酒尽可能饮用低度酒，并控制在适当的限量以下，建议成年男性一天饮用酒的酒精量不超过 25g，成年女性一天饮用酒的酒精量不超过 15g。孕妇、儿童和青少年应忌酒。

（十）吃新鲜卫生的食物

食物放置时间过长就会引起变质，可能产生对人体有毒有害的物质。另外，食物中还可能含有或混入各种有害因素，如致病微生物、寄生虫和有毒化学物等。吃新鲜卫生的食物是防止食源性疾病、实现食品安全的根本措施。正确采购食物是保证食物新鲜卫生的第一关。烟熏食品及有些加色食品可能含有苯并芘或亚硝酸盐等有害成分，不宜多吃。

食物合理储藏可以保持新鲜，避免受到污染。高温加热能杀灭食物中大部分微生物，延长保存时间；冷藏温度常为 4℃～8℃，只适于短期贮藏；而冻藏温度低达 −23℃～−12℃，可保持食物新鲜，适于长期贮藏。

烹调加工过程是保证食物卫生安全的一个重要环节。需要注意保持良好的个人卫生以及食物加工环境和用具的洁净，避免食物烹调时的交叉污染。食物腌制要注意加足食盐，避免高温环境。有一些动物或植物性食物含有天然毒素，为了避免误食中毒，一方面需要学会鉴别这些食物，另一方面应了解对不同食物祛除毒素的具体方法。

二、特定人群膳食指南

（一）孕前期妇女的膳食指南

1.多摄入富含叶酸的食物或补充叶酸。

2.常吃含铁丰富的食物。

3.适当增加海产品的摄入。

4.戒烟、禁酒。

（二）孕早期妇女膳食指南

1.膳食清淡、适口。

2.少食多餐。

3.保证摄入足量富含碳水化合物的食物。

4.多摄入富含叶酸的食物并补充叶酸。

5.戒烟、禁酒。

（三）孕中、末期妇女膳食指南

1.适当增加鱼、禽、蛋、瘦肉及海产品摄入。

2.适当增加奶类的摄入。

3.常吃含铁丰富的食物。

4.适量身体活动，维持体重的适宜增长。

5.禁烟戒酒，少吃刺激性食物。

（四）哺乳期膳食指南

1.增加鱼、禽、蛋、瘦肉及海产品摄入。

2.适当增饮奶类，多喝汤水。

3.产褥期食物多样，不过量。

4.忌烟酒，避免喝浓茶和咖啡。

5.科学活动和锻炼，保持健康体重。

（五）0～6月龄婴儿喂养指南

1.纯母乳喂养。

2.产后尽早开奶，初乳营养最好。

3.尽早抱婴儿到户外活动或适当补充维生素 D。

4.给新生儿和 1～6 月龄婴儿及时补充适量维生素 K。

5. 不能用纯母乳喂养时，宜首选婴儿配方食品喂养。

6. 定期监测生长发育状况。

（六）6 ~ 12 月龄婴儿喂养指南

1. 奶类优先，继续母乳喂养。

2. 及时合理添加辅食。

3. 尝试多种多样食物，膳食少糖、无盐、不加调味品。

4. 逐渐让婴儿自己进食，培养良好的进食行为。

5. 定期监测生长发育状况。

6. 注意饮食卫生。

（七）1 ~ 3 岁幼儿喂养指南

1. 继续给予母乳喂养或其他乳制品，逐步过渡到食物多样。

2. 选择营养丰富、易消化的食物。

3. 采用适宜的烹调方式，单独加工制作膳食。

4. 在良好环境下规律进餐，重视良好饮食习惯的培养。

5. 鼓励幼儿多做户外游戏与活动，合理安排零食，避免过瘦与肥胖。

6. 每天足量饮水，少喝含糖高的饮料。

7. 定期监测生长发育状况。

8. 确保饮食卫生，严格餐具消毒。

（八）学龄前儿童膳食指南

1. 食物多样，谷类为主。

2. 多吃新鲜蔬菜和水果。

3. 经常吃适量的鱼、禽、蛋、瘦肉。

4. 每天饮奶，常吃大豆及其制品。

5. 膳食清淡少盐，正确选择零食，少喝含糖高的饮料。

6. 食量与体力活动要平衡，保证正常体重增长。

7. 不挑食、不偏食，培养良好的饮食习惯。

8. 吃清洁卫生、未变质的食物。

（九）青少年膳食指南

1. 三餐定时定量，保证吃好早餐，避免盲目节食。

2. 吃富含铁和维生素 C 的食物。

3. 每天进行充足的户外运动。

4. 不抽烟、不饮酒。

（十）老年人膳食指南

1. 食物要粗细搭配、松软、易于消化吸收。
2. 合理安排饮食，提高生活质量。
3. 重视预防营养不良和贫血。
4. 多做户外活动，维持健康体重。

三、中国居民平衡膳食宝塔

谷类食物位居底层，每人每天应该吃 250 ～ 400g；蔬菜和水果占据第二层（从下往上数，下同），每天应吃 300 ～ 500g 和 200 ～ 400g；鱼、禽、肉、蛋等动物性食物位于第三层，每天应该吃 125 ～ 225g，即鱼虾类 50 ～ 100g，畜、禽肉 50 ～ 75g，蛋类 25 ～ 50g；奶类和豆类食物合占第四层，每天应摄入奶类及奶制品 300g 和豆类及豆制品 30 ～ 50g；第五层塔尖是油脂类，每天不超过 25 ～ 30g。

宝塔建议的各类食物的摄入量一般是指食物的生重。

四、中国居民膳食营养素参考摄入量

中国营养学会 2000 年 4 月制定：

1. 平均摄入量（estimated average requirements，EAR）

EAR 是制定 RNI 的基础。EAR 表示可满足某一特定性别、年龄和生理状况群体中 50% 个体营养素需要量的摄入水平。但该水平不能满足群体中另外 50% 个体的营养素需要量。

2. 推荐营养素摄入量（recommended nutrient intake，RNI）

RNI 可满足某一特定性别、年龄和生理状况群体中 97.5% 个体营养素需要量的摄入水平。长期摄入 RNI 水平，可以使组织维持适当的储备。

RNI 是健康个体的膳食营养素摄量目标，个体摄入量低于 RNI 时并不一定表明该个体未达到适宜营养状态。如果某个体的平均摄入量达到或超过了 RNI，可以认为该个体没有摄入不足的危险。

3. 适宜摄入量（adequate intake，AI）

AI 是通过观察或实验研究获得的健康人群的某种营养素的摄入量。AI 的准确性远不如 RNI，可能显著高于 RNI。

AI 主要用作个体的营养素摄入目标，同时用作限制过多摄入的标准。当健康个体摄入量达到 AI 时，出现营养缺乏的危险性很小；如长期摄入超过 AI，则有可能产生毒副作用。

4. 可耐受最高摄入量（tolerable upper intake levels，UL）

UL 表示平均每日摄入营养素的最高限量。

若摄入量等于 UL 时，对人群中几乎所有个体似不至于导致不健康的结果。

若摄入量大于 UL 时，可能导致不良后果，发生毒副作用的危险性会增加。在大多数情况下，UL 包括膳食、强化食物和添加剂等各种来源的营养素之和。

第三节　膳食管理与健康

一、营养配餐概念

根据食物的形状、结构、化学成分、营养价值、理化性质进行合理选料，使食物从色、香、味、形，到营养、质量等达到科学平衡，使每一套食谱和各个菜肴间营养成分的搭配，在保护被咨询者饮食习惯的基础上，尽量满足食用者的生理需要并达到合理营养的目的，这种配餐方法称为科学营养配餐。

平衡膳食是健康的基石，是强健身体、抵御疾病、增强人体抵抗力的强大物质基础与保障。只有平衡膳食，才能保持良好的营养状态，预防疾病，维持生命与健康，起到养生保健的作用。

1. 主食和副食的平衡

我们所说的主食即五谷杂粮，五谷是各种粮食的总称，即稻（各种大米）、黍（大、小黄米）、稷（小米，又称粟）、麦（大麦、小麦、燕麦）、豆（各种豆）；副食即畜肉类、禽肉类、鱼贝类、蛋类和各种蔬菜菌藻类。在日常生活中，主食和副食二者缺一不可。

2. 成酸性食物与成碱性食物的平衡

什么是成酸性食物和成碱性食物？

肉类（猪、牛、羊）、蛋、禽类（鸡、鸭、鹅）、鱼虾类、米面制品含较多的硫、磷、氯等成酸性元素，在体内经氧化、代谢以后，最终产生的灰分呈酸性，这类食物称为成酸性食物。而蔬菜、水果、豆类及其制品、牛奶、茶叶、菌类等富含钙、钾、钠、镁等碱性元素，经氧化、代谢以后，最终产生的灰分呈碱性，这类食物称为成碱性食物。

在正常情况下，人的血液酸碱值保持在 pH7.3～7.4 之间，呈弱碱性，这样才有利于生理活动。由于人体具有自动缓冲系统，能自身处理好酸碱的关系，从而使血液酸碱值保持在正常范围内，以达到生理上的平衡。但是，这种机体自身的缓冲能力是有限度的，如果经常超过其耐受程度，如长期过多地食用鸡、鸭、鱼、肉、蛋等成酸性食物，则可使血液发生酸性偏移，形成酸性体质，这种酸性体质的人易出现一些特殊的、呈渐进性的症状，发展成一系列生理上的各种改变及疾病。

据研究，在全世界死亡率占前十位的疾病皆与食酸性食物有关。比如：心脑血管病、胆石症、糖尿病、消化道疾病等。其中尤以中年患老年病者居多，高血压、高血脂、冠心病、糖尿病、肥胖症、癌症等"现代文明病"发病率直线上升。

因此，在现代生活中要注意酸碱平衡，多吃新鲜蔬菜、水果、牛奶、菌藻类、茶叶、豆类及豆制品等碱性食物，以中和体内多余的酸性物质。或者饭后喝一杯茶水，减少酸性食物在体内的堆积，防止酸中毒而引起的其他疾病。只有成酸性食物（畜肉、禽肉、蛋、鱼虾类、米、面）与成碱性食物（蔬菜、水果、牛奶、茶叶、菌藻类、杏仁）按 1:4 的比例搭配好，方可达到酸碱平衡，才能避免"现代文明病"的发生。

3. 荤与素的平衡

荤是指含有大量蛋白质、脂肪的动物性食物，素是指各种蔬菜、瓜果。二者要科学搭配，才可以让人既饱口福，又不至于因吃动物性食物过多而增加血液和心脏的负担。

在荤的方面，对人们来说："四条腿的（猪牛羊）不如两条腿的（鸡鸭鹅），两条腿的不如没有腿的（鱼）。"尤其是海鱼，对防治动脉粥样硬化、冠心病、高血压、心脑血管疾病及防止衰老极有好处。

在素的方面，要保证每天都有新鲜的、绿色的叶菜，同时搭配些根类（土豆、藕、胡萝卜）、茎类（芹菜）、花类（菜花、西兰花）、茄果类（西红柿、茄子、柿子椒）蔬菜。每天吃 1～2 种水果（苹果、西瓜、橘子、香蕉）。

一般普遍认为过多食用动物性脂肪，会引起人体内胆固醇的增加，引起肥胖，导致动脉粥样硬化及心脏病。所以吃素食成为一种时尚，有的人认为蔬菜有很好的抗癌作用，于是不加选择地大吃特吃。当然，素食中含有丰富的维生素，可以调节代谢功能，加强皮肤的营养，并且能降低摄入的胆固醇和饱和脂肪酸含量，防止胆固醇进入血液，减少肥胖症、高胆固醇血症和冠心病等疾病的发生。

但长期吃素食会造成维生素 B_2、蛋白质、脂溶性维生素的缺乏，还会造成锌的缺乏，锌是保证机体免疫功能健全的十分重要的微量元素。

素食的脂肪含量极少，但人体每昼夜对脂肪的需要量最低限应保持在 65g，并且植物蛋白代替不了动物蛋白。只有把植物食品和动物食品按一定比例结合起来，才能满足机体生长发育的需要。动物性食物含有大量人体生长所需的营养物质，尤其动物蛋白中，含有的氨基酸比例与人体很接近，容易被人体吸收、利用，这是任何素食所不能相比的。人脑的形成、生长和发育所需要的大部分营养成分，也是从动物性食物中摄取的，从某种意义上讲，从人类进化的角度来看，长期吃素食也是不可取的。

人体所需要的各种营养素，都要靠膳食来供应，只有做到荤素搭配、营养全面、平衡膳食，才有利于健康长寿。

4. 杂与精的平衡

人体对营养素的需求不是单一的，而是多种组合，全面需要。所以，应尽量吃得杂些、糙些，每天最好能吃到 25～30 种食物，使食物互补，营养更其全。因为每一种食物的营养价值都不同，没有一种食物包含人体所需的全部营养素，也没有一种营养素具备所有食物的功能，如牛奶缺铁、鸡蛋缺乏维生素 C 等。食物要多样化，即食物的品种越多越好，食物的种类和属性离得越远越好。如鸡、鱼、猪肉搭配就比鸡、鸭、鱼或鸡、牛、猪要好。因为鸡、鸭、鹅同属禽类，猪、牛、羊同属畜类。同类食物所含的营养素是很近似的。

在把食物加工成精米、精面以及精糖的过程中，有 10% 的营养成分都不见了，这失掉的 10% 是既多样又重要的营养成分。这是因为稻谷、麦子中所含的 B 族维生素、矿物质、膳食纤维等营养素大部分都存在于种子的皮层及胚芽内，富含 B 族维生素、微量元素和膳食纤维等营养素的外层谷皮、麦皮都被打磨掉了，加工程度愈高，损失的营养素愈多，其营养价值也就愈低。而在粗粮和杂粮的颗粒中，就保存有丰富的 B 族维生素、微量元素铁、锌、钙和许多的膳食纤维素。

精白大米、精白面粉虽然口感好，但是由于深加工，精白面粉与全麦粉相比，损失了 98% 的铬、89% 的钴、86% 的锰、85% 的镁、78% 的锌、76% 的铁、68% 的铜、60% 的钙等营养素。通常 100kg 稻谷中辗出 60～68kg 精白米，比辗出的普通米少得多，损失了 16% 的蛋白质、65% 的脂肪、77% 的维生素 B_1、80% 的维生素 B_2、81% 的维生素 B_3、71% 的维生素 B_6、86% 的维生素 E、50% 的泛酸、67% 的叶酸，钙、铁、维生素等几乎全部损失。所以在吃精米、精面的时候，提倡吃"杂"、吃"糙"，还要多吃五谷杂粮。比如每 100g 小米含铁量比大米多 4 倍，含钙多 3 倍，黄豆中含钙比大米多 4.5 倍，其他如燕麦、高粱就更多了。

5. 饥与饱的平衡

古书记载："饥不可太饥，饱不可太饱，太饥则伤肠，太饱则伤胃。"

喜欢吃的，听说有营养的就使劲吃。不喜欢吃的就不吃，结果是饥饱不均，影响胃肠功能。

儿童三餐不能吃饱，造成吃零食的习惯，影响生长发育。

中年人每天的工作比较繁忙，三餐要尽量定时定量。

老年人则要保持不饥不饱的状态。一位长寿老人的秘诀：一日多餐，餐餐不饱，饿了就吃，吃得很少。老年人吃得太饱，一则会影响胃肠消化，二则消耗不了的能量，会使体重增加、血压升高，引起老年病。

6. 寒与热的平衡

人的饮食与气候、环境有密切的关系。人体有阴阳虚实之分，大自然有春、夏、秋、冬四季，食物也有寒性、热性、温性、凉性四性之别。中医讲"热者寒之、寒者热之"，就是要取得平衡。夏天喝绿豆汤，冬天喝红小豆汤；吃寒性的螃蟹一定要吃些姜末祛寒；冬天吃涮羊肉，搭些凉性的白菜、粉丝。

7. 干与稀的平衡

每餐应该有干有稀（汤泡饭除外），干稀搭配，既吃得舒服，又易消化。每餐最好有汤或粥，要有一道菜汤多一点的菜，这样容易下饭。

8. 摄入与排出的平衡

指吃进去的能量要与活动消耗的能量等量。

人生命的本质在某种意义上说是新陈代谢，如果不注意平衡，多余的能量及各种代谢产物必然会在体内积蓄。

机器中污垢多了要损害机器，锅炉中水垢多了会堵塞管道。人体中脂类物质多了，会沉积在血管壁上，使血管变硬变窄。

9. 动与静的平衡

动与静是指食前忌动、食后忌静。

吃饱就睡，不利于消化吸收。

10. 情绪与食欲的平衡

高兴就足吃海喝，犯愁就不吃不喝，这是不正确的，要学会自我调节。

二、饮食营养的原则

《汉书·郦食其传》说"民以食为天"，说明饮食是保持人体健康的重要因素，是维持生命活动的物质基础。饮食养生，简称食养，是按照中医的理论和饮食规律，合理摄取食物，注意饮食宜忌，以达到增进健康、延年益寿的方法。

饮食是人体营养的主要来源，食养不仅为人之三宝"精、气、神"提供营养基础，也是提高人体抵抗力以防治疾病的重要物质基础。中医学在长期的医疗实践中，积累了丰富的饮食调理经验，形成了独特的饮食调理理论。

（一）饮食卫生

不合理的饮食，很重要的一点就是饮食卫生问题。饮食卫生与身体健康关系非常密切，饮食有两面性，它既能养身治病，也能伤身致病。如果菜肴的色香味形俱佳，营养素也很丰富，但是如果受到微生物、细菌以及有毒有害的物质污染，吃了不仅无益，反而有害。同时，吃了受污染和腐败变质的食物，可引起胃肠道疾病，或发生食物中毒。

（二）营养充足

不合理的饮食就是营养不足或营养失当。不合理的饮食会导致营养不足和营养不当，如身体过瘦或肥胖，这些都会加快衰老的速度。虽然影响人体衰老的因素有很多，包括社会压力、疾病、营养、锻炼、精神情绪、环境、气候等，但是如果膳食不合理，营养不平衡，从而影响到机体的内环境，破坏体内生物代谢的过程，就会加速机体的衰老，正所谓"病从口入"。

（三）营养均衡

饮食要合理，营养要平衡，要有预防为先的意识，养生保健才是对生命有效的呵护。据统计：绝大多数的老年常见病、多发病多是由于青年时期的饮食不合理引起的。这些病往往在壮年时期就已开始，到了中年以后，机体逐渐衰老、退化，新陈代谢功能降低，各个组织器官的生理功能减退，特别是胃肠道消化功能的减弱，使得体内的新陈代谢受到饮食的质和量的影响，使营养失去平衡。如果营养过剩，不仅会引起肥胖，还会导致心血管疾病、脑血管疾病以及糖尿病等的产生。

（四）饮食有度

饮酒过度不仅容易导致肝硬化，也能引起肝癌、胃癌、结肠癌、直肠癌等疾病；如果酗酒又加上吸烟，还能增加口腔癌、喉癌、食道癌及肺癌的发病率。所以，如能合理调整膳食结构，平衡营养，对防癌抗癌将有积极的意义。

（五）配伍全面

人体如何通过饮食营养维护生命的平衡？总的来说，是从补益和清理两个方面来维护这个平衡。补：补充营养。人从生下来，五脏就在不停地消耗，因此需要不停地补充营养，这就是"益"，益就是补充人体的阴阳气血，使其维持生命的平衡。清：清理生命垃圾。人的一生在不停地产生垃圾，"损"的目的，就是清除生命垃圾，从而维持气血阴阳的平衡。

总之，人们每天的饮食既要补益，也要清理，才能维持生命的阴阳平衡。

各种食物所含的营养物质是不尽相同的，因此只有将食物进行合理的搭配，才能最大限度地满足人体之所需。正如《素问·脏气法时论》提出的："五谷为养，五果为助，五畜为益，五菜为充，气味合而服之，以补精益气。"《素问·五常政大论》说："谷肉果菜，食养尽之。"

1. 平衡阴阳

阴阳正常时为"阴平阳秘"，出现了不平衡要用药物或食物来调整，做到"有余者损之，不足者补之"。

2. 调理脏腑

人体具有五脏六腑，彼此之间相互资生，相互制约，形成一种调和的状态，否则，则出现疾病状态。调理脏腑的药膳往往是"以脏补脏"，如杜仲炒腰花、猪心蒸朱砂。

3. 扶正祛邪

"正气内存，邪不可干"，原则为"邪气盛则祛邪，正气虚宜先扶正"。

（六）勿犯禁忌

1. 配伍禁忌

十八反：本草明言十八反，半蒌贝蔹及攻乌，藻戟遂芫惧战草，诸参辛芍叛藜芦。

十九畏：硫黄原是火中精，朴硝一见便相争。水银莫与砒霜见，狼毒最怕密陀僧。巴豆性烈最为上，偏与牵牛不顺情。丁香莫与郁金见，牙硝难合荆三棱。川乌草乌不顺犀，人参最怕五灵脂。官桂善能调冷气，一遇石脂便相欺。

2. 用膳禁忌（忌口）

荆芥忌鱼、蟹。

吴茱萸忌猪心。

天门冬、砂仁忌鲤鱼。

白术忌桃、李子、大蒜。

蜂蜜忌土茯苓、威灵仙。

服黄精后饮食应少盐。

半夏、石菖蒲忌羊肉。

服用人参忌萝卜。

服用滋补剂以后，忌服莱菔子、大寒大凉饮食等。

3. 病证禁忌

凡患虚证的病人，忌食不易消化的和生冷的食物。凡发热的病人，忌辛辣、油腻食品。四时感冒，忌吃油腻、黏滞、酸腥食物。痢疾患者，忌吃瓜果、油腻荤腥、生冷、干硬的食物。中风，忌吃刺激性食物，并戒烟酒等。咳嗽、哮喘患者，忌吃肥肉、油糕及过于甜、咸、冷、辣的食物。消渴（糖尿病），忌食糖。

三、科学营养配餐的原则

1. 每日膳食中应包含食物结构中的各类食物，各种食物及营养素种类齐全，数量要充足，比例要适当，做到营养平衡。三大营养素及蛋白质、脂肪、碳水化合物占总能量的百分比分别为 10%～15%，20%～25%，60%～70%。

2. 一日三餐能量比例大体与工作强度相匹配，避免早餐过少、晚餐过多的弊病。每餐的能量分配以早餐占全日总能量的 25%～30%、午餐占全日总能量的 30%～40%、晚餐占全日总能量的 30%～40% 较适宜。

3. 确保富含优质蛋白质食物的供给量。所需的蛋白质中，除由粮食提供部分外，其总量的 1/3～1/2 必须是优质蛋白质，需由肉类、蛋类、大豆等优质蛋白质食物供给。

4. 确定蔬菜、水果的供给量，一般正常人一天应供给 500g 左右的蔬菜和

200～400g 水果，其中最好要有深绿色蔬菜或有色的叶类蔬菜，品种应多样化。若新鲜蔬菜中抗坏血酸含量不足或烹调中损失过大，则应适当补充富含抗坏血酸的新鲜水果。

5. 食物搭配注意酸碱平衡、色彩平衡。主食应做到杂与精的平衡、干与稀的平衡；副食做到生与熟的平衡、荤与素的平衡。由于烹调原料的品种、部位的不同，所含的营养素的种类和数量也不同，只有通过科学搭配，才能使每一个菜肴所含的营养素更全面、更合理。荤菜方面，既要有四条腿的猪牛羊，又要有两条腿的鸡鸭鹅，还要有没有腿的鱼贝类；蔬菜上要照顾到根、茎、叶、花、果类，还要有豆类和菌藻类，达到日平衡即可。

6. 菜要多变化烹饪手法，如烹、滑熘、烧、炝、卤、蒸、氽、塌、爆、炖、焖等。

7. 要充分利用调味品，如番茄酱、咖喱粉、黄酱、糖醋、鱼香、椒盐等。

⟐ 第二章　药食同源的相关理论 ⟐

第一节　药食同源借鉴的中医学基本特点

药食同源借鉴的中医学理论体系形成于中国古代，受到中国古代的唯物论和辨证思想的深刻影响。对于事物的观察分析方法，多以"取类比象"的整体性观察方法，通过对现象的分析，以探求其内在机理。因此，中医学这一独特的理论体系有两个基本特点，一是整体观念，二是辨证论治。

一、整体观念

整体就是统一性和完整性。中医学非常重视人体本身的统一性、完整性及其与自然界的相互关系，认为人体是一个有机的整体，构成人体的各个组成部分之间在结构上不可分割，在功能上相互协调、互为补充，在病理上则相互影响。而且人体与自然界也是密不可分的，自然界的变化随时影响着人体，人类在能动地适应自然和改造自然的过程中维持着正常的生命活动。这种机体自身整体性和内环境统一性的思想即整体观念。整体观念是中国古代唯物论和辨证思想在中医学中的体现，它贯穿于中医学的生理、病理、诊法、辨证和治疗等各个方面。

（一）人体是一个有机的整体

人体是由若干脏腑、组织和器官所组成的。每个脏腑、组织或器官各有其独特的生理功能，而这些不同的功能又都是人体整体活动的一个组成部分，这就决定了人体内部的统一性。也就是说，人体各个组成部分之间，在结构上是不可分割的，在生理上是相互联系、相互支持而又相互制约的，在病理上也是相互影响的。人体的这种统一性，是以五脏为中心，配以六腑，通过经络系统"内属于脏腑，外络于肢节"的作用而实现的。五脏是代表着整个人体的五个系统，人体所有器官都可以包括在这个系统之中。人体以五脏为中心，通过经络系统，把六腑、五体、五官、九窍、四肢百骸等全身组织器官联系成有机的整体，并通过精、气、血、津液的作用，完成机体统一的机能活动。

中医学在整体观念指导下，认为人体正常的生理活动一方面依靠各脏腑组织发挥自己的功能作用，另一方面则又要靠脏腑组织之间相辅相成的协同作用和相反相成的制约作用，才能维持其生理上的平衡。每个脏腑都有其各自不同的功能，但又是在整体活动下的分工合作、有机配合，这就是人体局部与整体的统一。

在认识和分析疾病的病理状况时，中医学也是首先从整体出发，将重点放在局部病变引起的整体病理变化上，并把局部病理变化与整体病理反应统一起来。一般来说，人体某一局部的病理变化，往往与全身的脏腑、气血、阴阳的盛衰有关。由于脏腑、组织和器官在生理、病理上的相互联系和相互影响，因而就决定了在诊治疾病时，可以通过面色、形体、舌象、脉象等外在的变化，来了解和判断其内在的病变，以作出正确的诊断，从而进行适当的治疗。

人体是一个有机的整体，在治疗局部病变时，也必须从整体出发，采取适当的措施。如心开窍于舌，心与小肠相表里，所以可用清心热泻小肠火的方法治疗口舌糜烂。它如"从阴引阳，从阳引阴，以右治左，以左治右"（《素问·阴阳应象大论》），"病在上者下取之，病在下者高取之"（《灵枢·终始》）等，都是在整体观指导下确定的治疗原则。

（二）人与自然界具有统一性

人类生活在自然界中，自然界存在着人类赖以生存的必要条件。同时，自然界的变化又可以直接或间接地影响人体，而机体则相应地产生反应，属于生理范围内的，即是生理的适应性；超越了这个范围，即是病理性反应。故曰"人与天地相应也"（《灵枢·邪客》），"人与天地相参也，与日月相应也"（《灵枢·岁露》）。这种人与自然相统一的特点被中国古代学者称为"天人合一"。

季节气候对人体有影响。春温、夏热、长夏湿、秋燥、冬寒表示一年中气候变化的一般规律。生物在这种气候变化的影响下，就会有春生、夏长、长夏化、秋收、冬藏等相应的适应性变化。人体也与之相适应，如"天暑衣厚则腠理开，故汗出……天寒则腠理闭，气湿不行，水下留于膀胱，则为溺与气"（《灵枢·五癃津液别》），说明春夏阳气发泄，气血容易趋向于体表，表现为皮肤松弛、腠理开、汗多；而秋冬季阳气收藏，气血容易趋向于里，表现为皮肤致密、少汗多尿的变化。人体的脉象也有春弦、夏洪、秋浮、冬沉的不同。许多疾病的发生、发展和变化也与季节变化密切相关，如春季常见温病，夏季多发中暑，秋季常见燥证，冬季多有伤寒。

在昼夜晨昏的变化过程中，人体也必须与之相适应。白昼为阳，夜晚为阴，人体也是早晨阳气初生，中午阳气隆盛，到了夜晚则阳气内敛，便于人体休息，恢复精力。许多疾病的发病时间及引起死亡的时间也是有一定规律的。如研究表明，五脏衰竭所致死亡的高峰时间在下半夜至黎明前，春夏季时期急性心肌梗死多发生在子时至巳时，而秋冬季，该病的发作多在午时至亥时。此外，人的脉搏、体温、耗氧量、二氧化碳的释放量、激素的分泌等，都具有 24 小时的节律变化。

根据中医运气学说，气候有着十二年和六十年的周期性变化，因而人体的发病也会受其影响。近年来，科学家们发现这种十二年或六十年的变化规律与太阳黑子活动周期（11 年或 12 年）有关。太阳黑子的活动会使太阳光辐射产生周期性变化，并强烈干扰地磁，改变气候，从而对人体的生理、病理产生影响。

地域的差异，人们的生活习惯和身体状况也有很大不同。如江南多湿热，人体腠理多疏松；北方多燥寒，人体腠理多致密。因此每个地区也各有其特有的地方病，甚至不同地区人们的平均寿命也有很大的差别。早在两千多年前，中国古代医家就对此有所认识，在《素问》中就这个问题作了较详尽的论述。如《素问·五常政大论》说："高者其气寿，下者其气夭，地之小大异也，小者小异，大者大异。故治病者，必明天道地理……"

正是由于人体本身的统一性及人与自然界之间存在着既对立又统一的关系，所以对待疾病因时、因地、因人制宜，就成为中医治疗学上的重要原则。因此，在对病人作诊断和决定治疗方案时，必须注意分析和考虑外在环境与人体情况的有机联系以及人体局部病变与全身情况的有机联系，这就是中医学的重要特点——整体观念。

二、辨证论治

辨证论治是中医认识疾病和治疗疾病的基本原则，是中医学对疾病的一种特殊的研究和处理方法。

证，是机体在疾病发展过程中的某一阶段的病理概括。由于它包括了病变的部位、原因、性质以及邪正关系，反映出疾病发展过程中某一阶段的病理变化的本质，因而它比症状更全面、更深刻、更正确地揭示了疾病的本质。

"辨证"就是把四诊（望诊、闻诊、问诊、切诊）所收集的资料、症状和体征，通过分析、综合，辨清疾病的病因、性质、部位，以及邪正之间的关系，概括、判断为某种性质的证。论治，又称为"施治"，即根据辨证的结果，确定相应的治疗方法。辨证是决定治疗的前提和依据，论治是治疗疾病的手段和方法。通过辨证论治的效果可以检验辨证论治的正确与否。辨证论治的过程，就是认识疾病和解决疾病的过程。辨证和论治，是诊治疾病过程中相互联系、不可分割的两个方面，是理论和实践相结合的体现，是理法方药在临床上的具体运用，是指导中医临床的基本原则。

中医临床认识和治疗疾病，既辨病又辨证，但主要不是着眼于"病"的异同，而是将重点放在"证"的区别上，通过辨证而进一步认识疾病。例如，感冒是一种疾病，临床可见恶寒、发热、头身疼痛等症状，但由于引发疾病的原因和机体反应性有所不同，又表现为风寒感冒、风热感冒、暑湿感冒等不同的证型。只有辨清了感冒属于何种证型，才能正确选择不同的治疗原则，分别采用辛温解表、辛凉解表或清暑祛湿解表等治疗方法给予适当的治疗。辨证与那种对于头痛给予止痛药、对于发热给予退烧药、仅针对某一症状采取具体对策的对症治疗完全不同，也根本不同于用同样的方药治疗所有患同一疾病的患者的单纯辨病治疗。

中医认为，同一疾病在不同的发展阶段，可以出现不同的证型；而不同的疾病在其发展过程中又可能出现同样的证型。因此，在治疗疾病时就可以分别采取"同病异治"或"异病同治"的原则。"同病异治"即对同一疾病不同阶段出现的不同证型，采用不同的治法。例如，麻疹初期，疹未出透时，应当用发表透疹的治疗方法；麻疹中期通常肺热明显，治疗则须清解肺热；而至麻疹后期，多有余热未尽，伤及肺阴胃阴，此时治疗则应以养阴清热为主。"异病同治"是指不同的疾病在发展过程中出现性质相同的证型，因而可以采用同样的治疗方法。比如，心律失常与闭经是两种完全不同的疾病，但均可出现血瘀的证型，治疗都可用血府逐瘀汤进行活血化瘀。这种针对疾病发展过程中不同质的矛盾用不同的方法去解决的原则，正是辨证论治实质的体现。

第二节　药食同源借鉴的中医学基本理论

一、阴阳五行学说

阴阳五行学说，是中国古代朴素的唯物论和自发的辩证法思想，它认为世界是物质的，物质世界是在阴阳二气作用的推动下资生、发展和变化，并认为木、火、土、金、水五种最基本的物质是构成世界不可缺少的元素。这五种物质相互资生、相互制约，处于不断的运动变化之中。这种学说对后来古代唯物主义哲学有着深远的影响，如古代的天文学、气象学、化学、算学、音乐和医学，都是在阴阳五行学说的协助下发展起来的。

我国古代医学家，在长期医疗实践的基础上，将阴阳五行学说广泛地运用于医学领域，用以说明人类生命起源、生理现象、病理变化，指导着临床的诊断和防治，成为中医理论的重要组成部分，对中医学理论体系的形成和发展，起着极为深刻的影响。

（一）阴阳学说

阴阳是中国古代哲学的一对范畴。阴阳的最初含义是很朴素的，表示阳光的向背，向日为阳，背日为阴，后来引申为气候的寒暖，方位的上下、左右、内外，运动状态的躁动和宁静等。中国古代的哲学家们进而体会到自然界中的一切现象都存在着相互对立而又相互作用的关系，就用阴阳这个概念来解释自然界两种对立和相互消长的物质势力，并认为阴阳的对立和消长是事物本身所固有的，进而认为阴阳的对立和消长是宇宙的基本规律。

阴阳学说认为，世界是物质性的整体，自然界的任何事物都包括阴和阳相互对立的两个方面，而对立的双方又是相互统一的。阴阳的对立统一运动，是自然界一切事物发生、发展、变化及消亡的根本原因。正如《素问·阴阳应象大论》说"阴阳者，天地之道也，万物之纲纪，变化之父母，生杀之本始"。所以说，阴阳的矛盾对立统一运动规律是自然界一切事物运动变化固有的规律，世界本身就是阴阳二气对立统一运动的结果。

阴和阳，既可以表示相互对立的事物，又可用来分析一个事物内部所存在着的相互对立的两个方面。一般来说，凡是剧烈运动着的、外向的、上升的、温热的、明亮的，都属于阳；相对静止着的、内守的、下降的、寒冷的、晦暗的，都属于阴。以天地而言，天气轻清为阳，地气重浊为阴；以水火而言，水性寒而润下属阴，火性热而炎上属阳。

任何事物均可以阴阳的属性来划分，但必须是针对相互关联的一对事物，或是一个事物的两个方面，这种划分才有实际意义。如果被分析的两个事物互不关联，或不是统一体的两个对立方面，就不能用阴阳来区分其相对属性及其相互关系。

事物的阴阳属性，并不是绝对的，而是相对的。这种相对性，一方面表现为在一定的条件下，阴和阳之间可以发生相互转化，即阴可以转化为阳，阳也可以转化为阴。另一方面，体现于事物的无限可分性。

阴阳学说的基本内容包括阴阳对立、阴阳互根、阴阳消长和阴阳转化四个方面。

在中医学理论体系中，处处体现着阴阳学说的思想。阴阳学说被用以说明人体的组织结构、生理功能及病理变化，并用于指导疾病的诊断和治疗。

（二）五行学说

五行是指木、火、土、金、水五种物质的运动。中国古代人民在长期的生活和生产实践中认识到木、火、土、金、水是必不可少的最基本物质，并由此引申为世间一切事物都是由木、火、土、金、水这五种基本物质之间的运动变化生成的，这五种物质之间，存在着既相互资生又相互制约的关系，在不断的相生相克运动中维持着动态的平衡，这就是五行学说的基本含义。

根据五行学说，"木曰曲直"，凡是具有生长、升发、条达、舒畅等作用或性质的事物，均归属于木；"火曰炎上"，凡具有温热、升腾作用的事物，均归属于火；"土爰稼穑"，凡具有生化、承载、受纳作用的事物，均归属于土；"金曰从革"，凡具有清洁、肃降、收敛等作用的事物则归属于金；"水曰润下"，凡具有寒凉、滋润、向下运动的事物则归属于水。

五行学说以五行的特性对事物进行归类，将自然界的各种事物和现象的性质及作用与五行的特性相类比后，将其分别归属于五行之中。

五行学说认为，五行之间存在着生、克、乘、侮的关系。五行的相生相克关系可以解释事物之间的相互联系，而五行的相乘相侮则可以用来表示事物之间平衡被打破后的相互影响。

中医学应用五行学说以解释人体的生理功能，说明机体病理变化，用于疾病的诊断和治疗。

（三）阴阳与五行的关系

阴阳学说主要说明事物对立双方的互相依存、互相消长和互相转化的关系；五行学说是用事物属性的五行归类及生克乘侮规律，以说明事物的属性和事物之间的相互关系。在中医学里，二者皆以脏腑、经络、气血津液等为其物质基础，都是从宏观自然现象包括人体的变化规律，用取象比类的方法，来分析、研究、解释人体的生理活动和病理变化及人体内外的各种关系，并指导临床辨证与治疗。

二、藏象学说

"藏象"二字，首见于《素问·六节藏象论》。藏指藏于体内的内脏，象指表现于外的生理、病理现象。藏象包括各个内脏实体及其生理活动和病理变化表现于外的各种征象。藏象学说是研究人体各个脏腑的生理功能、病理变化及其相互关系的学说。它是在历代医家医疗实践的基础上，在阴阳五行学说的指导下，概括总结而成的，是中医学理论体系中极其重要的组成部分。

它以脏腑为基础。脏腑是内脏的总称，按照生理功能特点，分为五脏、六腑和奇恒之腑；以五脏为中心，一脏一腑，一阴一阳为表里，由经络相互络属。五脏，即心、肝、脾、肺、肾，其共同特点是能贮藏人体生命活动所必需的各种精微物质，如精、气、血、津液等；六腑，即胆、胃、小肠、大肠、膀胱、三焦，其共同生理特点是主管饮食物的受纳、传导、变化和排泄糟粕；奇恒之腑，即脑、髓、骨、脉、胆、女子胞（子宫），其共同特点是它们同是一类相对密闭的组织器官，却不与水谷直接接触，即似腑非腑，但具有类似于五脏贮藏精气的作用，即似脏非脏。

藏象学说的形成，主要有三个方面：一是来源于古代的解剖知识。如《灵枢·经水》中说："夫八尺之士，皮肉在此，外可度量切循而得之，其死，可解剖而视之。其脏之坚脆，腑之大小，谷之多少，脉之长短，血之清浊……皆有大数。"二是长期对人体生理、病理现象的观察。例如因皮肤受凉而感冒，会出现鼻塞、流涕、咳嗽等症状，因而认识到皮毛、鼻窍和肺之间存在着密切联系。三是长期医疗经验的总结。如从一些补肾药能加速骨折愈合的认识中产生了"肾主骨"之说。

藏象学说是一种独特的生理病理学理论体系。其中脏腑不单纯是一个解剖学的概念，更重要的是概括了人体某一系统的生理和病理学概念。心、肺、脾、肝、肾等脏腑名称，虽与现代人体解剖学的脏器名称相同，但在生理或病理的含义中，却不完全相同。一般来讲，中医藏象学说中一个脏腑的生理功能，可能包含着现代解剖生理学中的几个脏器的生理功能;而现代解剖生理学中的一个脏器的生理功能,亦可能分散在藏象学说的某几个脏腑的生理功能之中。

人体是一个有机的整体,脏与脏、脏与腑、腑与腑之间密切联系,它们不仅在生理功能上相互制约、相互依存、相互为用,而且以经络为联系通道,相互传递各种信息,在气血津液环周于全身的情况下,形成一个非常协调和统一的整体。

三、气、血、津液学说

气、血、津液,是构成人体的基本物质,也是维持人体生命活动的基本物质。气、血、津液,是人体脏腑、经络等组织器官生理活动的产物,也是这些组织器官进行生理活动的物质基础。

气,是不断运动着的具有很强活力的精微物质;血,基本上是指血液;津液,是机体一切正常水液的总称。从气、血、津液的相对属性来分阴阳,则气具有推动、温煦等作用,属于阳;血和津液,都是液态物质,具有濡养、滋润等作用,属于阴。

气、血、津液的生成及其在机体内进行新陈代谢,都依赖于脏腑、经络等组织器官的生理活动;而这些组织器官进行生理活动,又必须依靠气的推动、温煦,以及血和津液的滋润濡养。因此,无论是在生理还是病理状况下,气血津液与脏腑、经络等组织器官之间,始终存在着互相依存的密切关系。

此外,构成人体并维持人体生命活动的基本物质中还有"精"。"精"在中医学理论上的基本含义,有广义和狭义之分。广义之"精",泛指一切精微物质,包括气、血、津液和从饮食中来的营养物质;狭义之"精",即通常所说的肾中所藏之精,这种精与人的生长、发育和生殖,都有直接关系。

气、血、津液均为构成人体和维持人体生命活动的最基本物质,都离不开脾胃运化的水谷精气,因而气和血、气和津液、血和津液在生理上相互依存、相互制约、相互为用,病理上相互影响、互为因果。

四、经络学说

经络是经脉和络脉的总称。经,有路径之意。经脉贯通上下,沟通内外,是经络系统的主干。络,有网络之意。络脉是经脉别出的分支,较经脉细小,纵横交错,遍布全身。经络内属于脏腑,入络于肢节,沟通于脏腑与体表之间,将人体脏腑、组织、器官联结成为一个有机的整体,并借此行气血、营阴阳,使人体各部的功能活动得以保持协调和相对平衡。

研究经络系统的生理功能、病理变化及其与脏腑之间的关系的理论,称为经络学说。它是中医学分析人体生理、病理和对疾病进行诊疗的主要依据之一。"经络"一词首见于《黄帝内经》,《灵枢·邪气脏腑病形》说:"阴之与阳也,异名同类,上下相会,经络之相贯,如环无端。"又如《灵枢·脉经》中说:"经脉者,所以能决死生,处百病，调虚实，不可不通。"

经络学说的内容十分广泛，包括经络系统各组成部分的循行部位、生理功能、病理变化及其表现，经络中血气的运行与自然界的关系，经脉循行路线上的穴位及其主治作用，经络与脏腑的关系等。

经络学说的形成，是以古代的针灸、推拿、气功等医疗实践为基础，经过漫长的历史过程，结合当时的解剖知识和藏象学说，逐步上升为理论的，其间受到了阴阳五行学说的深刻影响。《黄帝内经》的问世，标志着经络学说的形成。《黄帝内经》中系统论述了十二经脉的循行部位、属络脏腑，以及十二经脉发生病变时的证候；记载了十二经别、别络、经筋、皮部等的内容；对奇经八脉也有分散的论述；并且记载了约160个穴位的名称。

经络系统，由经脉、络脉、十二经筋和十二皮部所组成。经络在内能连属于脏腑，在外则连属于筋肉、皮肤。

中医把经络的生理功能称为"经气"。其生理功能主要表现在沟通表里上下，联系脏腑器官；通行气血，濡养脏腑组织；感应传导；调节脏腑器官的机能活动四个方面。

经络学说在临床上可以应用于解释病理变化、协助疾病诊断，以及指导临床治疗三个方面。

五、病因与发病

中医学认为，人体各脏腑组织之间，以及人体与外界环境之间，相互作用，维持着相对的动态平衡，从而保持着人体正常的生理活动。当这种动态平衡因某种原因而遭到破坏，又不能立即自行调节得以恢复时，人体就会发生疾病。

病因，就是破坏人体相对平衡状态而引起疾病的原因。古代中医病因学将致病因素分为三种：即外因（如六淫、疠气等）、内因（如七情）和不内外因（包括饮食不节、劳逸损伤、外伤、寄生虫等）。痰饮和瘀血是人体受某种致病因素作用后在疾病发生过程中形成的病理产物，又能直接或间接作用于人体某一脏腑组织，发生多种病证，故又属致病因素。其实，中医的所谓"不内外因"，有的即是外因，如外伤等；有的则是内因为主，但常结合外因而致病的，如饮食不节、劳逸损伤等。没有一种致病因素既不属于内因，又不属于外因的，充其量是某一致病因素，可能由内因与外因的协同作用形成，因而严格说来，中医所认识的病因是内因与外因两大类。

疾病与健康是相对的。人体脏腑、经络的生理活动正常，气血阴阳协调平衡，即"阴平阳秘"。当人体在某种致病因素作用下，生理活动异常，气血阴阳平衡协调关系被破坏，导致"阴阳失调"，出现各种症状，便发生了疾病。中医学认为，疾病的发生和变化，总其大要，不外关系到人体本身的正气和邪气两个方面。

六、病机学说

病机，是指疾病发生、发展、变化及其结局的机理。以阴阳五行、气血津液、藏象、经络、病因和发病等基础理论，探讨和阐述疾病发生、发展、变化和结局的机理及其基本规律，即病机学说。病机的理论，在《黄帝内经》中已奠定了基础，病机之名，首见于《素问·至真要大论》的"审查病机，无失气宜"和"谨守病机，各司其属"。"诸风掉眩，皆属于肝"等"病机十九条"，是以"五运六气"的"六气"与五脏相应的理论，将临床常见的诸多症状，分别归属于心、肺、脾、肝、肾之疾患，风、寒、湿、热、火之疾患，病变部位是在"上"或"下"等。但必须指出：《黄帝内经》论述病机，内容非常广泛，并不局限于"病机十九条"，它对邪正和阴阳之盛衰，气血和脏腑之虚实，以及某些病证（如疼痛、痿、痹、厥、痈疽等）的病机，均有详尽的论述。

历代医家对于病机学说均非常重视。汉代张仲景的《伤寒杂病论》在《素问》及《灵枢》的基础上，结合临床实践，阐述了热病的虚实、寒热、表里、阴阳的进退变化；在《黄帝内经》脏腑、经络虚实的基础上，对不少病证的病机进行了阐述。隋代巢元方的《诸病源候论》对1729种病候的病因、病机及其临床证候作了阐述，成为我国历史上最早的病因病机学专著。金元时期的刘河间在《素问·玄机原病式》中提出"六气皆从火化"和"五志过极，皆为热甚"的观点；李东垣在《内外伤辨惑论》中，论述了"内伤脾胃，百病由生"和"火与元气不两立"的病机；张从正在《儒门事亲》中论述了"邪气"致病的病机；朱丹溪在《格致余论》中阐释了"阳有余而阴不足"和"湿热相火"等病机。

病机学说的具体内容可以概括为以下几个方面：

1.从整体上探讨疾病的发生、发展、变化和结局的基本规律，如邪正盛衰、阴阳失调、气血失常、津液代谢失常等。

2.从脏腑、经络等某一系统研究疾病的发生、发展、变化和结局的基本规律，如脏腑病机、经络病机等。

3.探讨某一类疾病的发生、发展、变化和结局的基本规律，如六经传变病机、卫气营血传变病机和三焦传变病机等。

4.研究某一种病证的发生、发展、变化和结局的基本规律，如感冒的病机、哮喘的病机、痰饮的病机、疟疾的病机等。

5.研究某一种症状的发生、发展的病机，如疼痛的机理、恶寒发热的机理、失眠的机理等。

6.研究由于气血津液、脏腑等生理功能失调所引起的综合性病机变化，如内生"五邪"。

七、防治原则

（一）预防

中医学在治疗上历来以防重于治。《素问·四气调神大论》中说："圣人不治已病治未病；不治已乱治未乱……夫病已成而后药之，乱已成而后治之，譬如渴而穿井，斗而铸锥，不亦晚乎。"所谓"治未病"，可以概括为"未病先防"与"既病防变"两方面的内容。

1. 未病先防

未病先防，又称无病防病、无病先防，是指在人体未发生疾病之前，充分调动人的主观能动性以增强体质，颐养正气，提高机体抗病能力，同时适应客观环境，采取各种有效措施，做好预防工作，避免致病因素的侵害，以防止疾病的发生。古书《丹溪心法》曾称："是故已病而后治，所以为医家之法；未病而先治，所以明摄生之理。"

未病先防，是研究传统的养生方法，如针刺、气功、药物法等；二是研究综合的预防措施，如环境卫生管理、除灭疾病等；三是研究常见疾病的预防措施，如食疗、贴敷、中药等；四是运用现代科学手段整理中医预防措施，即通过开展中医药临床和实验研究，观察中医药预防措施的实际效果。

防病应该做到以下几个方面：增强正气，调养精神，健身锻炼，调节生活，营养调配，忌食或少食不利于治疗与康复的饮食，还可以采取药物预防的方法，并从各个方面注意防止病邪的侵入。

2. 既病防变

既病防变，又可以说是有病早治，防止病变。古称"瘥后防复"，是指疾病刚瘥愈，正处于恢复期，但正气尚未复元，因调养不当，旧病复发或滋生其他病者，事先采取的防治措施。或指疾病症状虽已消失，因治疗不彻底，病根未除，潜伏于体内，受某种因素诱发，防止旧病复发所采取的防治措施。总之，是指人体在患病之后，要及时采取有效措施，早期诊断，早期治疗，截断疾病的发展、传变或复发，同时注意疾病瘥愈后预防复发，巩固疗效。尤其是对传染性疾病，更应防止恶性或不良性变化，以防止传播条件的产生。

疾病防变在临床上可应用于多种急、慢性病中，中医药防变对于咳喘、慢性病毒性肝炎、慢性胃炎、胆石症、高血压症、脑血管意外、癌症等，均有积极作用，可有效阻止或减缓疾病向不良方面转化。

（二）治则

治则，是中医学在整体观念和辨证论治的指导下，对疾病的现状进行周密分析的基础上，确立的一套比较完整和系统的治疗原则理论，包括治病求本、扶正与祛邪、调整阴阳、调整脏腑功能、调整气血关系和因时、因地、因人制宜六个方面，其中包含着许多辩证法思想，用以指导具体的立法、处方、用药。治则是指导疾病治疗的总则；治法是治则的具体化，是治疗疾病的具体方法，如汗法、吐法、下法、和法、温法、清法、补法、消法等。治法中的益气法、养血法、温阳法、滋阴法都属于在扶正总则下的具体治法；治法中的汗法、吐法、下法、逐水法等，都属于祛邪总则下的具体治法。

第三节　药食同源借鉴的中医四诊八纲理论

一、四诊

四诊是指望、闻、问、切四种诊察疾病的基本方法，古称"诊法"。《素问·脉要精微论》说："诊法何如……切脉动静而视精明，察五色，观五脏有余不足，六腑强弱，形之盛衰，以此参伍，决死生之分。"可见，诊法就是对人体进行全面诊察的方法，借以判断人的健康与疾病状态。

《黄帝内经》奠定了四诊方法的基础，《难经》则明确指出了四诊的基本概念。如《六十一难》将四诊概括为："望而知之谓之神，闻而知之谓之圣，问而知之谓之工，切而知之谓之巧。"四诊所涉及的范围相当广泛，内容十分丰富，举凡人体所表现的一切现象，与生命活动有关的社会和自然环境等，统统在诊察之列。

四诊具有直观性和朴素性的特点，在感官所及的范围内，直接地获取信息，医生即刻进行分析综合，及时作出判断。四诊的基本原理是建立在整体观念和恒动观念的基础上的，是阴阳五行、藏象经络、病因病机等基础理论的具体运用。物质世界的统一性和普遍联系，就是四诊原理的理论基础。

四诊是搜集临床资料的主要方法，而搜集临床资料则要求客观、准确、系统、全面、突出重点，这就必须"四诊并用"，"四诊并重"，"四诊合参"。《难经》所提出的神、圣、工、巧之论，并非将四诊的意义分成等级，而是强调其各自的重要性以及掌握这些技巧的难易程度。早在《黄帝内经》中就明确提出了切勿强调切诊的观点，《素问·征四失论》说："诊病不问其始，忧患饮食之失世，起居之过度，或伤于毒，不先言此，猝持寸口，何病能中？"张仲景在《伤寒论》中批语那种不能全面运用诊法的医生是"所谓窥管而已"。张景岳在《景岳全书》中指出，唯以切脉为能事的医生，不能得是通医道的人。只有将四诊有机结合起来，彼此参伍，才能全面、系统、真实地了解病情，做出正确的判断。

二、八纲

八纲，即阴、阳、表、里、寒、热、虚、实，是辨证论治的理论基础之一。八纲辨证，是将四诊得来的资料，根据人体正气的盛衰、病邪的性质、疾病所在的部位深浅等情况，进行综合分析，归纳为阴、阳、表、里、寒、热、虚、实八类证候。

《黄帝内经》已经奠定了八纲辨证的基础。张仲景则具体地运用于伤寒与杂病的诊疗。《景岳全书》中有"阴阳""六变辨"等篇，对八纲有进一步的阐发。

疾病的临床表现是千变万化、错综复杂的。从八纲辨证来看，任何一种病症都可用阴阳确定类别，用寒热阐发性质，用表里反映其病位深浅，用虚实说明邪正盛衰的强弱。八纲是分析疾病共性的辨证方法，是各种辨证的总纲，在诊断疾病的过程中，有执简驭繁、提纲挈领的作用，适应于临床各科的辨证。具体来说，各科辨证是在八纲辨证的基础上加以深化。

在八纲辨证中，阴阳、寒热、表里、虚实八类证候之间的关系，并非彼此平行的，一般而言，表证、热证、实证隶属于阳证范畴。里证、寒证、虚证统属于阴证范畴。所以，八纲辨证中，阴阳两证又是概括其他六证的总纲。此外，八类证候也不是相互独立的，而是彼此错杂，互为交叉，体现出复杂的临床表现。

在一定的条件下，疾病的表里病位和虚实寒热性质往往可以发生不同程度的转化，如表邪入里、里邪出表、寒证化热、热证转寒、由实转虚、因虚致实等。当疾病发展到一定阶段时，还可以出现一些与病变性质相反的假象。如真寒假热、真热假寒、真虚假实、真实假虚等。所以，进行八纲辨证时不仅要熟悉八纲证候的各自特点，同时还应注意它们之间的相互联系。

三、辨证

辨证，就是辨别症状，根据四诊所得的资料进行分析、综合、归纳，以判断疾病的原因、部位、性质，从而作出正确的诊断，为治疗疾病提供依据。

"证"与"症"应该严格区分，"症"是一个一个的症状，而"证"是证候，是辨证所得到的结果。

"证"与"病"的概念是不同的。清代医家徐灵胎说："病之总者为之病，而一病总有数证。"也就是说，病可以概括证。辨病名，必先辨证。诊断先从辨证再进一步辨病，辨病之后又再进一步辨证。因此，辨证论治并不是说中医不讲究辨病，辨证已包括辨病于其中了。

辨证的方法很多，都是在长期临床实践中形成的，如病因辨证、气血津液辨证、脏腑辨证、经络辨证、六经辨证、卫气营血辨证与三焦辨证等。其中病因辨证着重从病因角度去辨别证候，可以看成是外感病辨证的基础；六经辨证是外感病中"伤寒"的辨证法；卫气营血辨证是外感病中"温病"的辨证法；经络辨证、气血津液辨证及脏腑辨证适应于杂病各科辨证，但脏腑辨证是杂病辨证的重点辨证法，经络辨证与气血津液辨证可以看作是脏腑辨证互为补充的辨证方法。

四、疾病的鉴别诊断

症状，是病人自觉有各种异常的痛苦感觉或通过医生诊察而得知的病态改变，如头痛、眩晕等。它是机体发生疾病后的表现，是医生诊察疾病、判断疾病的客观标志。

症状与证候是完全不同的概念。证候，简称为"证"，是病因病机、病位、症状、舌诊和脉诊的综合与概括，如表实证、阴虚证等。它反映了疾病的本质，是临床诊断疾病的结论。

病机是疾病发生、发展及转归的机理，它既是联系证候与症状的纽带，也是证候的核心组成部分。病机决定了疾病的性质。由同一病机联系着的许多症状就构成了证候。

在临床上，疾病是千变万化的，症状表现也是错综复杂的。只有认真研究各种常见症状、证候和病机，才能对不同病证而出现的相同症状加以鉴别。症状鉴别是从相类似的症状中，研究疾病不同的病因病机，以探求疾病的本质，这是正确进行辨证论治的关键步骤。因此，症状的鉴别，是疾病与证候诊断中的重要环节之一。

第四节 药食同源的基本理论及观点

一、中医营养学的概念与基本内容

"营养"一词并非外来语，"营养学"也并非西方医学所独有。宋代大文豪苏东坡《养生说》中说："营养生者使之能逸而能劳。""营养"古代又作"荣养"。如《晋书·赵至传》曰："至年十三，请师受业……至日，吾小未能荣养，使老父不免勤苦。"

"荣"有荣盛、繁荣之义；"营"有经营、营造之义；"养"有养护、补养之义。"营养"系指机体摄取、消化、吸收和利用食物或养料的整个过程。近百年来西方医学传入中国，其中类似性质的学科被译为"营养学"。然而，实际上我国固有的中医营养学已有两千多年的历史，自成体系，渗透在中医各科之中。

中医营养学，是在中医理论指导下，应用食物或其他天然营养物质来保健强身，预防和治疗疾病，或促进机体康复，以及延缓衰老的一门学科。它和药物、针灸、推拿、气功等疗法一样，都是中医学的重要组成部分。从某种意义上讲，中医营养学在预防医学、康复医学和老年医学领域中，占有重要的地位。

中医营养学的研究内容主要包括基础理论和临床应用两大部分。从历代有关文献来看，该学科着重于生活与临床应用，常包括四大方面内容，即"食节"（食用）、"食养"（食补）、"食疗"（食治）与"食忌"（食禁）。

"食节"（食用）内容，包括因时、因地、因人而异地正确选用饮食。另外，提倡全面膳食和节制饮食。《素问·生气通天论》提出的"食饮有节，谨和五味"就是"食节"的基本观点。其具体化即是："五谷为养，五果为助，五畜为益，五菜为充，气味合而服之，以补益精气。"

食物的作用，不仅体现在维持人体的正常生命活动，某种意义上讲它还具有补养作用。所谓"无病强身"，这一点是与现代营养学观点不同的。《素问·五常政大论》所说的："谷肉果菜，食养尽之。"这是"食养"概念最早的记载。按历代有关文献统计，常用的近百种食物和其他天然营养品，计有聪耳、明目、乌发、生发、增力、增智、安神、美容、轻身、固齿、强筋、壮肾、强腰、壮阳、种子（助孕）、抗衰、防老等二十余项补益作用。

"食疗"（食治）作用主要体现在"祛邪""扶正"两方面。正如孙思邈所说："食能祛邪而安脏腑，悦神志以资气血。"孙氏还指出药疗与食疗的不同之处："药性刚烈，犹若御兵……若能用食平疴，适性遣疾者，可谓良工。"他还引用扁鹊语："为医者当洞察病源，知其所犯，以食治之，食疗不愈，然后命药。"

中医"食忌"内容十分丰富，有别于现代营养学内容。中医营养学主张，每个人的饮食内容不应该也不可能是一个固定的模式，这里有因人、因地、因时而有所不同的问题。饮食的宜与忌，其实质是强调饮食的针对性，要求在生活和临床中能做到"辨证用膳"。

孙思邈说："安生之本，必资于饮食。不知食宜者，不足以存生也。"因此，在生活和临床中品评饮食的营养价值，不管是用于食补，还是食疗，都不应从珍、奇、名、贵出发，而应着眼于其使用是否得当。

二、食物与药物的同一性

中医营养学科的发生与发展，因受历史条件的影响，它的理论紧密地与朴素的哲学理论结合在一起。其理论和应用，系建立在中医、中药基础理论之上，作为保健与医疗的重要措施，成为中医不可缺少的一部分。

中医学历史表明，食物与药物同出一源，二者皆属于天然产品。食物与药物的性能相通，具有同一的形、色、气、味、质等特性。因此，中医单纯使用食物或药物，或食物与药物相结合应用于养生保健，或治疗康复的情况是极其普遍的。《黄帝内经》载的十三个方剂中，就有一半以上是食物成分，这也是最早的"药膳"方。《五十二病方》中有 1/4 为食物成分方剂。《伤寒论》112 方中，含食物成分方剂占 1/2 以上。在以上这些古方中应用桂、姜、枣、葱、椒、苘、扁豆、薏苡仁、甘草、酒、醋，乃至动物胶膏等食物是极为普遍的。食与药同用，除基于二者系同一来源外，主要基于食物和药物的应用属于同一理论指导。中医认为，机体衰弱失健或疾病的发生发展过程，都意味着阴阳两方面的互相消长，如阴阳偏盛、偏亢、偏衰等。如何调整这种阴阳失调？张景岳说："欲救其偏，则唯气味之偏者能之。"食物与药物一样，皆属"所味之偏者"。食物之所以具有防治疾病的作用，也不外是祛除病邪，消除病因，补虚扶弱，调整和重建脏腑气机功能，以消除阴阳偏盛、偏衰、偏亢的病理状态。古人曾把饥饿现象也看成机体阴阳失调，称进食为"疗饥"。如《诗经·陈风·衡门》说："泌之洋洋，可以疗饥。"

　　食物的性能，古代简称"食性""食气""食味"等，是以阴阳、五行、脏腑、经络、病因、病理等中医基础理论为基础的。食物"气"或"性"与药性"四气"或"四性"说法相一致。古人按寒、凉、平、温、热将食物分类。以常见的300多种食物统计数字来看，平性食物居多，温热性次之，寒凉性更次之。从生活与临床中使用食物的经验看，寒凉性质食物多有滋阴、清热、泻火、凉血、解毒作用，温热性质食物有温经、助阳、活血、通络、寒散等作用。食物的"味"，既是指食物的具体口感味觉，又是指性质的抽象概念，仍概括为"五味"，即酸（涩）、苦、甘（淡）、辛、咸。五味的作用与药物"味"的作用相一致，为酸收、苦降、甘补、辛散、咸软等。以常见食物统计数字来看，甘味食物最多，咸味与酸味次之，辛味更次之，苦味较少。从生活与临床经验来看，食物不同于药物"味"的作用方面，辛味（辣椒、胡椒）、苦味食物（苦瓜、苣、菜）尚有健胃作用，咸味食物（鱼、虾、蟹）尚有补肾、养血分等作用。此外，五味之外尚有"芳香"概念，系指食物的特殊嗅味。芳香性食物以水果、蔬菜居多（如橘、柑、佛手、香橼、芫荽、香椿、茴香等）。芳香性食物一般具有醒脾、开胃、行气、化湿、化浊、辟秽、爽神、开窍、走窜等作用。

　　食物的"归经"理论，是古人对食物选择性作用的认识，也是一种对食物效用的抽象归类方法。正如《素问·至真要大论》说："夫五味入胃，各归所喜……物化之常也。"生活与临床实践发现，用辛味食物（葱、姜、芫）治疗表证，肺气不宣咳喘，用苦味食物（苦瓜、绿茶）治疗心火上炎或移热小肠证，用甘味食物（红枣、蜂王浆、山药）治疗贫血、体弱，用酸味食物（乌梅、山楂）治疗肝胆等方面疾患，用咸味食物（甲鱼、昆布、海藻）治疗肝肾不足、消耗性疾病（如甲亢、糖尿病等病证），皆取得一定的疗效。

　　关于中医的"以脏补脏"理论（如以心补心、以脑补脑、以肾补肾等），近代开始有所争议。对此，应以临床疗效为依据。以脏补脏的做法，不仅限于中医，而且在世界医学领域内目前还在应用。如肝粉治肝病，用心粉、脑粉治疗心脑方面疾患，用胸腺、腮腺、甲状腺、肾上腺等来治疗相关疾患。

　　食物的升浮沉降性能与食物的气味有密切关系。凡食性温、食味辛甘淡的食物，其属性为阳，其作用趋向多为升浮，如葱、姜、蒜、花椒等；凡食性寒凉、食味酸苦咸的食物，其属性为阴，其作用趋向多为沉降，如杏仁、梅子、莲子、冬瓜等。根据常用食物统计数字表明，沉降趋向的食物多于升浮趋向的食物。

食物性能的"补"与"泻",也是食物的两大特性。补性食物一般具有补气、助阳、滋阴、养血、生津、填精等功效;泻性食物一般具有解表、清热、泻火、利尿、祛痰、祛风湿、散风、泻下、解毒等功效。根据常用食物统计数字分析,泻性食物多于补性食物。

三、饮食应用的特征

食物为天然产品,除少部分可供直接使用(生食)外,大部分则须制成一定的品类(食品),以使机体吸收。中国传统保健产品,与药材炮制、制剂制作有许多相似之处,形成东方独特的饮食体系,如饮、露、酒、醴、醪、汤、膏、蜜饯品、糖渍品、盐腌品、粥食、糕点菜肴等。现在仍流行欧美的保健食品,如大黄酒、蜂蜜酒、柏子仁酒、薄荷糖乃至绿豆煎饼等,传说是马可·波罗由我国带入的。

两种以上食物在一起应用,也存在配伍问题。按照中药配伍的"七情"理论,食物的配伍情况基本也分为协同与拮抗两方面。协同方面包括"相须""相使";拮抗方面包括"相畏""相杀""相恶""相反"。

相须配伍:同类食物相互配伍使用,起到相互加强的功效。如百合、秋梨共奏清肺热、养肺阴之功效;雪羹汤中的荸荠与海蜇,共奏清热化痰之功效等。

相使配伍:一类食物为主,另一类食物为辅,使主要食物功效得以加强。如五加皮酒中,辛散活血化瘀的酒加强了五加皮祛风湿的功效。姜糖饮中,温中和胃的红糖增加了生姜温中散寒的功效。

相畏、相杀的配伍:一种食物的副作用能被另一种食物减轻或消除。如扁豆的副作用能被蒜减轻或消除。某些鱼类的副作用(如引起腹泻、皮疹等)能被生姜减轻或消除。

相恶配伍:一种食物能减弱另一种食物的功效。如萝卜能减弱补气类食物(如鹌鹑、燕窝、山药、山鸡等)的功效。

相反配伍:两种食物合用,可能产生不良作用,形成了食物的配伍禁忌。例如,柿子忌茶、白薯忌鸡蛋、葱忌蜂蜜、萝卜忌人参等。但对食物禁忌的经验,目前尚缺少科学实验的结论,有待今后加以重视与研究。

依据配伍"七情"精神,在保健食品的配制上,古人也有了不少发展。①升降并举:升浮性质食物和沉降性质食物并用,以防止升降过偏之弊。如葱豉汤中调加食盐,以防止葱、豉过于辛温发散之性。②散收同用:补益类食物常调以发散性食物,以防止滋腻之性。如荒爆里脊中的荒荽,可防止猪肉滋腻碍胃之性。③寒热并调:即寒凉性食物和温热性食物并用,以防止寒、热过偏之弊。如炒苦瓜佐以少量辛热的辣椒,可防止苦瓜苦寒过偏之性。④攻补兼施:即泻实祛邪性食物和补虚扶正性食物并用,以防止攻邪而伤正。如薏苡仁粥中添加红枣,可防止薏苡仁清热利湿过偏之性。其他尚有表里兼顾、动静相调等配伍方法。

另外，中医在保健和医疗中讲求的饮食禁忌也是营养学的一大特点，是世界营养学中少有的。饮食禁忌，包括饮食与体质之间、饮食与病情之间、食物与药物之间、食物与食物之间的禁忌。如阴虚阳亢的人应慎用或禁用羊肉、狗肉、无鳞海鱼等类；阳虚阴盛特别是脾肺虚寒之人应慎用或禁用冷饮、冷食、寒凉性质的生水果（如梨、西瓜等）、蔬菜。疾病过程中有阴、阳、表、里、虚、实、寒、热不同的情况，应选用不同的饮食，做到辨证用膳，如脾胃温阻证或肝胆湿热证，应禁忌滋腻碍胃食品，如肥肉、油煎食物和乳制品等。在服用某些药物期间，应禁忌某些食物，如服用土茯苓应忌茶，服用威灵仙应忌蜂蜜，服用人参忌萝卜，服用荆芥应忌鱼虾类食物等。至于食物与食物之间类似药物"十八反""十九畏"的配伍禁忌，历代文献也有不少记载。如鲫鱼忌猪肝、雀肉忌银耳等，有待进一步探讨。

四、饮食对保健、预防、治疗等方面的特殊意义

中医营养学认为，在生活与临床中应用饮食的意义，基本与药物同等，这一点与西方医学中的营养概念不尽相同。西方医学营养学把食物与药物决然分开，不赋予食物直接的保健、治疗意义。现代食品法规中规定，"食品中不得含有药物"，"食物不能标示功能、主治意义"，不得有"用量"概念。但是，近十年来在世界范围内掀起"保健食品""疗效食品"热潮，说明中医食物保健与治疗意义得到客观承认，这就是中医营养学的一大特色与贡献。

早在两千多年以前，古代医者就非常重视饮食的滋养作用。《难经》言："人赖饮食以生，五谷之味，熏肤、充身、泽毛。"其用饮食滋养措施都是以预防疾病、延年益寿为目的的。《肘后备急方》《备急千金要方》中就有用海带预防甲状腺肿大，用麦麸预防脚气病，用新鲜蔬菜预防出血证等的记载。后世医家又提出了用葱白、生姜、芫荽预防感冒，用鲜白萝卜、鱼橄榄预防白喉，用大蒜预防痢疾，用绿豆汤预防中暑，近代用山楂预防高脂血症，用薏苡仁防癌等，可以说都是中医营养学的成果。

临床中单纯应用食物或配合其他药物来治疗疾病是中医营养学的主要内容，因此有"医食同源"之说。为了临床应用方便，医者根据正虚的生理特征，把食物分为补气、养血、滋阴、助阳、生津、填津等。根据外邪性质，把祛邪的食物分成解表、清热、祛风湿、利水、温里、消导、驱虫、泻下、行气、止血、活血化瘀等，以此与药物疗法相对应。这种分类法也是中医营养学独具的特点。

食物抗衰防老的理论与应用，在中医营养学中一直占有显著地位。中医认为，人的生、老、衰、亡是必然规律。但养生有术，还是可使其延寿的，达到"以尽天年"程度。食物在养生、抗衰老过程中所起的作用，除一般的补虚泻实、调整阴阳外，着重在补益脾肾方面，因为肾为先天之本，为元阴、元阳之所寄。肾阴、肾阳影响着整个机体的阴阳平衡。脾为后天之本，为中央、生化之源泉。历代有关文献所载的食物，以补益脾肾者居多。莲子、山药、大枣、蜂蜜、枸杞子、芡实、藕、薏苡仁、茯苓等

都是经常用作补益脾肾的基本食品原料。

（一）饮食的预防作用

身体早衰和疾病发生的根本原因就在于人体自身。人体正气旺盛，而又能避免邪气的侵袭，就会保持健康状态，反之则发生疾病。一切有利于维护正气、抗御邪气的措施都能预防疾病；一切损害正气、助长邪气的因素都能引起疾病，从而导致早衰和死亡。预防思想是中医理论体系中的重要因素之一。

广义来说，所有关于饮食的保健措施都是以预防疾病、延年益寿为目的的。饮食对人体的滋养作用本身就是一项重要的保健预防措施。合理安排的饮食可保证机体的营养，使五脏功能旺盛，充血充实。如《黄帝内经》所言："正气存内，邪不可干。"现代医学证明，人体如缺乏某些食物成分，就会导致疾病。如缺少蛋白质和碳水化合物就会引起肝功能障碍；缺乏某种维生素就会引起夜盲症、脚气病、口腔炎、坏血病、软骨症等；缺乏某些微量元素，如缺少钙质会引起佝偻病，缺乏磷质会引起神经衰弱，缺乏碘会引起甲状腺肿，缺乏铁质会引起贫血，缺乏锌和钼会引起身体发育不良等。而通过食物的全面配合，或有针对性地增加上述食物成分，就会预防和治疗这些疾病。中医学早在一千多年以前，就有用动物肝脏预防夜盲症，用海带预防甲状腺肿大，用谷皮、麦麸预防脚气病，用水果和蔬菜预防坏血病等的记载。

除了从整体观出发的饮食全面调理和有针对性地加强某些营养食物来预防疾病外，中医学还发挥某些食物的特异性作用，直接用于某些疾病的预防。如用葱白、生姜、豆豉等可预防感冒；用甜菜汁或樱桃汁可预防麻疹；用鲜白萝卜、鱼橄榄煎服可预防口腔炎、胃炎引起的口鼻症状；用红萝卜粥可预防头晕等。

现代研究表明，中医所述的某些食物的预防保健作用确有科学道理。除了食物对人体整体的影响外，有的食物如大蒜能杀菌和抑制病毒，故可防治呼吸道感染和肠道传染病等，生山楂、红茶、燕麦品能够降低血脂，故可预防动脉硬化。近年来，人们还主张用玉米粉粥预防心血管病、用薏苡粥预防癌症等。

食物对疾病的预防作用，也越来越受到国际医学界的重视。科学家们已经发现有很多食物能够预防各种疾病，如发现苦瓜、芦笋、马齿苋等有防癌抗癌的作用。另外，对于饮食习惯和饮食方法在疾病预防中的作用，也日益引起科学家们的关注。

（二）饮食的滋养作用

《难经》中载："人赖饮食以生，五谷之味，熏肤（滋养肌肤）、充身、泽毛。"说明我国两千多年以前，已十分重视饮食的营养作用。

饮食的滋养是人体赖以生存的基础。一个人一生中摄入的食物要超过自己体重的1000 ~ 1500倍，这些食物中的营养素（中医称为"水谷精微"），几乎全部转化成人体的组织和能量，以满足生命运动的需要。

中医学认识饮食对人体的滋养作用是从整体观出发的。它认为各种不同的食品分别可以入某脏某经，从而滋养脏腑、经脉、气血，乃至四肢、骨骼、皮毛等。饮食进入人体，通过胃的吸收，脾的运化，然后输入全身，成为水谷精微而滋养人体。这种后天的水谷精微和先天的真气结合，形成人体的正气，从而维护正常的生命活动和抗御邪气（致病因素）。此外，还形成维护机体生命的基本物质"精"。"精"藏于五脏，是脏腑功能活动的思维、意识活动，即"神"的基础。"气、精、神"为人体之三宝，生命之所系，而它们都离不开饮食的滋养。所以，战国时期的名医扁鹊曾经说："安身之本必资于饮食。不知食宜者，不足以存生。"

常用的食补方法有以下几种：

平补法：有两种意义，一种是应用不热不寒、性质平和的食物。如多数的粮食、水果、蔬菜，部分禽、蛋、肉、乳类食物，如粳米、玉米、扁豆、白菜、鹌鹑蛋、猪肉、牛奶等。一种是应用既能补气又能补阴，或既能补阳又能补阴的食物。如山药、蜂蜜既补脾肺之气又补脾肺之阴，枸杞子既补肾阴又补肾阳等，这些食物适用于普通人保健。

清补法：指应用补而不滋腻碍胃、性质平和或偏寒凉的食物，有时也以泻实性食物祛除实证，如清胃热，通利二便，加强消化吸收，推陈而致新，以泻中求补。常用的清补食物有萝卜、冬瓜、西瓜、小米、苹果、梨、黄花菜等，以水果、蔬菜居多。

温补法：指应用温热性食物进行补益。适用于阳虚或气阳亏损，如肢冷、畏寒、乏力、疲倦、小便清长而频或水肿等症患者，也常作为普通人的冬令进补食物。如核桃仁、大枣、龙眼肉、猪肝、狗肉、鸡肉、鲇鱼、鳝鱼、海虾等。

峻补法：指应用补益作用较强、显效较快的食物来达到急需补益的目的。此法的运用，应注意体质、季节、病情等条件，需做到既达到补益目的又无偏差。常用的峻补食物有羊肉、狗肉、鹿肉、鹿胎、鹿尾、鹿肾、甲鱼、熊掌、鳟鱼、黄花鱼、巴鱼等。

历代中医本草文献所载具有保健作用的食物归纳如下：

聪耳（指增强或改善听力）：莲子、山药、荸荠、蒲菜、芥菜、蜂蜜。

明目（指增强或改善视力）：山药、枸杞子、蒲菜、猪肝、羊肝、野鸭肉、青鱼、鲍鱼、螺蛳、蚌、蚬。

生发（指促进头发的生长）：白芝麻、韭菜子、核桃仁。

润发（指滋润头发、美发、改善枯燥、使其美丽）：鲍鱼。

乌须发（指头发早白早黄者得以恢复）：黑芝麻、核桃仁、大麦。

长胡须（指不生胡须的男性生长胡须）：鳖肉。

美容颜（指改善面部皮肤失健情况，或称健肤、润肌肤、助颜面白等）：枸杞子、樱桃、荔枝、黑芝麻、山药、松子、牛奶、荷蕊。

健齿（指使牙齿坚固、白洁）：花椒、蒲菜、莴笋。

轻身（指消肥胖，使步态轻健，或使习武者增强跳跃能力）：菱角、大枣、榧子、龙眼、荷叶、燕麦、青粱米。

肥人（指改善瘦人体质，使之增肥）：小麦、粳米、酸枣、葡萄、藕、山药、黑芝麻、牛肉。

增智（指益智、健脑等）：粳米、荞麦、核桃、葡萄、菠萝、荔枝、龙眼、大枣、百合、山药、茶、黑芝麻、黑木耳、乌贼鱼。

益志（指增强气感）：百合、山药。

安神（指使精神安静、利睡眠等）：莲子、酸枣、百合、梅子、荔枝、龙眼、山药、鹌鹑、牡蛎肉、黄花鱼。

增神（指增强精神，减少疲倦）：茶、荞麦、核桃。

增力（指增强体力，也称健力、善走等）：荞麦、大麦、桑椹、榛子。

强筋骨（指强健体质，包括筋骨、肌肉及体力）：栗子、酸枣、黄鳝、食盐。

耐饥（指使人耐受饥饿，延长进食时间）：荞麦、松子、菱角、香菇、葡萄。

能食（指增强食欲、消化等能力）：葱、姜、蒜、韭菜、芫荽、胡椒、辣椒、胡萝卜、白萝卜。

壮肾阳（指调整性功能，使失调机能如阳痿、早泄等得以复常）：桃仁、栗子、刀豆、菠萝、樱桃、韭菜、花椒、狗肉、狗鞭、羊肉、羊油脂、雀肉、鹿肉、鹿鞭、燕窝、海虾、海参、鳗鱼、蚕蛹。

种子（指增强助孕能力，也称续嗣，有安胎作用）：柠檬、葡萄、黑雌鸡、雀肉、雀脑、鸡蛋、鹿骨、鲤鱼、鲈鱼、海参。

（三）食物的抗衰老作用

中医理论认为，生、长、壮、老、已，是人类生命的自然规律。生命的最终衰亡是不可避免的。但是，如注重养生保健，及时消除病因，使机体功能协调，可使衰老延缓，所谓"延年益寿"还是可能的。

中医在应用饮食调理进行抗衰防老方面，除因时、因地、因人、因病之不同，做到辨证用膳，虚则补之，实则泻之外，还常注意对肺、脾、肾三脏的调理。因为这三脏在生命过程中，特别是机体与自然界的物质交换、新陈代谢过程中，起着极为重要的作用。早在两千年前古人就认识到，肺"司呼吸"，"天气通于肺"；脾为"水谷之海"，"气血生化之源"；肾为机体的"先天之本"，因为"肾藏精"，"受五脏六腑之精而藏之"。临床实践发现，肺、脾、肾三脏的实质性亏损，以及其功能的衰退，常导致若干老年性疾患，如肺虚或肺肾两虚所致的咳喘、脾肺两虚的痰饮喘咳、脾虚或脾肺双虚的气短、倦怠、消化不良、营养障碍，肾虚之腰酸疼、小便失常、水肿、低热、消瘦、健忘、牙齿松动、须发早白或脱落等未老先衰征象。

另外，从中医养生抗衰老所确立的治则治法来看，也多从补益脾、肺、肾方面入手，对历代保健医疗食谱中所含食物成分进行统计，发现其功能也以调补肺、脾、肾三方面为多。食补、食疗方中以抗衰老为主要功效的，出现频率较高。

基本归肺、脾、肾三经方面的食物有以下几种：扁豆、豌豆、薏苡仁、蚕豆、粳米、糯米、稻米、大麦、黑大豆、小米、荞麦、黄豆、小麦、核桃、大枣、栗子、龙眼、荔枝、莲子、山药、藕、芡实、桑椹、山楂、乌梅、落花生、百合、白果、杏仁、荸荠、橘、梨、罗汉果、橄榄、黑芝麻、枸杞子、生姜、萝卜、芫荽、芋头、苹果、荷叶、枣仁、蜂蜜、橘皮、蘑菇、银耳、木耳、香椿、南瓜、紫菜、海带、海藻、淡菜、海参、猪肤、牛乳、鹌鹑蛋、猪肝、牛肉、鹿肉、鹿胎、鹿鞭、鸡肉、鸭肉、鲤鱼、鲫鱼、鳝鱼、蛏肉、牡蛎肉、乌鸡等。

（四）食物的治疗作用

食物与药物都有治疗疾病的作用。食物每人每天都要吃，而较药物与人们的关系更密切，所以历代医家都主张"药疗"不如"食疗"。古代医者如此想，也如此做。在治疗过程中，确实先以食疗，后以药疗。只有食疗不能取效时，才能药疗。古时人们夸奖能用食物治疗的医生为"上工"。如宋代《太平圣惠方》中有这样一段记载："夫食能排邪而安脏腑，清神爽志以资气血，若能用食平疴，适情遣疾者，可谓上工矣。"

食物的治疗作用可以概括为三个方面，即"补""泻""调"。

1. 补益脏腑

人体各种组织、器官和整体的机能低下是导致疾病的重要原因。中医学把这种病理状态称为"正气虚"。其所引起的病证称为"虚证"。根据虚证所反映的症状和病机的不同，还可分为肝虚、心虚、脾虚、肺虚、肾虚，以及气虚、血虚等。主要表现如心悸气短、全身乏力、食欲不振、食入不化、咳嗽虚喘、腰膝酸软等。

中医主张体质虚弱或慢性虚证患者可用血肉有情之品来滋补。如鸡汤可用于虚劳，当归羊肉汤可用于产后血虚，牛乳饮用于病愈后调理，胎盘粉用于补肾强身，猪骨髓用于补脑益智，动物脏器用于滋补相应的脏腑等。

米面果蔬等也有改善人体机能、补益脏腑气血的作用。如粳米可补脾、和胃、清肺；荔枝能甘温补血、益人颜色，身体虚弱、病后津伤者都可用荔枝来滋养调摄；花生能健脾和胃、滋养调气，营养不良、乳汁缺乏者可用以补虚益气；黑芝麻有补血、生津、润肠、乌发的作用；银耳有益气生津等作用，可用于肺脾两虚、津亏阴虚体弱之人。

2. 泻实祛邪

外部致病因素侵袭人体，或内部功能的紊乱和亢进，皆可使人发生疾病。如果病邪较盛，中医称为"邪气实"，其证候则称为"实证"。如果同时又有正气虚弱的表现，则是"虚实错杂"。此时既要针对病情进行全面的调理，又要直接去除病因，即所谓

"祛邪安脏"。如大蒜治痢疾、山楂消食积、鳗鱼治肺痨、薏苡仁祛湿、藕汁治咳血、赤豆治水肿、猪胰治消渴、蜂蜜润燥等。

有些食物有多方面的治疗作用，如鸡蛋除有营养作用外，还可调节脏腑功能，清热解毒等。李时珍说："鸡子黄补阴血，解热毒，治下痢甚验。"

3.调整阴阳

人体的生理机能只有在协调的情况下，才能得以维持，从而处于健康状态，免受病邪的侵袭。中医学把人体内对立统一的双方（包括物质和功能各方面）分为"阴""阳"两大方面，认为阴阳双方的调和是生命活动的基本条件。生活中，饮食得当则可起到维持阴阳调和的作用。另外，对因阴阳失调所致的疾病状态，利用饮食的性味也可进行调节。

根据阴阳失调的不同情况，有用饮食扶阳抑阴、育阴潜阳、阴阳双补等很多方法。如阳虚的人可用温补法，选牛肉、羊肉、狗肉、干姜等甘温、辛热类食品补助阳气；而阴虚的人当用清补法，选百合、淡菜、甲鱼、海参、银耳等甘凉、寒类食品养阴生津。

中医学把人体内阴阳失调所出现的两种性质相反的病变状态，分别用"寒""热"来表示。一般来说，寒证多为阴虚阳衰，即阴邪盛、阳气衰，主要表现为畏寒喜暖、四肢不温、腹病喜按、苔白脉迟等。热证多为阳盛阴衰，即阳邪盛、阴邪衰，主要表现为发热口渴、面红耳赤、腹痛拒按、苔黄脉数等。根据中医"寒则热之，热则寒之"的治疗原则，食品的寒、热、温、凉四种特性，可以相互调整人体的寒热状态，从而治疗疾病。

偏热的体质或热性疾病，可选用性质属寒的食品。瓜果、蔬菜中性寒者偏多，如梨汁、藕汁、橘汁等，可用于清热、止渴、生津；西瓜、茶水等，可清热、利尿；萝卜、甘草可治外感喉痛；芫荽、荆芥能清热、解表；赤小豆、白扁豆可清热除湿等。

偏寒的体质或寒性疾病，可选用性质属热的食品。调味品性热者偏多，如胡荽面、姜糖汤可温中发汗；辣椒、生姜能通阳健胃；胡椒、茴香可治胃寒痛；小茴香和石榴皮煎服可用于治疗痢疾；葱白和生姜煎服可用于治疗风寒外感；大茴香炒焦研末，红糖调和，用黄酒冲服，可用于治疗疝气疼痛。

历代中医本草文献所载具有治疗作用的食物归纳如下：

（1）散风寒类（用于风寒感冒病症）

生姜、葱、芥菜、芫荽。

（2）散风热类（用于风热感冒病症）

茶叶、豆豉、杨桃。

（3）清热泻火类（用于内火病症）

茭白、蕨菜、苦菜、苦瓜、松花蛋、百合、西瓜。

（4）清热生津类（用于燥热伤津病症）

甘蔗、番茄、柑、柠檬、甜瓜、甜橙、荸荠、苹果。

（5）清热燥湿类（用于湿热病症）

香椿、荞麦。

（6）清热凉血类（用于血热病症）

藕、茄子、黑木耳、蕹菜、向日葵子、食盐、芹菜、丝瓜。

（7）清热解毒类（用于热毒病症）

绿豆、赤小豆、豌豆、苦瓜、马齿苋、蓟菜、南瓜、君达菜、酱。

（8）清热利咽类（用于内热咽喉肿痛病症）

橄榄、罗汉果、荸荠、鸡蛋白。

（9）清热解暑类（用于暑热病症）

西瓜、绿豆、赤小豆、绿茶、椰汁。

（10）清化热痰类（用于热痰病症）

白萝卜、冬瓜子、荸荠、紫菜、海蜇、海藻、海带、鹿角菜。

（11）温化寒痰类（用于寒痰病症）

洋葱、杏子、芥子、生姜、佛手、香橼、桂花、橘皮。

（12）止咳平喘类（用于咳嗽喘息病症）

百合、梨、枇杷、落花生、杏仁、白果、乌梅、小白菜。

（13）健脾和胃类（用于脾胃不和病症）

南瓜、包心菜、芋头、猪肚、牛奶、杧果、柚、木瓜、栗子、大枣、粳米、糯米、扁豆、玉米、无花果、胡萝卜、山药、白鸭肉、醋、芫荽。

（14）健脾化湿类（用于湿阻脾胃病症）

薏苡仁、蚕豆、香椿、大头菜。

（15）驱虫类（用于虫积病症）

榧子、大蒜、南瓜子、椰子肉、石榴、醋、榛子、乌梅。

（16）消导类（用于食积病症）

萝卜、山楂、茶叶、神曲、麦芽、鸡内金、薄荷叶。

（17）温里类（用于里寒病症）

辣椒、胡椒、花椒、八角茴香、小茴香、丁香、干姜、蒜、葱、韭菜、刀豆、桂花、羊肉、鸡肉。

（18）祛风湿类（用于风湿病症）

樱桃、木瓜、五加皮、薏苡仁、鹌鹑、黄鳝、鸡血。

（19）利尿类（用于小便不利、水肿病症）

玉米、赤小豆、黑豆、西瓜、冬瓜、葫芦、白菜、白鸭肉、鲤鱼、鲫鱼。

（20）通便类（用于便秘病症）

菠菜、竹笋、番茄、香蕉、蜂蜜。

（21）安神类（用于神经衰弱、失眠病症）

莲子、百合、龙眼肉、酸枣仁、小麦、秫米、蘑菇、猪心、石首鱼。

（22）行气类（用于气滞病症）

香橼、橙子、橘皮、佛手、柑、荞麦、高粱米、刀豆、菠菜、白萝卜、韭菜、茴香菜、大蒜、火腿。

（23）活血类（用于血瘀病症）

桃仁、油菜、慈菇、茄子、山楂、酒、醋、蚯蚓、蚶肉。

（24）止血类（用于出血病症）

黄花菜、栗子、茄子、黑木耳、刺菜、乌梅、香蕉、莴苣、枇杷、藕节、槐花、猪肠。

（25）收涩类（用于滑脱不固病症）

石榴、乌梅、芡实、高粱、林檎、莲子、黄鱼、鲶鱼。

（26）平肝类（用于肝阳上亢病症）

芹菜、绿茶。

（27）补气类（用于气虚病症）

粳米、糯米、小米、黄米、大麦、山药、莜麦、籼米、马铃薯、大枣、胡萝卜、香菇、豆腐、鸡肉、鹅肉、鹌鹑、牛肉、兔肉、狗肉、青鱼、鲢鱼。

（28）补血类（用于血虚病症）

桑椹、荔枝、枸杞子、松子、黑木耳、菠菜、胡萝卜、猪肉、羊肉、牛肝、羊肝、甲鱼、海参、平鱼。

（29）助阳类（用于阳虚病症）

枸杞菜、枸杞子、核桃仁、豇豆、韭菜、丁香、刀豆、羊乳、羊肉、狗肉、鹿肉、鸽蛋、雀肉、鳝鱼、海虾、淡菜。

（30）滋阴类（用于阴虚病症）

银耳、黑木耳、大白菜、梨、葡萄、桑椹、枸杞子、牛奶、鸡蛋黄、甲鱼、乌贼鱼、猪皮。

（五）保健食品的功效成分检测

保健食品具有生理调节功能，是因为它们含有各种各样的生理活性物质，或称功能因子或功效成分。这些功效成分多半是存在于植物中的一些化学物质，有许多是某些中药和某些食物中所共有的，还包括一部分已知营养素。它们除了具有营养作用外，还能起到保健作用，如维生素类、微量元素及膳食纤维等。

功效成分和特征成分检测项目

功效成分	功能	来源
粗多糖类	增强免疫力	人参、党参、黄芪、茯苓、枸杞子、黄精、玉竹、桑椹、北沙参、地黄、石斛、女贞子、灵芝、香菇、当归、牛膝、芦荟、甘草、大枣、猪苓
	辅助降血脂	玉竹、香菇、昆布
	辅助降血糖	人参、黄芪、桑叶、菊苣、南瓜、麦冬、玉竹、大枣、昆布
	抗氧化	刺五加、枸杞子、山药、黄精、地黄、玉竹、桑椹、牛膝、香菇、猪苓、制大黄
	辅助改善记忆	党参
	清咽功能	芦根、沙参、胖大海
	辅助降血压	玉竹、香菇
	缓解疲劳	刺五加、枸杞子、党参、白术、麦冬
	提高缺氧耐受力	龙眼肉、刺五加、枸杞子
	对辐射危害有辅助保护功能	人参、当归、麦冬、刺五加、党参
	改善营养性贫血功能	大枣、地黄、枸杞子、党参、黄芪、桑椹
	对化学性肝损伤有辅助保护功能	茯苓、枸杞子、黄芪、猪苓
	美容作用	芦荟
	促进消化	山药、蜂蜜
	对胃黏膜损伤有辅助保护功能	茯苓、党参、芦荟
皂苷类	增强免疫力	人参、黄芪、西洋参、山药、三七、甘草、桔梗、土茯苓、薤白
	辅助降血脂功能	西洋参、党参、三七、绞股蓝、桔梗、甘草、刺蒺藜、酸枣仁、薤白
	辅助降血糖功能	人参、山药、三七、知母、桔梗
	抗氧化	人参、西洋参、黄芪、山药、三七、绞股蓝、甘草、知母、刺蒺藜

续表

功效成分	功能	来源
皂苷类	清咽功能	桔梗、甘草
	辅助降血压功能	人参、党参、三七、绞股蓝、黄精、远志、刺蒺藜、酸枣仁
	改善睡眠功能	西洋参、刺五加、三七、远志、酸枣仁、麦冬、甘草
	缓解体力疲劳	人参、西洋参、黄芪、黄精、三七
	提高缺氧耐受力	西洋参、党参、麦冬、黄精、酸枣仁
	改善营养性贫血	人参、党参、西洋参、三七
	对化学性肝损伤有辅助保护功能	知母、甘草
	祛斑功能	赤芍
	促进消化功能	桔梗、知母
	对胃黏膜损伤有辅助保护功能	积雪草
其他苷类	增强免疫力	红景天、杜仲、白芍、红花、杏仁、赤芍、丹皮
	辅助降血脂	红花、赤芍
	辅助降血糖功能	玄参、地黄、苍术
	抗氧化	红景天、白芍
	辅助改善记忆	红景天、桃仁
	辅助降血压	杜仲、红花、栀子、玄参、丹皮
	改善睡眠功能	天麻、杜仲、白芍、玄参、赤芍、丹皮、栀子
	缓解疲劳	红景天、杜仲、白芍
	提高缺氧耐受力	红景天、杜仲、白芍、桃仁、红花、赤芍
	对化学性肝损伤有辅助保护功能	红景天、白芍、桃仁、赤芍、地黄、丹皮、栀子
	通便	地黄、栀子
	对胃黏膜损伤有辅助保护功能	白芍、栀子

续表

功效成分	功能	来源
黄酮类	增强免疫力	大豆、葛根、罗布麻、菟丝子、沙苑子、淫羊藿、沙棘、蒲黄、陈皮
	辅助降血脂	大豆、山楂、葛根、蜂胶、罗布麻、银杏叶、白果、沙苑子、骨碎补、蒲黄、槐花
	辅助降血糖	葛根、蜂胶、桑叶
	抗氧化	大豆、银杏叶、白果、罗布麻、淫羊藿、沙棘、菊花、甘草
	辅助改善记忆	葛根
	辅助降血压	葛根、银杏叶、白果、罗布麻、淫羊藿、沙苑子、蜂蜜、蜂花粉、槐米、槐花、菊花、蒲黄
	提高缺氧耐受力	淫羊藿、沙棘、骨碎补
	增加骨密度	骨碎补
	对化学性肝损伤有辅助保护功能	山楂、陈皮、青皮、枳壳、桑白皮、甘草、沙苑子、沙棘、菟丝子
	对胃黏膜损伤有辅助保护功能	陈皮、枳实、枳壳、高良姜、甘草
醌类（蒽醌、苯醌、萘醌、二萜醌）	辅助降血脂	何首乌
	抗氧化	何首乌、制大黄
	缓解视疲劳	决明子
	辅助降血压	决明子
	改善睡眠	何首乌、首乌藤
	减肥	大黄
	对化学性肝损伤有辅助保护功能	何首乌、决明子、制大黄、芦荟
	美容	芦荟
	通便	生何首乌、大黄、决明子、番泻叶、芦荟
	对胃黏膜损伤有辅助保护功能	制大黄

功效成分	功能	来源
茶多酚类	增强机体免疫力、抗氧化、辅助降血脂、辅助降血糖、减肥	乌龙茶、绿茶、苦丁茶等茶叶类
挥发油类	增强机体免疫力	香薷、鱼腥草、玫瑰花
	辅助降血糖	白术
	抗氧化	肉豆蔻
	清咽	陈皮、薄荷、菊花、野菊花
	辅助降血压	肉桂、吴茱萸、香附、白芷、野菊花、花椒
	改善睡眠	当归、肉豆蔻、肉桂、丁香、香附、香薷、紫苏、薄荷、生姜
	提高缺氧耐受力	吴茱萸、高良姜、干姜、苍术
	对化学性肝损伤有辅助保护功能	白术、苍术、吴茱萸、香附、花椒、当归、薄荷
	祛痤疮	白芷
	祛黄褐斑	当归、白芷
	调节肠道菌群功能	肉桂、藿香、佩兰
	促进消化	肉桂、白豆蔻、藿香、砂仁、木香、苍术、姜黄、生姜、花椒
	对胃黏膜损伤有辅助保护功能	白术、肉桂、砂仁、吴茱萸、苍术、薄荷、姜（生姜、干姜）、花椒
木脂素类、香豆素类	增强机体免疫力	五味子
	辅助降血脂	白芷
	辅助降血糖	牛蒡子
	抗氧化	五味子
	辅助降血压	五味子
	改善睡眠	五味子

功效成分	功能	来源
木脂素类、香豆素类	对化学性肝损伤有辅助保护功能	五味子、厚朴
	对胃黏膜损伤有辅助保护功能	五味子、厚朴
不饱和脂肪酸	增强免疫力	深海鱼油、沙棘油
	辅助降血脂	红花籽油、沙棘油、月见草油、亚麻油、紫苏油、棕榈油、γ-亚麻酸、葡萄籽油
	抗氧化	沙棘油
	辅助改善记忆	深海鱼油、紫苏油
	缓解视疲劳	紫苏油、深海鱼油
	对辐射危害有辅助保护功能	沙棘油
	对化学性肝损伤有辅助保护功能	沙棘油
	对胃黏膜损伤有辅助保护功能	沙棘油
蛋白质、氨基酸	增强免疫力	马鹿茸、蛤蚧、蝎子、蚂蚁
	辅助降血糖	麦芽、蛤蚧
	抗氧化	马鹿茸、蛤蚧
	辅助改善记忆	马鹿茸
	辅助降血压	天冬
	提高缺氧耐受力	马鹿茸、鳖甲
	缓解疲劳	马鹿茸、马鹿骨、龟甲、鳖甲
	改善营养性贫血	阿胶、马鹿胎
	祛痤疮	薏苡仁

功效成分	功能	来源
蛋白质、氨基酸	促进消化	麦芽
	对胃黏膜损伤有辅助保护功能	马鹿茸、薏苡仁
膳食纤维	辅助降血糖、辅助降血脂、减肥	蕈类（灵芝、蘑菇等）、魔芋类
有机酸类	增强免疫力	山茱萸、金银花、蚂蚁
	辅助降血脂	山楂、女贞子、丹参、当归、金银花
	辅助降血糖	山茱萸、女贞子、丹参
	抗氧化	山茱萸、蚂蚁、余甘子
	清咽功能	覆盆子、金银花
	提高缺氧耐受力	丹参、当归
	对化学性肝损伤有辅助保护功能	山茱萸、女贞子、金银花、丹参、蒲公英、蚂蚁
	祛痤疮	丹参
	促进消化	山楂
	对胃黏膜损伤有辅助保护功能	丹参、蒲公英
色素类	抗氧化、辅助降血脂	姜黄、葡萄籽及其提取物
	缓解视疲劳	越橘
	辅助降血压	葡萄籽及其提取物、红花
	缓解疲劳、提高缺氧耐受力	红花
	对胃黏膜损伤有辅助保护功能	姜黄

续表

功效成分	功能	来源
生物碱	清咽	贝母
	改善睡眠	贝母
	辅助降血压	贝母、川芎、益母草
	促进消化	石斛
原花青素	抗氧化、辅助降血脂、辅助降血压	葡萄籽及其提取物
洛伐他丁红曲素K	辅助降血脂	红曲及其提取物
钙	增强免疫力、增加骨密度	珍珠、石决明、牡蛎
	对化学性肝损伤有辅助保护功能	石决明
	祛斑功能	珍珠
铁	改善营养性贫血	硫酸亚铁、乳酸亚铁、富马酸亚铁、柠檬酸铁、铁蛋白

附1：既是食品又是药品的品种名单（按笔画顺序排列）

丁香、八角茴香、刀豆、小茴香、小蓟、山药、山楂、马齿苋、乌梢蛇、乌梅、木瓜、火麻仁、代代花、玉竹、甘草、白芷、白果、白扁豆、白扁豆花、龙眼肉（桂圆）、决明子、百合、肉豆蔻、肉桂、余甘子、佛手、杏仁（甜、苦）、沙棘、牡蛎、芡实、花椒、赤小豆、阿胶、鸡内金、麦芽、昆布、枣（大枣、酸枣、黑枣）、罗汉果、郁李仁、金银花、青果、鱼腥草、姜（生姜、干姜）、枳椇子、枸杞子、栀子、砂仁、胖大海、茯苓、香橼、桃仁、桑叶、桑椹、橘红、桔梗、益智仁、荷叶、莱菔子、莲子、高良姜、淡竹叶、淡豆豉、菊花、菊苣、黄芥子、黄精、紫苏、紫苏子、葛根、黑芝麻、黑胡椒、槐米、蒲公英、蜂蜜、榧子、酸枣仁、鲜白茅根、鲜芦根、蝮蛇、橘皮、薄荷、薏苡仁、薤白、覆盆子、藿香。

新增品种：人参、山金银花、芫荽、玫瑰花、松花粉、粉葛、布渣叶、夏枯草、当归、山柰、西红花、草果、姜黄、荜茇。

附2：可用于保健食品的物品名单（按笔画顺序排列）

人参、人参叶、人参果、三七、土茯苓、大蓟、女贞子、山茱萸、川牛膝、川贝母、川芎、马鹿胎、马鹿茸、马鹿骨、丹参、五加皮、五味子、升麻、天门冬、天麻、太子参、巴戟天、木香、木贼、牛蒡子、牛蒡根、车前子、车前草、北沙参、平贝母、玄参、生地黄、生何首乌、白及、白术、白芍、白豆蔻、石决明、石斛（需提供可使用证明）、地骨皮、当归、竹茹、红花、红景天、西洋参、吴茱萸、怀牛膝、杜仲、杜仲叶、沙苑子、牡丹皮、芦荟、苍术、补骨脂、诃子、赤芍、远志、麦门冬、龟甲、佩兰、侧柏叶、制大黄、制何首乌、刺五加、刺玫果、泽兰、泽泻、玫瑰花、玫瑰茄、知母、罗布麻、苦丁茶、金荞麦、金樱子、青皮、厚朴、厚朴花、姜黄、枳壳、枳实、柏子仁、珍珠、绞股蓝、胡芦巴、茜草、荜茇、韭菜子、首乌藤、香附、骨碎补、党参、桑白皮、桑枝、浙贝母、益母草、积雪草、淫羊藿、菟丝子、野菊花、银杏叶、黄芪、湖北贝母、番泻叶、蛤蚧、越橘、槐实、蒲黄、蒺藜、蜂胶、酸角、墨旱莲、熟大黄、熟地黄、鳖甲。

附3：保健食品禁用物品名单（按笔画顺序排列）

八角莲、八里麻、千金子、土青木香、山莨菪、川乌、广防己、马桑叶、马钱子、六角莲、天仙子、巴豆、水银、长春花、甘遂、生天南星、生半夏、生白附子、生狼毒、白降丹、石蒜、关木通、农吉痢、夹竹桃、朱砂、米壳（罂粟壳）、红升丹、红豆杉、红茴香、红粉、羊角拗、羊踯躅、丽江山慈菇、京大戟、昆明山海棠、河豚、闹羊花、青娘虫、鱼藤、洋地黄、洋金花、牵牛子、砒石（白砒、红砒、砒霜）、草乌、香加皮（杠柳皮）、骆驼蓬、鬼臼、莽草、铁棒槌、铃兰、雪上一枝蒿、黄花夹竹桃、斑蝥、硫黄、雄黄、雷公藤、颠茄、藜芦、蟾酥。

附4：作为普通食品管理的食品新资源名单

油菜花粉、玉米花粉、松花粉、向日葵花粉、紫云英花粉、荞麦花粉、芝麻花粉、高粱花粉、魔芋、钝顶螺旋藻、极大螺旋藻、刺梨、玫瑰茄、蚕蛹。

附5：保健食品原料管理的其他通知

1.申报保健食品中涉及的物品（或原料）是我国新研制、新发现、新引进的无食用习惯或仅在个别地区有食用习惯的，按照《新资源食品卫生管理办法》的有关规定执行。

2.申报保健食品中涉及食品添加剂的，按照《食品添加剂卫生管理办法》的有关规定执行。

3.申报保健食品中涉及以野生动植物及其产品为原料的，按照《卫生部关于限制以野生动植物及其产品为原料生产保健食品的通知》(卫法监发〔2001〕160号)，提交相关资料，例如通知规定配方中使用鹿茸者，原料应选择马鹿茸，并出具养殖证明。

中 篇

药食同源的药物与食物简介

⋯✻ 第三章　药食同源品种介绍 ✻⋯

丁香、八角茴香、刀豆、小茴香、小蓟、山药、山楂、马齿苋、乌梢蛇、乌梅、木瓜、火麻仁、代代花、玉竹、甘草、白芷、白果、白扁豆、白扁豆花、龙眼肉（桂圆）、决明子、百合、肉豆蔻、肉桂、余甘子、佛手、杏仁（甜、苦）、沙棘、牡蛎、芡实、花椒、赤小豆、阿胶、鸡内金、麦芽、昆布、枣（大枣、酸枣、黑枣）、罗汉果、郁李仁、金银花、青果、鱼腥草、姜（生姜、干姜）、枳椇子、枸杞子、栀子、砂仁、胖大海、茯苓、香橼、桃仁、桑叶、桑椹、橘红、桔梗、益智仁、荷叶、莱菔子、莲子、高良姜、淡竹叶、淡豆豉、菊花、菊苣、黄芥子、黄精、紫苏、紫苏子、葛根、黑芝麻、黑胡椒、槐米、蒲公英、蜂蜜、榧子、酸枣仁、鲜白茅根、鲜芦根、蝮蛇、橘皮、薄荷、薏苡仁、薤白、覆盆子、藿香、人参、山金银花、芫荽、玫瑰花、松花粉、粉葛、布渣叶、夏枯草、当归、山奈、西红花、草果、姜黄、荜茇。

第一节　解表药食

桑　叶
《神农本草经》

本品为桑科植物桑 *Morus alba* L. 的干燥叶。我国各地大都有野生或栽培。初霜后采收，除去杂质，晒干。生用或蜜炙用。

【性能】甘、苦，寒。归肺、肝经。

【功效】疏散风热，清肺润燥，平抑肝阳，清肝明目。

【应用】

1. 风热感冒，温病初起。本品甘寒质轻，轻清疏散，虽疏散风热作用较为缓和，但又能清肺热、润肺燥，故常用于治疗风热感冒，或温病初起，温热犯肺，发热、咽痒、咳嗽等症，常与菊花相须为用，并配伍连翘、薄荷、桔梗等药，如桑菊饮（《温病条辨》）。

2.肺热、燥热咳嗽。本品苦寒清泻肺热，甘寒凉润肺燥，故可用于治疗肺热或燥热伤肺，咳嗽痰少，色黄而黏稠，或干咳少痰，咽痒等症。轻者可配杏仁、沙参、贝母等同用，如桑杏汤（《温病条辨》）；重者可配生石膏、麦冬、阿胶等同用，如清燥救肺汤（《医门法律》）。

3.肝阳上亢。本品苦寒，兼入肝经，有平降肝阳之效，故可用治肝阳上亢之头痛眩晕、头重脚轻、烦躁易怒，常与菊花、石决明、白芍等平抑肝阳药同用。

4.目赤昏花。本品既能疏散风热，又苦寒入肝，能清泻肝热，且甘润益阴以明目，故常用治风热上攻、肝火上炎所致的目赤、涩痛、多泪，可配伍菊花、蝉蜕、夏枯草、决明子等疏散风热、清肝明目之品。若肝肾精血不足，目失所养，眼目昏花，视物不清，常配伍滋补精血之黑芝麻，如扶桑至宝丹（《寿世保元》）。若肝热引起的头昏、头痛，可与菊花、石决明、夏枯草等清肝药同用。

此外，本品尚能凉血止血，还可用治血热妄行之咳血、吐血、衄血，宜与其他凉血止血药同用。

【用法用量】煎服，5～9g；或入丸、散。外用煎水洗眼。桑叶蜜制能增强润肺止咳的作用，故肺燥咳嗽多用蜜制桑叶。

【古籍摘要】

《神农本草经》：“除寒热，出汗。”

《本草纲目》：“治劳热咳嗽，明目，长发。”

《本草从新》：“滋燥，凉血，止血。”

【现代研究】

化学成分：本品含脱皮固酮、芸香苷、桑苷、槲皮素、异槲皮素、东莨菪素、东莨菪苷等。

药理作用：鲜桑叶煎剂体外试验对金黄色葡萄球菌、乙型溶血性链球菌等多种致病菌有抑制作用，煎剂有抑制钩端螺旋体的作用，对多种原因引起的动物高血糖症均有降糖作用，所含脱皮固酮能促进葡萄糖转化为糖原，但不影响正常动物的血糖水平，脱皮激素还能降低血脂水平。对人体能促进蛋白质合成，排除体内胆固醇，降低血脂。

临床研究：桑叶可治疗肺脓肿、乳糜尿、褐色斑、红斑类皮肤病、水肿、下肢象皮肿、脑萎缩、喉源性咳嗽、螫伤、化脓性中耳炎等病。

菊 花
《神农本草经》

本品为菊科植物菊 *Chrysanthemu mmorifolium* Ramat. 的干燥头状花序。主产于浙江、安徽、河南等省，四川、河北、山东等省亦产。多栽培。9～11月花盛开时分批采收，阴干或焙干，或熏、蒸后晒干。生用。药材按产地和加工方法的不同，分为

"亳菊""滁菊""贡菊""杭菊"等，以亳菊和滁菊品质最优。由于花的颜色不同，又有黄菊花和白菊花之分。

【性能】辛、甘、苦，微寒。归肺、肝经。

【功效】疏散风热，平抑肝阳，清肝明目，清热解毒。

【应用】

1. 风热感冒，温病初起。本品味辛疏散，体轻达表，气清上浮，微寒清热，功能疏散肺经风热，但发散表邪之力不强。常用治风热感冒，或温病初起，温邪犯肺，发热、头痛、咳嗽等症，每与性能功用相似的桑叶相须为用，并常配伍连翘、薄荷、桔梗等，如桑菊饮（《温病条辨》）。

2. 肝阳上亢。本品性寒，入肝经，能清肝热、平肝阳，常用治肝阳上亢之头痛眩晕，每与石决明、珍珠母、白芍等平肝潜阳药同用。若肝火上攻而致眩晕、头痛，以及肝经热盛、热极动风者，可与羚羊角、钩藤、桑叶等清肝热、息肝风药同用，如羚角钩藤汤（《通俗伤寒论》）。

3. 目赤昏花。本品辛散苦泄，微寒清热，入肝经，既能疏散肝经风热，又能清泻肝热以明目，故可用治肝经风热或肝火上攻所致的目赤肿痛，治疗前者常与蝉蜕、木贼、白僵蚕等疏散风热明目药配伍，治疗后者可与石决明、决明子、夏枯草等清肝明目药同用。若肝肾精血不足，目失所养，眼目昏花，视物不清，又常配伍枸杞子、熟地黄、山茱萸等滋补肝肾、益阴明目药，如杞菊地黄丸（《医级》）。

4. 疮痈肿毒。本品味苦、性微寒，能清热解毒，可用治疮痈肿毒，常与金银花、生甘草同用，如甘菊汤（《揣摩有得集》）。因其清热解毒、消散痈肿之力不及野菊花，故临床较野菊花少用。

【用法用量】煎服，5～9g。疏散风热宜用黄菊花，平肝、清肝明目宜用白菊花。

【鉴别用药】桑叶与菊花皆能疏散风热，平抑肝阳，清肝明目，可用治风热感冒或温病初起，发热、微恶风寒、头痛；肝阳上亢之头痛眩晕；风热上攻或肝火上炎所致的目赤肿痛，以及肝肾精血不足之目暗昏花等症。但桑叶疏散风热之力较强，又能清肺润燥，凉血止血。菊花平肝、清肝明目之力较强，又能清热解毒。

【古籍摘要】

《神农本草经》："主诸风头眩、肿痛、目欲脱、泪出、皮肤死肌、恶风湿痹，利血气。"

《用药心法》："去翳膜，明目。"

《本草纲目拾遗》："专入阳分。治诸风头眩，解酒毒疔肿。""黄茶菊，明目祛风，搜肝气，治头晕目眩，益血润容，入血分；白茶菊，通肺气，止咳逆，清三焦郁火，疗肌热，入气分。"

【现代研究】

化学成分：本品含挥发油，油中为龙脑、樟脑、菊油环酮等，此外，尚含有菊苷、腺嘌呤、胆碱、黄酮、水苏碱、微量维生素 A、维生素 B_1、维生素 E、氨基酸及刺槐素等。

药理作用：菊花水浸剂或煎剂，对金黄色葡萄球菌、多种致病性杆菌及皮肤真菌均有一定的抗菌作用。本品对流感病毒 PR_3 和钩端螺旋体也有抑制作用。菊花制剂有扩张冠状动脉、增加冠脉血流量、提高心肌耗氧量的作用，并具有降压、缩短凝血时间、解热、抗炎、镇静作用。

临床研究：菊花可治疗慢性咽炎、新生儿黄疸、炎性外痔、冠心病心绞痛、脑梗死、慢性肾功能衰竭、溃疡性结肠炎、慢性肝炎、神经官能症、高脂血症、顽固性荨麻疹、扁平疣、三叉神经痛等病。

葛　根
《神农本草经》

本品为豆科植物野葛 *Pueraria lobata*（Willd.）Ohwi 或甘葛藤 *Pueraria thomsonii* Benth. 的干燥根。野葛主产于湖南、河南、广东、浙江、四川等省；甘葛藤多为栽培，主产于广西、广东等省，四川、云南地区亦产。秋、冬两季采挖，野葛多趁鲜切成厚片或小块，干燥；甘葛藤习称"粉葛"，多除去外皮，用硫黄熏后，稍干，截段或再纵切两半，干燥。生用，或煨用。

【性能】甘、辛，凉。归脾、胃经。

【功效】解肌退热，透疹，生津止渴，升阳止泻。

【应用】

1. 表证发热，项背强痛。本品甘辛性凉，轻扬升散，具有发汗解表、解肌退热之功。外感表证发热，无论风寒与风热，均可选用本品。治疗风热感冒、发热、头痛等症，可与薄荷、菊花、蔓荆子等辛凉解表药同用。若风寒感冒，邪郁化热，发热重，恶寒轻，头痛无汗，目疼鼻干，口微渴，苔薄黄等症，常配伍柴胡、黄芩、白芷、羌活等药，如柴葛解肌汤（《伤寒六书》）。本品既能辛散发表以退热，又长于缓解外邪郁阻、经气不利、筋脉失养所致的颈背强痛，故风寒感冒、表实无汗、恶寒、项背强痛者，常与麻黄、桂枝等同用，如葛根汤（《伤寒论》）；若表虚汗出、恶风、项背强痛者，常与枝枝、白芍等配伍，如桂枝加葛根汤（《伤寒论》）。

2. 麻疹不透。本品味辛性凉，有发表散邪、解肌退热、透发麻疹之功，故可用治麻疹初起，表邪外束，疹出不畅，常与升麻、芍药、甘草等同用，如升麻葛根汤（《阎氏小儿方论》）。若麻疹初起，已现麻疹，但疹出不畅，见发热咳嗽，或乍冷乍热者，可配伍牛蒡子、荆芥、蝉蜕、前胡等药，如葛根解肌汤（《麻科活人全书》）。

3. 热病口渴，消渴证。本品甘凉，于清热之中，又能鼓舞脾胃清阳之气上升，而有生津止渴之功。用治热病津伤口渴，常与芦根、天花粉、知母等同用。治疗消渴证属阴津不足者，可与天花粉、鲜地黄、麦门冬等清热养阴生津药配伍，如天花散（《仁斋直指方》）；若内热消渴，口渴多饮，体瘦乏力，气阴不足者，多配伍乌梅、天花粉、麦冬、党参、黄芪等药，如玉泉丸（《沈氏尊生书》）。

4.热泻热痢，脾虚泄泻。本品味辛升发，能升发清阳，鼓舞脾胃清阳之气上升而奏止泻痢之效，故可用治表证未解，邪热入里，身热，下利臭秽，肛门有灼热感，苔黄脉数，或湿热泻痢，热重于湿者，常与黄芩、黄连、甘草同用，如葛根芩连汤（《伤寒论》）。若脾虚泄泻，常配伍人参、白术、木香等药，如七味白术散（《小儿药证直诀》）。

此外，葛根能直接扩张血管，使外周阻力下降而有明显的降压作用，能较好缓解高血压病人的"项紧"症状，故临床常用治高血压病颈项强痛。

【用法用量】煎服，9～15g。解肌退热、透疹、生津宜生用，升阳止泻宜煨用。

【鉴别用药】柴胡、升麻、葛根三者皆能发表、升阳，均可用治风热感冒、发热、头痛，以及清阳不升等症。其中，柴胡、升麻两者均能升阳举陷，用治气虚下陷、食少便溏、久泻脱肛、胃下垂、肾下垂、子宫脱垂等脏器脱垂；升麻、葛根两者又能透疹，常用治麻疹初起、透发不畅。但柴胡主升肝胆之气，长于疏散少阳半表半里之邪，退热，疏肝解郁，为治疗少阳证的要药。又常用于治疗伤寒邪在少阳，寒热往来、胸胁苦满、口苦咽干、目眩；感冒发热；肝郁气滞之胸胁胀痛、月经不调、痛经等症。升麻主升脾胃清阳之气，其升提（升阳举陷）之力较柴胡为强，并善于清热解毒，又常用于多种热毒病证。葛根主升脾胃清阳之气而达到生津止渴、止泻之功，常用于热病烦渴，阴虚消渴；热泻热痢，脾虚泄泻。同时，葛根解肌退热，用治外感表证之发热恶寒、头痛无汗、项背强痛，无论是风寒表证还是风热表证，均可使用。

【古籍摘要】

《神农本草经》："主消渴，身大热，呕吐，诸痹，起阴气，解诸毒。"

《名医别录》："疗伤寒中风头痛，解肌发表，出汗，开腠理，疗金疮，止痛，胁风痛。""生根汁，疗消渴，伤寒壮热。"

《药性论》："治天行上气，呕逆，开胃下食，主解酒毒，止烦渴。熬屑治金疮，治时疾解热。"

【现代研究】

化学成分：本品主要含黄酮类物质，如大豆苷、大豆苷元、葛根素等，还有大豆素-4,7-二葡萄糖苷、葛根素-7-木糖苷、葛根醇、葛根藤素及异黄酮苷和淀粉。

药理作用：葛根煎剂、醇浸剂、总黄酮、大豆苷、葛根素均能对抗垂体后叶素引起的急性心肌缺血。葛根总黄酮能扩张冠脉血管和脑血管，增加冠脉血流量和脑血流量，降低心肌耗氧量，增加氧供应。葛根能直接扩张血管，使外周阻力下降而有明显的降压作用，能较好地缓解高血压病人的"项紧"症状。葛根素能改善微循环，提高局部微血流量，抑制血小板凝集。葛根有广泛的β-受体阻滞作用，对小鼠离体肠管有明显的解痉作用，能对抗乙酰胆碱所致的肠管痉挛。葛根还具有明显的解热作用，并有轻微降血糖作用。

临床研究：葛根可治疗病毒性心肌炎所致的心律失常、脑梗死、耳聋、耳病性眩晕、急性乙醇中毒、血管神经性头痛、颈椎病、肩周炎、痛风性关节炎、急性风湿热、中暑、抽动 – 秽语综合征、痛经、变态反应性疾病、迟发性运动障碍、β 受体功能亢进症、内痔、慢性鼻窦炎等病。

淡豆豉
《名医别录》

本品为豆科植物大豆 *Glycine max*（L.）Merr. 的成熟种子发酵加工品。全国各地均产。晒干，生用。

【性能】苦、辛，凉。归肺、胃经。

【功效】解表除烦，宣发郁热。

1. 外感表证。本品辛散轻浮，能疏散表邪，且发汗解表之力颇为平稳，无论风寒、风热表证，皆可配伍使用。用治风热感冒，或温病初起，发热、微恶风寒、头痛口渴、咽痛等症，常与金银花、连翘、薄荷、牛蒡子等药同用，如银翘散（《温病条辨》）；若风寒感冒初起，恶寒发热、无汗、头痛、鼻塞等症，常配葱白，如葱豉汤（《肘后备急方》）。

2. 热病烦闷。本品辛散苦泄性凉，既能透散外邪，又能宣散邪热、除烦，常与清热泻火除烦的栀子同用，治疗外感热病，邪热内郁胸中，心中懊恼，烦热不眠，如栀子豉汤（《伤寒论》）。

【用法用量】煎服，6～12g。

【古籍摘要】

《名医别录》："主伤寒头痛，寒热，瘴气恶毒，烦躁满闷，虚劳喘急，两脚疼冷。"

《珍珠囊》："去心中懊恼，伤寒头痛，烦躁。"

《本草纲目》："下气，调中。治伤寒温毒发斑，呕逆。"

【现代研究】

化学成分：本品含脂肪、蛋白质和酶类等成分。

药理作用：淡豆豉有微弱的发汗作用，并有健胃、助消化作用。

临床研究：淡豆豉可治疗流行性感冒高热、癌性发热、小儿泄泻。

附药：大豆黄卷

本品系采用大豆浸水湿润发芽，晒干而成。味甘、淡，性平。归脾、胃经。功效：解表祛暑，清热利湿。适用于暑湿、湿温初起，湿热内蕴所致的发热汗少、恶寒身重、胸闷苔腻等症。用量 10 ～ 15g。

紫 苏
《名医别录》

本品为唇形科植物紫苏 *Perilla frutescens*（L.）Britt. 的茎、叶，其叶称紫苏叶，其茎称紫苏梗。我国南、北均产。夏、秋季采收。除去杂质，晒干，生用。

【性能】辛，温。归肺、脾经。

【功效】解表散寒，行气宽中。

【应用】

1. 风寒感冒。本品辛散性温，发汗解表散寒之力较为缓和，轻症可以单用，重症须与其他发散风寒药合用。因其外能解表散寒，内能行气宽中，且略兼化痰止咳之功，故风寒表证而兼气滞，胸脘满闷，恶心呕逆，或咳喘痰多者，较为适宜。治疗气滞者，常配伍香附、陈皮等药，如香苏散（《太平惠民和剂局方》）。治疗咳喘痰多者，每与杏仁、桔梗等药同用，如杏苏散（《温病条辨》）。

2. 脾胃气滞，胸闷呕吐。本品味辛能行，能行气以宽中除胀，和胃止呕，兼有理气安胎之功，可用治中焦气机郁滞之胸脘胀满、恶心呕吐。偏寒者，常与砂仁、丁香等温中止呕药同用；偏热者，常与黄连、芦根等清胃止呕药同用；若胎气上逆，胸闷呕吐，胎动不安者，常与砂仁、陈皮等理气安胎药配伍；用治七情郁结，痰凝气滞之梅核气证，常与半夏、厚朴、茯苓等同用，如半夏厚朴汤（《金匮要略》）。

此外，紫苏能解鱼蟹毒，对于进食鱼蟹中毒而致腹痛吐泻者，能和中解毒。可单用本品煎汤服，或配伍生姜、陈皮、藿香等药。

【用法用量】煎服，5 ～ 9g，不宜久煎。

【古籍摘要】

《名医别录》：“主下气，除寒中。”

《滇南本草》：“发汗，解伤风头痛，消痰，定吼喘。”

《本草纲目》：“行气宽中，消痰利肺，和血，温中，止痛，定喘，安胎。”

【现代研究】

化学成分：本品含挥发油，其中主要为紫苏醛、左旋柠檬烯及少量 α - 蒎烯等。

药理作用：紫苏叶煎剂有缓和的解热作用；促进消化液分泌，增进胃肠蠕动；减少支气管分泌，缓解支气管痉挛。本品水煎剂对大肠杆菌、痢疾杆菌、葡萄球菌均有抑制作用。紫苏能缩短血凝时间、血浆复钙时间和凝血活酶时间。紫苏油可使血糖上升。

临床研究：紫苏可治疗支气管炎、小儿咳嗽、慢性肾衰、功能性消化不良、胃神经官能症、慢性胆囊炎、胆道蛔虫症、婴幼儿秋季腹泻、寻常疣等病，此外，还具有整体调节精神神经功能，改善胃肠功能障碍，清除幽门螺杆菌的作用。

生 姜
《名医别录》

本品为姜科植物姜 *Zingiber officinale* Rosc. 的新鲜根茎。各地均产。秋、冬两季采挖，除去须根及泥沙，切片，生用。

【性能】辛，温。归肺、脾、胃经。

【功效】解表散寒，温中止呕，温肺止咳。

【应用】

1. 风寒感冒。本品辛散温通，能发汗解表，祛风散寒，但作用较弱，故适用于风寒感冒轻症，可单煎或配红糖、葱白煎服。本品多作为辅助之品，与桂枝、羌活等辛温解表药同用，以增强发汗解表之力。

2. 脾胃寒证。本品辛散温通，能温中散寒，对寒犯中焦或脾胃虚寒之胃脘冷痛、食少、呕吐者，可收祛寒开胃、止痛止呕之效，宜与高良姜、胡椒等温里药同用。若脾胃气虚者，宜与人参、白术等补脾益气药同用。

3. 胃寒呕吐。本品辛散温通，能温胃散寒，和中降逆，其止呕功良，素有"呕家圣药"之称，随症配伍可治疗多种呕吐。因其本为温胃之品，故对胃寒呕吐者最为适合，可配伍高良姜、白豆蔻等温胃止呕药。若痰饮呕吐者，常配伍半夏，即小半夏汤（《金匮要略》）；若胃热呕吐者，可配黄连、竹茹、枇杷叶等清胃止呕药。某些止呕药用姜汁制过，能增强止呕作用，如姜半夏、姜竹茹等。

4. 肺寒咳嗽。本品辛温发散，能温肺散寒、化痰止咳，对于肺寒咳嗽，不论有无外感风寒，或痰多痰少，皆可选用。治疗风寒客肺，痰多咳嗽，恶寒头痛者，每与麻黄、杏仁同用，如三拗汤（《太平惠民和剂局方》）。外无表邪而痰多者，常与陈皮、半夏等药同用，如二陈汤（《太平惠民和剂局方》）。

此外，生姜对生半夏、生南星等药物之毒，以及鱼蟹等食物中毒，均有一定的解毒作用。

【用法用量】煎服，3～9g，或捣汁服。

【使用注意】本品助火伤阴，故热盛及阴虚内热者忌服。

【古籍摘要】

《名医别录》："主伤寒头痛鼻塞，咳逆上气。"

《药性论》："主痰水气满，下气；生与干并治嗽，疗时疾，止呕吐不下食。"

《医学启源》："温中祛湿。制厚朴、半夏毒。"

【现代研究】

化学成分：本品含挥发油，油中主要为姜醇、α-姜烯、β-水芹烯、柠檬醛、芳香醇、甲基庚烯酮、壬醛、α-龙脑等，尚含辣味成分姜辣素。

药理作用：生姜能促进消化液分泌，保护胃黏膜，具有抗溃疡、保肝、利胆、抗炎、解热、抗菌、镇痛、镇吐作用。其醇提物能兴奋血管运动中枢、呼吸中枢、心脏。正常人咀嚼生姜，可升高血压。生姜水浸液对伤寒杆菌、霍乱弧菌、堇色毛癣菌、阴道滴虫均有不同程度的抑杀作用，并有防止血吸虫卵孵化及杀灭血吸虫的作用。

临床研究：生姜可治疗小儿遗尿、水火烫伤、臀部注射后硬结、肩手综合征、急性细菌性痢疾、蛔虫病、面瘫、牙痛、关节炎、脂溢性皮炎、白癜风、腰麻和硬膜外麻醉术后尿潴留、损伤性腹胀等病，还可预防晕车。

附药：生姜皮、生姜汁

生姜皮：为生姜根茎切下的外表皮。性味辛、凉。功能和脾行水消肿，主要用于水肿，小便不利。煎服，3～10g。

生姜汁：用生姜捣汁入药。功同生姜，但偏于开痰止呕，便于临床应急服用。如遇天南星、半夏中毒的喉舌麻木肿痛，或呕逆不止、难以下食者，可取汁冲服，易于入喉；也可配竹沥，冲服或鼻饲给药，治中风猝然昏厥。用量3～10滴，冲服。

薄 荷
《新修本草》

本品为唇形科植物薄荷 *Mentha haplocalyx* Briq. 的干燥地上部分。主产于江苏的太仓以及浙江、湖南等省。夏、秋两季茎叶茂盛或花开至三轮时，选晴天，分次采割，晒干或阴干。切段，生用。

【**性能**】辛，凉。归肺、肝经。

【**功效**】疏散风热，清利头目，利咽透疹，疏肝行气。

【**应用**】

1. 风热感冒，温病初起。本品辛以发散，凉以清热，清轻凉散，其辛散之性较强，是辛凉解表药中最能宣散表邪，且有一定发汗作用之药，为疏散风热常用之品，故常用于风热感冒和温病卫分证。用治风热感冒或温病初起，邪在卫分，发热、微恶风寒、头痛等症，常与金银花、连翘、牛蒡子、荆芥等配伍，如银翘散（《温病条辨》）。

2. 头痛眩晕，目赤多泪，咽喉肿痛。本品轻扬升浮，芳香通窍，功善疏散上焦风热，清头目、利咽喉。用治风热上攻，头痛眩晕，宜与川芎、石膏、白芷等祛风、清热、止痛药配伍，如上清散（《丹溪心法》）。治疗风热上攻之目赤多泪，可与桑叶、菊花、蔓荆子等同用。用治风热壅盛，咽喉肿痛，常配伍桔梗、生甘草、僵蚕，如六味汤（《喉科秘旨》）。

3. 麻疹不透，风疹瘙痒。本品质轻宣散，有疏散风热、宣毒透疹、祛风止痒之功，用治风热束表，麻疹不透，常配伍蝉蜕、牛蒡子、柽柳等药，如竹叶柳蒡汤（《先醒斋医学广笔记》）。治疗风疹瘙痒，可与荆芥、防风、僵蚕等祛风止痒药同用。

4.肝郁气滞，胸闷胁痛。本品兼入肝经，能疏肝行气，常配伍柴胡、白芍、当归等疏肝理气调经之品，治疗肝郁气滞，胸胁胀痛，月经不调，如逍遥散（《太平惠民和剂局方》）。

此外，本品芳香辟秽，兼能化湿和中，还可用治夏令感受暑湿秽浊之气，脘腹胀痛，呕吐泄泻，常与香薷、厚朴、金银花等同用，如薄荷汤（《痧胀玉衡》）。

【用法用量】煎服，3～6g；宜后下。薄荷叶长于发汗解表，薄荷梗偏于行气和中。

【使用注意】本品芳香辛散，发汗耗气，故体虚多汗者不宜使用。

【古籍摘要】

《新修本草》："主贼风伤寒，发汗。治恶气腹胀满，霍乱，宿食不消，下气。"

《滇南本草》："上清头目诸风，止头痛、眩晕、发热。祛风痰，治伤风咳嗽，脑漏，鼻流臭涕。退虚痨发热。"

《本草纲目》："利咽喉，口齿诸病。治瘰疬，疮疥，风瘙瘾疹。"

【现代研究】

化学成分：本品主含挥发油。油中主要成分为薄荷醇、薄荷酮、异薄荷酮、薄荷脑、薄荷酯类等多种成分。另含异端叶灵、薄荷糖苷及多种游离氨基酸等。

药理作用：薄荷油内服通过兴奋中枢神经系统，使皮肤毛细血管扩张，促进汗腺分泌，增加散热，起到发汗解热的作用。薄荷油能抑制胃肠平滑肌收缩，能对抗乙酰胆碱而呈现解痉作用。薄荷醇等多种成分有明显的利胆作用。薄荷脑有抗刺激作用，可使气管产生新的分泌物，而使稠厚的黏液易于排出，故有祛痰作用，并有良好的止咳作用。体外试验，薄荷煎剂对单纯性疱疹病毒、森林病毒、流行性腮腺炎病毒有抑制作用，对金黄色葡萄球菌、白色葡萄球菌、甲型链球菌、乙型链球菌、卡他球菌、肠炎球菌、福氏痢疾杆菌、炭疽杆菌、白喉杆菌、伤寒杆菌、绿脓杆菌、大肠杆菌等有抑菌作用。

薄荷油外用，能刺激神经末梢的冷感受器而产生冷感，并反射性地造成深部组织血管的变化而起到消炎、止痛、止痒、局部麻醉和抗刺激作用。对癌肿放疗区域皮肤有保护作用。对小白鼠有抗着床和抗早孕作用。

临床研究：薄荷可治疗胃痛、气血两虚、瘀血、口臭、牙痛、急性结膜炎、急性乳腺炎、慢性荨麻疹。

高良姜

《名医别录》

本品为姜科植物高良姜 *Alpinia officinarun* Hance 的干燥根茎。主产于广东、广西、海南等地。夏末秋初采挖生长 4～6 年的根茎，除去地上茎、须根及残留鳞片，洗净，切段，晒干。生用。

【**性能**】辛，热。归脾、胃经。

【**功效**】散寒止痛，温中止呕。

【**应用**】

1. 胃寒冷痛。本品辛散温通，能散寒止痛，为治胃寒脘腹冷痛之常用药，每与炮姜相须为用，如二姜丸（《太平惠民和剂局方》）；治胃寒肝郁，脘腹胀痛，多与香附合用，以疏肝解郁，散寒止痛，如良附丸（《良方集腋》）；治猝然心腹绞痛如剧，两胁支满，烦闷不可忍者，可与厚朴、当归、桂心等同用，如高良姜汤（《备急千金要方》）。

2. 胃寒呕吐。本品性热，能温散寒邪，和胃止呕。治胃寒呕吐，多与半夏、生姜等同用；治虚寒呕吐，常与党参、茯苓、白术等同用。

【**用法用量**】煎服，3～6g。研末服，每次 3g。

【**古籍摘要**】

《名医别录》："主暴冷，胃中冷逆，霍乱腹痛。"

《本草汇言》："高良姜，祛寒湿、温脾胃之药也。若老人脾肾虚寒，泄泻自利，妇人心胃暴痛，因气怒、因寒痰者，此药辛热纯阳，除一切沉寒痼冷，功与桂、附同等。苟非客寒犯胃，胃冷呕逆，及伤生冷饮食，致成霍乱吐泻者，不可轻用。"

【**现代研究**】

化学成分：含挥发油 0.5%～1.5%，油中主要成分为 1,8- 桉叶素、桂皮酸甲酯、丁香油酚、蒎烯、荜澄茄烯及辛辣成分高良姜酚等。尚含黄酮类高良姜素、山奈素、山奈酚、槲皮素、异鼠李素等。

药理作用：本品水提取物具有镇痛抗炎作用，醚提物只有镇痛作用，二者均能抗动物实验性胃溃疡的形成及蓖麻油引起的腹泻，还能延长断头小鼠张口动作持续时间和氰化钾中毒小鼠的存活时间；煎剂灌胃能升高犬胃液总酸排出量，兴奋兔离体肠管运动，对抗因阿托品所致小鼠胃肠抑制后的墨汁推进率；采用体内血栓形成法，给大鼠灌胃高良姜水提物或挥发油均有抗血栓形成的作用；100% 煎液对炭疽杆菌、α 或 β- 溶血性链球菌、白喉及类白喉杆菌、肺炎球菌、金黄色葡萄球菌、白色葡萄球菌等革兰阳性嗜气菌皆有抗菌作用。

临床研究：高良姜可治疗胃痛、复发性口腔溃疡、虫牙、风火牙痛、心绞痛等。

白　芷
《神农本草经》

本品为伞形科植物白芷 *Angelica dahurica*（Fisch. exHoffm.） Benth. et Hook. f. 或杭白芷 *Angelica dahuriea*（Fisch. ex Hoffm.）Benth. et Hook. f. var. formosana（Boiss.）Shan et

Yuan 的干燥根。白芷产于河南长葛、禹县者习称"禹白芷"，产于河北安国者习称"祁白芷"。此外，陕西和东北亦产。杭白芷产于浙江、福建、四川等省，习称"杭白芷"和"川白芷"。夏、秋间叶黄时采挖，除去须根及泥沙，晒干或低温干燥。切片，生用。

【性能】辛，温。归肺、胃、大肠经。

【功效】解表散寒，祛风止痛，通鼻窍，燥湿止带，消肿排脓。

【应用】

1. 风寒感冒。本品辛散温通，祛风解表散寒之力较温和，而以止痛、通鼻窍见长，宜治外感风寒，头身疼痛，鼻塞流涕，常与防风、羌活、川芎等祛风散寒止痛药同用，如九味羌活汤（《此事难知》）。

2. 头痛、牙痛、痹痛等多种疼痛证。本品辛散温通，长于止痛，且善入足阳明胃经，故阳明经头额痛以及牙龈肿痛尤为多用。治疗阳明头痛、眉棱骨痛、头风痛等症，属外感风寒者，可单用，即都梁丸（《百一选方》）；或与防风、细辛、川芎等祛风止痛药同用，如川芎茶调散（《太平惠民和剂局方》）。属外感风热者，可配伍薄荷、菊花、蔓荆子等药。治疗风冷牙痛，可与细辛、全蝎、川芎等同用，如一捻金散（《御药院方》）。治疗风热牙痛，可配伍石膏、荆芥穗等药，如风热散（《仙拈集》）。若风寒湿痹，关节疼痛，屈伸不利者，可与苍术、草乌、川芎等药同用，如神仙飞步丹（《袖珍方》）。

3. 鼻渊。本品祛风、散寒、燥湿，可宣利肺气，升阳明清气，通鼻窍而止疼痛，故可用治鼻渊，鼻塞不通，浊涕不止，前额疼痛，每与苍耳子、辛夷等散风寒、通鼻窍药同用，如苍耳子散（《济生方》）。

4. 带下证。本品辛温香燥，善除阳明经湿邪而燥湿止带。治疗寒湿下注，白带过多者，可与鹿角霜、白术、山药等温阳散寒、健脾除湿药同用；若湿热下注，带下黄赤者，宜与车前子、黄柏等清热利湿、燥湿药同用。

5. 疮痈肿毒。本品辛散温通，对于疮疡初起，红肿热痛者，可收散结消肿止痛之功，每与金银花、当归、穿山甲等药配伍，如仙方活命饮（《校注妇人大全良方》）；若脓成难溃者，常与益气补血药同用，共奏托毒排脓之功，如《外科正宗》托里消毒散、《医宗金鉴》托里透脓散，其均与人参、黄芪、当归等药同用。

此外，本品祛风止痒，可用治皮肤风湿瘙痒。

【用法用量】煎服，3～9g。外用适量。

【使用注意】本品辛香温燥，阴虚血热者忌服。

【古籍摘要】

《神农本草经》："主女人漏下赤白，血闭阴肿，寒热，风头侵目泪出，长肌肤，润泽。"

《滇南本草》："祛皮肤游走之风，止胃冷腹痛寒痛，周身寒湿疼痛。"

《本草纲目》："治鼻渊，鼻衄，齿痛，眉棱骨痛，大肠风秘，小便出血，妇人血风眩晕，反胃吐食；解砒毒，蛇伤，刀箭金疮。"

【现代研究】

化学成分：白芷与杭白芷的化学成分相似，主要含挥发油，并含异欧前胡素、白当归素等多种香豆素类化合物，另含白芷毒素、花椒毒素、甾醇、硬脂酸等。

药理作用：小量白芷毒素有兴奋中枢神经、升高血压作用，并能引起流涎呕吐；大量能引起强直性痉挛，继以全身麻痹。白芷能对抗蛇毒所致的中枢神经系统抑制。白芷水煎剂对大肠杆菌、痢疾杆菌、伤寒杆菌、绿脓杆菌、变形杆菌有一定抑制作用；有解热、抗炎、镇痛、解痉、抗癌作用。异欧前胡素等成分有降血压作用。呋喃香豆素类化合物为"光活性物质"，可用以治疗白癜风及银屑病。水浸剂对奥杜盎小芽孢癣菌等致病真菌有一定抑制作用。

临床研究：白芷可治疗慢性肠炎、痔疮、卵巢囊肿、跟骨骨刺、关节积水、带状疱疹、偏瘫、肝炎、周围性面神经麻痹、非脓性肋软骨炎、浅表性霉菌病、麻痹性肠梗阻、局限型及节段型白癜风等病。

粉 葛
《神农本草经》

本品为豆科植物甘葛藤 *Pueraria thomsonii* Benth. 的干燥根。甘葛藤多为栽培，主产于广西、广东等省，四川、云南地区亦产。秋、冬两季采挖，甘葛藤习称"粉葛"，多除去外皮，用硫黄熏后，稍干，截段或再纵切两半，干燥。生用，或煨用。

【性能】甘、辛，凉。归脾、胃经。

【功效】解肌退热，透疹，生津止渴，升阳止泻。

【应用】

1. 表证发热，项背强痛。本品甘辛性凉，轻扬升散，具有发汗解表、解肌退热之功。外感表证发热，无论风寒与风热，均可选用本品。治疗风热感冒，发热、头痛等症，可与薄荷、菊花、蔓荆子等辛凉解表药同用。若风寒感冒，邪郁化热，发热重，恶寒轻，头痛无汗，目疼鼻干，口微渴，苔薄黄等症，常配伍柴胡、黄芩、白芷、羌活等药，如柴葛解肌汤（《伤寒六书》）。本品既能辛散发表以退热，又长于缓解外邪郁阻、经气不利、筋脉失养所致的颈背强痛，故风寒感冒，表实无汗，恶寒，项背强痛者，常与麻黄、桂枝等同用，如葛根汤（《伤寒论》）；若表虚汗出，恶风，项背强痛者，常与枝枝、白芍等配伍，如桂枝加葛根汤（《伤寒论》）。

2. 麻疹不透。本品味辛性凉，有发表散邪、解肌退热、透发麻疹之功，故可用治麻疹初起，表邪外束，疹出不畅，常与升麻、芍药、甘草等同用，如升麻葛根汤（《阎氏小儿方论》）。若麻疹初起，已现麻疹，但疹出不畅，见发热咳嗽，或乍冷乍热者，可配伍牛蒡子、荆芥、蝉蜕、前胡等药，如葛根解肌汤（《麻科活人全书》）。

3. 热病口渴，消渴证。本品甘凉，于清热之中，又能鼓舞脾胃清阳之气上升，而有生津止渴之功。用治热病津伤口渴，常与芦根、天花粉、知母等同用。治疗消渴证属阴津不足者，可与天花粉、鲜地黄、麦冬等清热养阴生津药配伍，如天花散（《仁斋直指方》）；若内热消渴，口渴多饮，体瘦乏力，气阴不足者，多配伍乌梅、天花粉、麦冬、党参、黄芪等药，如玉泉丸（《沈氏尊生书》）。

4. 热泻热痢，脾虚泄泻。本品味辛升发，能升发清阳，鼓舞脾胃清阳之气上升而奏止泻痢之效，故可用治表证未解，邪热入里，身热，下利臭秽，肛门有灼热感，苔黄脉数，或湿热泻痢，热重于湿者，常与黄芩、黄连、甘草同用，如葛根芩连汤（《伤寒论》）。若脾虚泄泻，常配伍人参、白术、木香等药，如七味白术散（《小儿药证直诀》）。

此外，葛根能直接扩张血管，使外周阻力下降，而有明显降压作用，能较好缓解高血压病人的"项紧"症状，故临床常用治高血压病颈项强痛。

【用法用量】煎服，9～15g。解肌退热、透疹、生津宜生用，升阳止泻宜煨用。

【鉴别用药】柴胡、升麻、葛根三者皆能发表、升阳，均可用治风热感冒、发热、头痛，以及清阳不升等症。其中，柴胡、升麻两者均能升阳举陷，用治气虚下陷、食少便溏、久泻脱肛、胃下垂、肾下垂、子宫脱垂等脏器脱垂；升麻、葛根两者又能透疹，常用治麻疹初起、透发不畅。但柴胡主升肝胆之气，长于疏散少阳半表半里之邪，退热，疏肝解郁，为治疗少阳证的要药，又常用于治疗伤寒邪在少阳之寒热往来、胸胁苦满、口苦咽干、目眩，感冒发热，肝郁气滞之胸胁胀痛、月经不调、痛经等症。升麻主升脾胃清阳之气，其升提（升阳举陷）之力较柴胡为强，并善于清热解毒，又常用于多种热毒病证。葛根主升脾胃清阳之气而达生津止渴、止泻之功，常用于热病烦渴，阴虚消渴，热泻热痢，脾虚泄泻。同时，葛根可解肌退热，对于外感表证之发热恶寒、头痛无汗、项背强痛，无论是风寒表证还是风热表证，均可使用。

【古籍摘要】

《神农本草经》："主消渴，身大热，呕吐，诸痹，起阴气，解诸毒。"

《名医别录》："疗伤寒中风头痛，解肌发表，出汗，开腠理，疗金疮，止痛，胁风痛。""生根汁，疗消渴，伤寒壮热。"

《药性论》："治天行上气，呕逆，开胃下食，主解酒毒，止烦渴。熬屑治金疮，治时疾解热。"

【现代研究】

化学成分：本品主要含黄酮类物质，如大豆苷、大豆苷元、葛根素等，还有大豆素 -4,7- 二葡萄糖苷、葛根素 -7- 木糖苷、葛根醇、葛根藤素及异黄酮苷和淀粉。

药理作用：葛根煎剂、醇浸剂、总黄酮、大豆苷、葛根素均能对抗垂体后叶素引起的急性心肌缺血。葛根总黄酮能扩张冠脉血管和脑血管，增加冠脉血流量和脑血流量，降低心肌耗氧量，增加氧供应。葛根能直接扩张血管，使外周阻力下降，而有明显降压作用，能较好缓解高血压病人的"项紧"症状。葛根素能改善微循环，提高局部微血流量，抑制血小板凝集。葛根有广泛的 β 受体阻滞作用。对小鼠离体肠管有明显解痉作用，能对抗乙酰胆碱所致的肠管痉挛。葛根还具有明显解热作用，并有轻微降血糖作用。

临床研究：葛根可治疗病毒性心肌炎所致的心律失常、脑梗死、神经性耳聋耳鸣、血管神经性头痛、颈椎病、肩周炎、痛风性关节炎、急性风湿热、中暑、抽动 – 秽语综合征、痛经、变态反应性疾病、迟发性运动障碍、β 受体功能亢进症、内痔、慢性鼻窦炎等病。

芫 荽
《食疗本草》

本品为伞形科植物芫荽 *Coriandrum sativum* L. 的全草。我国各地均有种植。8 月果实成熟时连根挖起，去净泥土。鲜用或晒干切段生用。

【性能】 辛，温。归肺、胃经。

【功效】 发表透疹，开胃消食。

【应用】

1. 麻疹不透。本品辛温香散，能发散风寒，透疹外达，用治风寒束表，疹发不畅，或疹出而又复隐者，可单用煎汤局部熏洗，或与荆芥、薄荷等解表透疹药同用。亦可用于风寒感冒，恶寒发热者，因其发汗解表之力较弱，故临床少用。

2. 饮食不消，纳食不佳。本品气味芳香，能开胃消食，增进食欲，尤多用于饮食调味。若治疗饮食积滞，胃纳不佳者，可与健脾消食药、行气和中药同用。

【用法用量】 煎服，3 ～ 6g。外用适量。

【使用注意】 热毒壅盛而疹出不畅者忌服。

【古籍摘要】

《日用本草》："消谷化气，通大小肠结气。治头疼齿病，解鱼肉毒。"

《医林纂要》："升散阴气，辟邪气，发汗，托疹。"

【现代研究】

化学成分：本品含挥发油、苹果酸钾、维生素 C、正癸醛、芳樟醇等。

药理作用：有促进外周血液循环的作用，能增进胃肠腺体分泌和胆汁分泌。挥发油有抗真菌作用。

临床研究：鲜芫荽可治疗新生儿硬肿症、化脓性感染。

第二节 清热药食

栀 子
《神农本草经》

本品为茜草科植物栀子 *Gardenia jasminoides* Ellis 的干燥成熟果实。产于长江以南各省。9～11月果实成熟显红黄色时采收。生用、炒焦或炒炭用。

【性能】苦，寒。归心、肺、三焦经。

【功效】泻火除烦，清热利湿，凉血解毒。焦栀子可凉血止血。

【应用】

1. 热病心烦。本品苦寒清降，能清泻三焦火邪、泻心火而除烦，为治热病心烦、躁扰不宁之要药，可与淡豆豉同用，如栀子豉汤（《伤寒论》）；若配黄芩、黄连、黄柏等，可用治热病火毒炽盛，三焦俱热而见高热烦躁、神昏谵语者，如黄连解毒汤（《外台秘要》）。

2. 湿热黄疸。本品有清利下焦肝胆湿热之功效，可用治肝胆湿热郁蒸之黄疸、小便短赤者，常配茵陈、大黄等药，如茵陈蒿汤（《伤寒论》）；或配黄柏，如栀子柏皮汤（《金匮要略》）。

3. 血淋涩痛。本品善清利下焦湿热而通淋，清热凉血以止血，故可治血淋涩痛或热淋证，常配木通、车前子、滑石等药，如八正散（《太平惠民和剂局方》）。

4. 血热吐衄。本品功能清热凉血，可用治血热妄行之吐血、衄血，常配白茅根、大黄、侧柏叶等药，如十灰散（《十药神书》）；若配黄芩、黄连、黄柏，可治三焦火盛迫血妄行之吐血、衄血，如黄连解毒汤（《外台秘要》）。

5. 目赤肿痛。本品清泻三焦热邪，可治肝胆火热上攻之目赤肿痛，常配大黄，如栀子汤（《圣济总录》）。

6. 火毒疮疡。本品功能清热泻火、凉血解毒，可用治火毒疮疡、红肿热痛者，常配金银花、连翘、蒲公英；或配白芷以助消肿，如缩毒散（《普济方》）。

焦栀子功专凉血止血，用于血热吐血、衄血、尿血、崩漏。

【用法用量】煎服，5～10g。外用生品适量，研末调敷。

【使用注意】本品苦寒伤胃，脾虚便溏者不宜用。

【鉴别用药】栀子入药，除果实全体入药外，还有果皮、种子分开用者。栀子皮（果皮）偏于达表而祛肌肤之热；栀子仁（种子）偏于走里而清内热。生栀子走气分而泻火，焦栀子入血分而止血。

【古籍摘要】

《神农本草经》："主五内邪气，胃中热气，面赤酒疱腹鼻，白癞赤癞疮疡。"

《本草正》："栀子，若用佐使，治有不同。加茵陈除湿热黄疸，加豆豉除心火烦躁，加厚朴、枳实可除烦满，加生姜、陈皮可除呕秽，同延胡索破热滞瘀血腹痛。"

【现代研究】

化学成分：本品含异栀子苷、去羟栀子苷、栀子酮苷、山栀子苷、京尼平苷酸及黄酮类栀子素、三萜类化合物藏红花素和藏红花酸、熊果酸等。

药理作用：栀子提取物对结扎胆总管动物的 GOT 升高有明显的降低作用；栀子及其所含环烯醚萜有利胆作用；其提取物及藏红花苷、藏红花酸、格尼泊素等可使胆汁分泌量增加；栀子及其提取物有利胰及降胰酶作用，京尼平苷降低胰淀粉酶的作用最显著；栀子煎剂及醇提取物有降压作用，其所含成分藏红花酸有减少动脉硬化发生率的作用；栀子的醇提取物有镇静作用。本品对金黄色葡萄球菌、脑膜炎双球菌、卡他球菌等有抑制作用；其水浸液在体外对多种皮肤真菌有抑制作用。

临床研究：栀子研末可治疗闭合性软组织损伤、羊踯躅中毒、急性水肿型胰腺炎。

夏枯草
《神农本草经》

本品为唇形科植物夏枯草 *Prunella vulgaris* L. 的干燥果穗。全国各地均产，主产于江苏、浙江、安徽、河南等地。夏季果穗呈棕红色时采收，除去杂质，晒干。生用。

【性能】辛、苦，寒。归肝、胆经。

【功效】清热泻火，明目，散结消肿。

【应用】

1.目赤肿痛、头痛眩晕、目珠夜痛。本品苦寒，主入肝经，善泻肝火以明目。用治肝火上炎，目赤肿痛，可配桑叶、菊花、决明子等药。本品清肝明目之中，略兼养肝，配当归、枸杞子，可用于肝阴不足，目珠疼痛，至夜尤甚者；亦可配香附、甘草，如夏枯草散（《张氏医通》）。

2.瘰疬、瘿瘤。本品味辛能散结，苦寒能泻热，常配贝母、香附等药以治肝郁化火、痰火凝聚之瘰疬，如夏枯草汤（《外科正宗》）；用治瘿瘤，则常配昆布、玄参等，如夏枯草膏（《医宗金鉴》）。

3.乳痈肿痛。本品既能清热祛肝火，又能散结消肿，可治乳痈肿痛，常与蒲公英同用（《本草汇言》）。若配金银花，可治热毒疮疡，如化毒丹（《青囊秘传》）。

【用法用量】煎服，9～15g。或熬膏服。

【使用注意】脾胃寒弱者慎用。

【古籍摘要】

《神农本草经》:"主寒热、瘰疬、鼠瘘、头疮,破癥。散瘿结气,脚肿湿痹。"

《本草纲目》:"夏枯草治目疼,用砂糖水浸一夜用,取其能解内热,缓肝火也。楼全善云,夏枯草治目珠疼至夜则甚者,神效,或用苦寒药点之反甚者,亦神效。盖目珠连目本,肝系也,属厥阴之经。夜甚及点苦寒药反甚者,夜与寒亦阴故也。夏枯禀纯阳之气,补厥阴血脉,故治此如神,以阳治阴也。"

《重庆堂笔记》:"夏枯草,微辛而甘,故散结之中,兼有和阳养阴之功,失血后不寐者服之即寐,其性可见矣。陈久者尤甘,入药为胜。"

【现代研究】

化学成分:本品含三萜皂苷、芸香苷、金丝桃苷等苷类物质及熊果酸、咖啡酸、游离齐敦果酸等有机酸;花穗中含飞燕草素、矢车菊素的花色苷、d-樟脑、d-小茴香酮等。

药理作用:本品煎剂、水浸出液、乙醇-水浸出液及乙醇浸出液均可明显降低实验动物血压,茎、叶、穗及全草均有降压作用,但穗的作用较明显;本品水煎醇沉液小鼠腹腔注射,有明显的抗炎作用;本品煎剂在体外对痢疾杆菌、伤寒杆菌、霍乱弧菌、大肠杆菌、变形杆菌、葡萄球菌及人型结核杆菌均有一定的抑制作用。

临床研究:夏枯草可治疗高血压病、甲状腺肿大、淋巴结肿大、乳腺增生、慢性乙型肝炎、手足皲裂、手脱皮症。

淡竹叶
《神农本草经》

本品为禾本科植物淡竹叶 *Lophatherumgracile* Brongn. 的干燥茎叶。主产于长江流域至华南各地。夏季末抽花穗前采割,晒干切段,生用。

【性能】 甘、淡,寒。归心、胃、小肠经。

【功效】 清热泻火,除烦,利尿。

【应用】

1. 热病烦渴。本品甘寒,主归心经,能清心火以除烦,入胃经而泻胃火以止渴。用治热病伤津,心烦口渴,常配石膏、芦根等药;或配黄芩、知母、麦冬等药,如淡竹叶汤(《医学心悟》)。

2. 口疮尿赤、热淋涩痛。本品性寒,能清泻心胃实火,甘淡能渗湿利尿。用治心胃火盛,口舌生疮,移热小肠而致热淋涩痛,可配滑石、白茅根、灯心草等药。

【用法用量】 煎服,6~9g。

【古籍摘要】

《本草纲目》:"去烦热,利小便,清心。"

《生草药性备要》："消痰止渴，除上焦火，明眼目，利小便，治白浊，退热，散痔疮毒。"

【现代研究】

化学成分：本品含三萜类化合物，如芦竹素、白茅素、蒲公英赛醇及甾类物质，如 β-谷甾醇、豆甾醇、菜油甾醇、蒲公英甾醇等。

药理作用：本品水浸膏有退热作用；本品利尿作用较弱，促进尿中氯化物的排出作用较强；其粗提物有抗肿瘤作用；其水煎剂对金黄色葡萄球菌、溶血性链球菌有抑制作用。此外，还有升高血糖作用。

临床研究：淡竹叶可治病毒性心肌炎、白塞综合征、顽固性呕吐、呃逆等。

蒲公英
《新修本草》

本品为菊科植物蒲公英 *Taraxacum mongolicum* Hand.–Mazz.、碱地蒲公英 *T. sinicum* Kitag. 或同属数种植物的干燥全草。全国各地均有分布。夏至秋季花初开时采挖，除去杂质，洗净，切段，晒干。鲜用或生用。

【性能】苦、甘，寒。归肝、胃经。

【功效】清热解毒，消肿散结，利湿通淋。

【应用】

1. 痈肿疔毒，乳痈内痈。本品苦寒，既能清解火热毒邪，又能泄降滞气，故为清热解毒、消痈散结之佳品，主治内外热毒疮痈诸证，兼能疏郁通乳，故为治疗乳痈之要药。用治乳痈肿痛，可单用本品浓煎内服；或以鲜品捣汁内服，渣敷患处；也可与全瓜蒌、金银花、牛蒡子等药同用；用治疗毒肿痛，常与野菊花、紫花地丁、金银花等药同用，如五味消毒饮（《医宗金鉴》）；用治肠痈腹痛，常与大黄、牡丹皮、桃仁等同用；用治肺痈吐脓，常与鱼腥草、冬瓜仁、芦根等同用。本品解毒消肿散结，与板蓝根、玄参等配伍，还可用治咽喉肿痛；鲜品外敷还可用治毒蛇咬伤。

2. 热淋涩痛，湿热黄疸。本品苦、甘而寒，能清利湿热，利尿通淋，对湿热引起的淋证、黄疸等有较好的疗效。用治热淋涩痛，常与白茅根、金钱草、车前子等同用，以加强利尿通淋的效果；治疗湿热黄疸，常与茵陈、栀子、大黄等同用。

此外，本品还有清肝明目的作用，用治肝火上炎引起的目赤肿痛，可单用取汁点眼，或浓煎内服；亦可与菊花、夏枯草、黄芩等配伍使用。

【用法用量】煎服，9～15g。外用鲜品适量捣敷或煎汤熏洗患处。

【使用注意】用量过大，可致缓泻。

【古籍摘要】

《新修本草》："主妇人乳痈肿。"

《本草备要》："专治痈肿、疔毒，亦为通淋妙品。"

【现代研究】

化学成分：本品含蒲公英固醇、蒲公英素、蒲公英苦素、肌醇和莴苣醇、蒲公英赛醇、咖啡酸及树脂等。

药理作用：本品煎剂或浸剂，对金黄色葡萄球菌、溶血性链球菌及卡他球菌有较强的抑制作用，对肺炎双球菌、脑膜炎双球菌、白喉杆菌、福氏痢疾杆菌、绿脓杆菌及钩端螺旋体等也有一定的抑制作用，与TMP（磺胺增效剂）之间有增效作用。尚有利胆、保肝、抗内毒素及利尿作用，其利胆效果较茵陈煎剂更为显著。蒲公英地上部分水提取物能活化巨噬细胞，有抗肿瘤作用。体外试验提示本品能激发机体的免疫功能。

临床研究：蒲公英尚可治疗高脂血症、乙型肝炎、表浅性胃炎、急性黄疸型肝炎、胆囊炎、胃及十二指肠溃疡、盆腔炎、泌尿系结石、小儿热性便秘以及多种感染性炎症。

不良反应：蒲公英的副作用较少见。口服煎剂偶见恶心、呕吐、腹部不适及轻度泄泻等胃肠道反应，亦可出现全身瘙痒、荨麻疹等。服用酒浸剂有头晕、恶心、多汗等反应，少数病人出现荨麻疹并发结膜炎，停药后消失。部分病人服片剂后有胃部发热感。个别病例在静脉滴注蒲公英注射液后出现寒战、面色苍白青紫及精神症状；肌注可致局部疼痛。

金银花
《新修本草》

本品为忍冬科植物忍冬 *Lonicera japonica* Thund.、红腺忍冬 *L. hypoglauca* Miq.、山金银花 *L. confusa* DC. 或毛花柱忍冬 *L. dasystyla* Rehd. 的干燥花蕾或带初开的花。我国南北各地均有分布，主产于河南、山东等省。夏初花开放前采摘，阴干。生用、炒用或制成露剂使用。

【性能】甘，寒。归肺、心、胃经。

【功效】清热解毒，疏散风热。

【应用】

1.痈肿疔疮。本品甘寒，清热解毒，散痈消肿，为治一切内痈、外痈之要药。治疗痈疮初起，红肿热痛者，可单用本品煎服，并用渣敷患处，亦可与皂角刺、穿山甲、白芷配伍，如仙方活命饮（《妇人大全良方》）；用治疗疮肿毒，坚硬根深者，常与紫花地丁、蒲公英、野菊花同用，如五味消毒饮（《医宗金鉴》）；用治肠痈腹痛者，常与当归、地榆、黄芩配伍，如清肠饮（《辨证录》）；用治肺痈咳吐脓血者，常与鱼腥草、芦根、桃仁等同用，以清肺排脓。

2.外感风热，温病初起。本品甘寒，芳香疏散，善散肺经热邪，透热达表，常与连翘、薄荷、牛蒡子等同用，治疗外感风热或温病初起，身热头痛，咽痛口渴，如银翘散（《温病条辨》）；本品善清心、胃热毒，有透营转气之功，配伍水牛角、生地黄、黄连等药，可治热入营血，舌绛神昏，心烦少寐，如清营汤（《温病条辨》）；若与香薷、厚朴、连翘同用，又可治疗暑温，发热烦渴，头痛无汗，如新加香薷饮（《温病条辨》）。

3.热毒血痢。本品甘寒，有清热解毒、凉血止痢之效，故常用治热毒痢疾，下利脓血，单用浓煎口服即可奏效；亦可与黄芩、黄连、白头翁等药同用，以增强止痢效果。

此外，尚可用治咽喉肿痛、小儿热疮及痱子。

【用法用量】煎服，6～15g。疏散风热、清泻里热以生品为佳；炒炭宜用于热毒血痢；露剂多用于暑热烦渴。

【使用注意】脾胃虚寒及气虚疮疡脓清者忌用。

【古籍摘要】

《本草拾遗》："主热毒、血痢、水痢，浓煎服之。"

《本草纲目》："一切风湿气，及诸肿毒、痈疽疥癣、杨梅诸恶疮，散热解毒。"

《本经逢原》："金银花，解毒去脓，泻中有补，痈疽溃后之圣药。但气虚脓清，食少便泻者勿用。"

【现代研究】

化学成分：本品含有挥发油、木犀草素、环己六醇、黄酮类、肌醇、皂苷、鞣质等。分离出的绿原酸和异绿原酸是本品抗菌的主要成分。

药理作用：本品具有广谱抗菌作用，对金黄色葡萄球菌、痢疾杆菌等致病菌有较强的抑制作用，对钩端螺旋体、流感病毒及致病霉菌等多种病原微生物亦有抑制作用；金银花煎剂能促进白细胞的吞噬作用；有明显的抗炎及解热作用。本品有一定降低胆固醇作用。其水及酒浸液对肉瘤180及艾氏腹水瘤有明显的细胞毒作用。此外，大量口服金银花对实验性胃溃疡有预防作用，对中枢神经有一定的兴奋作用。

临床研究：金银花可治疗上呼吸道感染、肺炎、急慢性咽喉炎、急性细菌性痢疾、急性肠炎、慢性前列腺炎、阴道炎及肝癌、白血病、淋巴肉瘤、肺癌、鼻咽癌等多种癌症，可使症状缓解、肿块缩小、疼痛减轻。还可治疗肿瘤放化疗后口干症、急性肾盂肾炎、螺杆菌（HP）感染相关性消化性溃疡、钩端螺旋体病、复发性口疮、牙周炎、荨麻疹、银屑病及高脂血症等，用于烧伤免疫功能低下的患者控制感染。

不良反应：本品所含的绿原酸有致敏原作用，可引起变态反应，但口服一般无此反应。

鱼腥草

《名医别录》

本品为三白草科植物蕺菜 *Houttuynia cordata* Thunb. 的干燥地上部分。分布于长江流域以南各省。夏季茎叶茂盛花穗多时采割，除去杂质，迅速洗净，切段，晒干。生用。

【性能】辛，微寒。归肺经。

【功效】清热解毒，消痈排脓，利尿通淋。

【应用】

1. 肺痈吐脓，肺热咳嗽。本品寒能泄降，辛以散结，主入肺经，以清解肺热见长，又具消痈排脓之效，故为治肺痈之要药。用治痰热壅肺，胸痛，咳吐脓血，常与桔梗、芦根、瓜蒌等药同用；若用治肺热咳嗽，痰黄气急，常与黄芩、贝母、知母等药同用。

2. 热毒疮毒。本品辛寒，既能清热解毒，又能消痈排脓，亦为外痈疮毒常用之品，常与野菊花、蒲公英、金银花等同用；亦可单用鲜品捣烂外敷。

3. 湿热淋证。本品有清热除湿、利水通淋之效，善清膀胱湿热，常与车前草、白茅根、海金沙等药同用，治疗小便淋沥涩痛。

此外，本品能清热止痢，还可用治湿热泻痢。

【用法用量】煎服，15～25g。鲜品用量加倍，水煎或捣汁服。外用适量，捣敷或煎汤熏洗患处。

【使用注意】本品含挥发油，不宜久煎。虚寒证及阴性疮疡者忌服。

【古籍摘要】

《本草纲目》："散热毒痈肿。"

《本草经疏》："治痰热壅肺，发为肺痈吐脓血之要药。"

《分类草药性》："治五淋，消水肿，去食积，补虚弱，消鼓胀。"

【现代研究】

化学成分：本品含鱼腥草素、挥发油、蕺菜碱、槲皮苷、氯化钾等。

药理作用：鱼腥草素对金黄色葡萄球菌、肺炎双球菌、甲型链球菌、流感杆菌、卡他球菌、伤寒杆菌以及结核杆菌等多种革兰阳性及阴性细菌，均有不同程度的抑制作用；其用乙醚提取的非挥发物，还有抗病毒作用。本品能增强白细胞的吞噬能力，提高机体免疫力，并有抗炎作用。所含槲皮素及钾盐能扩张肾动脉，增加肾动脉血流量，因而有较强的利尿作用。此外，还有镇痛、止血、促进组织再生和伤口愈合以及镇咳等作用。

临床研究：临床可用鱼腥草鲜品煎服，或捣泥外敷，或入复方，或制成注射液供治疗选用。对上呼吸道感染、急慢性支气管炎、支气管肺炎、大叶性肺炎及肺脓肿等呼吸道感染，疗效显著；对五官科的化脓性炎症和皮肤科感染性炎症以及多种急性感染性疾病，均有较好的疗效。鱼腥草还可治疗面部激素依赖性皮炎、小儿急性荨麻疹、输卵管阻塞性不孕症、淋菌性尿道炎。此外，鱼腥草及其制剂还可用于治疗百日咳、急性流行性角膜炎、急性化脓性睾丸炎、急慢性盆腔炎、肛乳头炎、肛周脓肿等肛肠疾病，以及带状疱疹、前列腺炎、红斑狼疮等，还可预防钩端螺旋体病。

不良反应：鱼腥草素的副作用较轻微，口服有鱼腥味，肌内注射时少数病人局部疼痛。阴道内给药时，个别病例会出现阴道充血，上述反应停药后均消失。另有报道，少数患者应用鱼腥草注射液可引起大疱性药物性皮炎、末梢神经炎等，甚或导致过敏性休克，乃至死亡。

决明子
《神农本草经》

本品为豆科植物决明 *Cassia obtusifolia* L. 或小决明 *C. tora* L. 的干燥成熟种子。全国南北各地均有栽培，主产于安徽、广西、四川、浙江、广东等地，秋季采收成熟果实，晒干，打下种子，除去杂质。生用，或炒用。

【性能】甘、苦、咸，微寒。归肝、大肠经。

【功效】清热明目，润肠通便。

【应用】

1. 目赤肿痛、羞明多泪、目暗不明。本品主入肝经，功善清肝明目而治肝热目赤肿痛、羞明多泪，常配黄芩、赤芍、木贼，如决明子散（《银海精微》）；若配菊花、青葙子、茺蔚子等，可用治风热上攻之头痛目赤，如决明子丸（《证治准绳》）；本品有益肝阴之功，配山茱萸、生地黄等药，可用治肝肾阴亏之视物昏花、目暗不明，如决明散（《银海精微》）。

2. 头痛、眩晕。本品苦寒入肝，既能清泻肝火，又能平抑肝阳，故可用治肝阳上亢之头痛、眩晕，常配菊花、钩藤、夏枯草等药。

3. 肠燥便秘。本品性味甘、咸、寒，兼入大肠经而能清热润肠通便，用于内热肠燥，大便秘结，可与火麻仁、瓜蒌仁等同用。

【用法用量】煎服，10 ～ 15g；用于润肠通便，不宜久煎。

【使用注意】气虚便溏者不宜用。

【古籍摘要】

《神农本草经》："治青盲，目淫肤赤白膜，眼赤痛泪出，久服益精光。"

《本草求真》："决明子，除风散热。凡人目泪不收，眼痛不止，多属风热内淫，以致血不上行，治当即为驱逐；按此苦能泻热，咸能软坚，甘能补血，力薄气浮，又能升散风邪，故为治目收泪止痛要药，并可作枕以治头风。"

【现代研究】

化学成分：本品主含大黄酸、大黄素、芦荟大黄素、决明子素、橙黄决明子素、决明素等蒽醌类物质，以及决明苷、决明酮、决明内酯等萘并吡咯酮类物质。此外，尚含甾醇、脂肪酸、糖类、蛋白质等。

药理作用：本品的水浸出液、醇水浸出液及乙醇浸出液都有降低血压的作用；本品有降低血浆总胆固醇和甘油三酯的作用；其注射液可使小鼠胸腺萎缩，对吞噬细胞的吞噬功能有增强作用；其所含蒽醌类物质有缓和的泻下作用；其醇浸出液除去醇后，对金黄色葡萄球菌、白色葡萄球菌、橘色葡萄球菌、白喉杆菌、巨大芽孢杆菌、伤寒杆菌、副伤寒杆菌、乙型副伤寒杆菌及大肠杆菌均有抑制作用；其水浸液对皮肤真菌有不同程度的抑制作用。

临床研究：决明子可治高脂血症、霉菌性阴道炎。

马齿苋
《本草经集注》

本品为马齿苋科植物马齿苋 *Portolaca oleracea* L. 的干燥地上部分。全国大部地区均产。夏、秋两季采收，除去残根和杂质，洗净，鲜用；或略蒸或烫后晒干后，切段入药。

【性能】酸，寒。归肝、大肠经。

【功效】清热解毒，凉血止血，止痢。

【应用】

1. 热毒血痢。本品性寒质滑，酸能收敛，入大肠经，具有清热解毒、凉血止痢之功，为治痢疾的常用药物，单用水煎服即效。亦常与粳米煮粥，空腹服食，治疗热毒血痢，如马齿苋粥（《太平圣惠方》）。《经效产宝》单用鲜品捣汁入蜜调服，治疗产后血痢。若与黄芩、黄连等药配伍，可治疗大肠湿热，腹痛泄泻，或下利脓血，里急后重。

2. 热毒疮疡。本品具有清热解毒、凉血消肿之功。用治血热毒盛，痈肿疮疡，丹毒肿痛，可单用本品煎汤内服并外洗，再以鲜品捣烂外敷，如马齿苋膏（《医宗金鉴》）；也可与其他清热解毒药配伍使用。

3. 崩漏，便血。本品味酸而寒，入肝经血分，有清热凉血、收敛止血之效。故用治血热妄行，崩漏下血，可单味药捣汁服；若用治大肠湿热，便血痔血，可与地榆、槐角、凤尾草等同用。

此外，本品还可用于湿热淋证、带下等。

【用法用量】煎服，9～15g，鲜品30～60g。外用适量，捣敷患处。

【使用注意】脾胃虚寒、肠滑作泄者忌服。

【古籍摘要】

《新修本草》："主诸肿瘘疣目，捣揩之；饮汁主反胃，诸淋，金疮血流，破血癥癖痊，小儿尤良……"

《本草纲目》："散血消肿，利肠滑胎，解毒通淋，治产后虚汗。"

【现代研究】

化学成分：本品含三萜醇类、黄酮类、氨基酸、有机酸及其盐，还有钙、磷、铁、硒、硝酸钾、硫酸钾等微量元素及其无机盐，以及硫胺素、核黄素、维生素 B_1、维生素 A、β-胡萝卜素、蔗糖、葡萄糖、果糖等。本品尚含有大量的 L-去甲基肾上腺素和多巴胺及少量的多巴。

药理作用：本品乙醇提取物及水煎液对痢疾杆菌有显著的抑制作用，对大肠杆菌、伤寒杆菌、金黄色葡萄球菌、杜盎小芽孢癣菌也有一定的抑制作用。本品鲜汁和沸水提取物可增加动物离体回肠的紧张度，增强肠蠕动，又可剂量依赖性地松弛结肠、十二指肠；口服或腹腔注射其水提物，可使骨骼肌松弛。本品提取液具有较明显的抗氧化、延缓衰老和润肤美容的功效。其注射液对子宫平滑肌有明显的兴奋作用。本品能升高血钾浓度；尚对心肌收缩力呈剂量依赖性的双向调节。此外，还有利尿和降低胆固醇等作用。

临床研究：马齿苋可治疗细菌性痢疾、急性胃肠炎、腹泻、多种化脓性皮肤病和外科感染，如乳痈、疖肿、丹毒、蜂窝组织炎、足癣感染等。还可治疗银屑病、慢性萎缩性胃炎合并有肠上皮化生、不典型增生、胆道蛔虫所导致的剧烈腹痛、恶心、呕吐、钩虫病、泌尿系感染、带状疱疹等。

青 果
《日华子本草》

本品为橄榄科植物橄榄 *Canarium album* Raeusch. 的成熟果实，又名橄榄。我国南方及西南各地多有生产，主产广东、广西、福建、云南、四川等地。秋季果实成熟时采收，洗净。鲜用或晒干，打碎生用。

【性能】甘、酸，平。归肺、胃经。

【功效】清热解毒，利咽，生津。

【应用】

1.咽喉肿痛，咳嗽烦渴。本品性平偏寒，功能清热解毒、生津利咽、化痰止咳。用治风热上袭或热毒蕴结而致的咽喉肿痛，常与硼砂、冰片、青黛等同用；若用治咽干口燥，烦渴音哑，咳嗽痰黏，可单用鲜品熬膏服用，亦可与金银花、桔梗、芦根等同用。

2.鱼蟹中毒。本品甘平解毒，《随息居饮食谱》单用鲜品榨汁或煎浓汤饮用，可解河豚之毒；本品又有解毒醒酒之效，《本草汇言》单用青果十枚，煎汤饮服，用于饮酒过度。

【用法用量】煎服，4.5～9g；鲜品尤佳，可用至30～50g。

【古籍摘要】

《本草纲目》："生津液，止烦渴，治咽喉痛。咀嚼咽汁，能解一切鱼、鳖毒。"

《日华子本草》："开胃，下气，止泻。"

《滇南本草》："治一切喉火上炎，大头瘟症。能解湿热、春温，生津止渴，利痰，解鱼毒、酒、积滞。"

【现代研究】

化学成分：本品果实含蛋白质、脂肪、碳水化合物、钙、磷、铁、抗坏血酸等；种子含挥发油以及香树脂醇等。

药理作用：青果提取物对半乳糖胺引起的肝细胞中毒有保护作用；亦能缓解四氯化碳对肝脏的损害。本品又能兴奋唾液腺，使唾液分泌增加，故有助消化作用。

临床研究：青果可治疗急性炎症性皮肤病、咽喉炎、口疮、癫痫等。

鲜芦根
《神农本草经》

本品为禾本科植物芦苇 *Phragmites communis* Trin. 的新鲜根茎。全国各地均有分布。全年均可采挖，除去芽、须根及膜状叶。

【性能】甘，寒。归肺、胃经。

【功效】清热泻火，生津止渴，除烦，止呕，利尿。

【应用】

1. 热病烦渴。本品性味甘寒，既能清透肺胃气分实热，又能生津止渴、除烦，故可用治热病伤津，烦热口渴，常配麦冬、天花粉等药；或以其鲜汁配麦冬汁、梨汁、荸荠汁、藕汁服，如五汁饮（《温病条辨》）。

2. 胃热呕哕。本品能清胃热而止呕逆，可用鲜品配竹如茹、生姜等煎服，如芦根饮子（《备急千金要方》）；也可单用煎浓汁频饮（《肘后备急方》）。

3. 肺热咳嗽，肺痈吐脓。本品入肺经，善清透肺热，用治肺热咳嗽，常配黄芩、浙贝母、瓜蒌等药。若治风热咳嗽，可配桑叶、菊花、苦杏仁等药，如桑菊饮（《温病条辨》）。若治肺痈吐脓，则多配薏苡仁、冬瓜仁等，如苇茎汤（《备急千金要方》）。

4. 热淋涩痛。本品功能清热利尿，可用治热淋涩痛，小便短赤，常配白茅根、车前子等。

【用法用量】煎服，干品15～30g；鲜品加倍，或捣汁用。

【使用注意】脾胃虚寒者忌服。

【鉴别用药】芦根为芦苇的根茎，苇茎为芦苇的嫩茎。二者出自同一种植物，功效相近。但芦根长于生津止渴，苇茎长于清透肺热，略有侧重。药市中多无苇茎供应，可以芦根代之。

【古籍摘要】

《神农本草经》："主消渴客热。"

《玉楸药解》："消降肺胃，消荡郁烦，生津止渴，除烦下食。"

【现代研究】

化学成分：本品所含碳水化合物中有木聚糖等多种具有免疫活性的多聚糖类化合物，并含有多聚醇、甜菜碱、薏苡素、游离脯氨酸、天门冬酰胺及黄酮类化合物苜蓿素等。

药理作用：本品有解热、镇静、镇痛、降血压、降血糖、抗氧化及雌性激素样作用，对 β-溶血链球菌有抑制作用，所含薏苡素对骨骼肌有抑制作用，苜蓿素对肠管有松弛作用。

临床研究：芦根可治疗肺脓肿。

第三节　祛湿药食

乌梢蛇
《药性论》

本品为游蛇科动物乌梢蛇 *Zaocys dhumnades*（Cantor）的干燥体。全国大部分地区有分布。多于夏、秋两季捕捉，剖开蛇腹或先剥去蛇皮留头尾，除去内脏，干燥。去头及鳞片，切段生用、酒炙，或黄酒闷透，去皮骨用。

【性能】甘，平。归肝经。

【功效】祛风，通络，止痉。

【应用】

1. 风湿顽痹，中风半身不遂。本品性走窜，能搜风邪，透关节，通经络，常用于风湿痹证及中风半身不遂，尤宜于风湿顽痹，日久不愈者。常配全蝎、天南星、防风等，治风痹，手足缓弱，麻木拘挛，不能伸举，如乌蛇丸（《太平圣惠方》）；或制酒饮，以治顽痹瘫缓，挛急疼痛，如乌蛇酒（《本草纲目》）。治中风，口眼㖞斜，半身不遂，宜配通络、活血之品。

2. 小儿惊风，破伤风。本品能入肝祛风以定惊搐，治小儿急慢惊风，可与麝香、皂荚等同用，如乌蛇散（《卫生家宝》）；治破伤风之抽搐痉挛，多与蕲蛇、蜈蚣配伍，如定命散（《圣济总录》）。

3. 麻风，疥癣。本品善行祛风而能止痒，配白附子、大风子、白芷等，以治麻风，如乌蛇丸（《秘传大麻风方》）；配枳壳、荷叶，可治干湿癣证，如三味乌蛇散（《圣济总录》）。

此外，本品又可治瘰疬、恶疮。

【用法用量】煎服，9 ～ 12g；研末，每次 2 ～ 3g；或入丸剂、酒浸服。外用，适量。

【使用注意】血虚生风者慎服。

【鉴别用药】蕲蛇、金钱白花蛇、乌梢蛇性皆走窜，均能祛风、通络、止痉，凡内外风毒壅滞之证皆宜，尤以善治病久邪深者为其特点。其作用以金钱白花蛇最强，蕲蛇次之，乌梢蛇最弱；且金钱白花蛇与蕲蛇均有毒性，偏温燥，而乌梢蛇性平无毒，力较缓。

【古籍摘要】

《开宝本草》：“主诸风瘙瘾疹，疥癣，皮肤不仁，顽痹。”

《本草纲目》：“功与白花蛇（即蕲蛇）同而性善无毒。”

【现代研究】

化学成分：本品含赖氨酸、亮氨酸、谷氨酸、丙氨酸、胱氨酸等 17 种氨基酸，并含果糖 –1,6– 二磷酸酶、原肌球蛋白等。

药理作用：乌梢蛇水煎液和醇提取液有抗炎、镇静、镇痛作用。其血清有对抗五步蛇毒作用。

临床研究：乌梢蛇可治风寒湿所致的关节和肌肉疼痛、荨麻疹、湿疹、皮炎、皮肤瘙痒症、结节性痒疹及多形性红斑。

木 瓜
《名医别录》

本品为蔷薇科植物贴梗海棠 *Chaenomeles speciosa*（Sweet）Nakai 的干燥近成熟果实。习称“皱皮木瓜”。主产于安徽、四川、湖北、浙江等地。安徽宣城产者称“宣木瓜”，质量较好。夏、秋两季果实绿黄时采收，置沸水中烫至外皮灰白色，对半纵剖，晒干。切片，生用。

【性能】酸，温。归肝、脾经。

【功效】舒筋活络，和胃化湿。

【应用】

1. 风湿痹证。本品味酸入肝，益筋和血，善舒筋活络，且能祛湿除痹，尤为湿痹、筋脉拘挛之要药，亦常用于腰膝关节酸重疼痛。常与乳香、没药、生地黄同用，治筋急项强，不可转侧，如木瓜煎（《普济本事方》）。与羌活、独活、附子配伍，治脚膝疼重，不能远行久立，如木瓜丹（《传信适用方》）。

2. 脚气水肿。本品温通，祛湿舒筋，为治脚气水肿常用药，多配吴茱萸、槟榔、苏叶等，治感受风湿，脚气肿痛不可忍，如鸡鸣散（《朱氏集验方》）。

3. 吐泻转筋。本品温香入脾，能化湿和胃，湿去则中焦得运，泄泻可止；味酸入肝，舒筋活络而缓挛急。治湿浊中焦之腹痛吐泻转筋，偏寒者，常配吴茱萸、茴香、紫苏等，如木瓜汤（《三因方》）；偏热者，多配蚕沙、薏苡仁、黄连等，如蚕矢汤（《霍乱论》）。

此外，本品尚有消食作用，用于消化不良；并能生津止渴，可治津伤口渴。

【用法用量】煎服，6 ～ 9g。

【使用注意】内有郁热、小便短赤者忌服。

【古籍摘要】

《名医别录》："主湿痹邪气，霍乱大吐下，转筋不止。"

《本草经疏》："木瓜温能通肌肉之滞，酸能敛濡满之湿，则脚气湿痹自除也。霍乱大吐下、转筋不止者，脾胃病也，夏月暑湿饮食之邪，伤于脾胃则挥霍缭乱，上吐下泻，甚则肝木乘脾，而筋为之转也。酸温能和脾胃，固虚脱，兼入肝而养筋，所以能疗肝脾所生之病也。"

【现代研究】

化学成分：本品含齐墩果酸、苹果酸、枸橼酸、酒石酸以及皂苷等。

药理作用：木瓜混悬液有保肝作用；新鲜木瓜汁和木瓜煎剂对肠道菌和葡萄球菌有明显的抑菌作用；其提取物对小鼠艾氏腹水癌及腹腔巨噬细胞吞噬功能有抑制作用。

临床研究：木瓜可治疗急性细菌性痢疾、急性病毒性肝炎、脚癣、破伤风、粘连性肠梗阻、小儿泌尿系感染等。

【其他】除上述品种外，同属植物榠楂 *C. sinensis*（Thouin）koehne 的果实作木瓜用，称光皮木瓜。此外，毛叶木瓜 *C. cathayensis*（Hemsl.）Schneid.、西藏木瓜 *C. thibetica*Yü 在某些地区也作木瓜使用。

藿　香

《名医别录》

本品为唇形科植物广藿香 *Pogostemon cablin*（Blanco）Benth 的地上部分。主产于广东、海南等地。夏、秋季枝叶茂盛时采割。切段生用。

【性能】辛，微温。归脾、胃、肺经。

【功效】化湿，止呕，解暑。

【应用】

1. 湿阻中焦。本品气味芳香，为芳香化湿浊要药。又因其性微温，故多用于寒湿困脾所致的脘腹痞闷、少食作呕、神疲体倦等症，常与苍术、厚朴等同用，如不换金正气散（《太平惠民和剂局方》）。

2. 呕吐。本品既能化湿，又能和中止呕。治湿浊中阻所致之呕吐，本品最为捷要。常与半夏、丁香等同用，如藿香半夏汤（《太平惠民和剂局方》）。若偏于湿热者，配黄连、竹茹等；妊娠呕吐，配砂仁、苏梗等；脾胃虚弱者，配党参、白术等。

3. 暑湿、湿温。本品既能化湿，又可解暑。治暑月外感风寒，内伤生冷而致恶寒发热，头痛脘闷，呕恶吐泻暑湿证者，配紫苏、厚朴、半夏等，如藿香正气散（《太平惠民和剂局方》）；若湿温初起，湿热并重者，多与黄芩、滑石、茵陈等同用，如甘露消毒丹（《温热经纬》）。

【用法用量】煎服，5～10g。鲜品加倍。

【使用注意】阴虚血燥者不宜用。

【古籍摘要】

《名医别录》："疗风水毒肿，去恶气，疗霍乱，心痛。"

《本草图经》："治脾胃吐逆，为最要之药。"

《本草正义》："藿香芳香而不嫌其猛烈，温煦而不偏于燥烈，能祛除阴霾湿邪，而助脾胃正气，为湿困脾阳，倦怠无力，饮食不甘，舌苔浊垢者最捷之药。"

【现代研究】

化学成分：含挥发油约1.5%，油中主要成分为广藿香醇，其他成分有苯甲醛、丁香油酚、桂皮醛等。另有多种其他倍半萜如竹烯等。尚含生物碱类。

药理作用：挥发油能促进胃液分泌，增强消化能力，对胃肠有解痉作用；有防腐和抗菌作用；此外，尚有收敛止泻、扩张微血管而略有发汗等作用。

临床研究：藿香可治念珠性阴道炎等。

草 果
《饮膳正要》

本品为姜科植物草果 *Amomum tsao-ko* Crevost et Lemaire 的干燥成熟果实。主产于云南、广西、贵州等地。于秋季果实成熟时采收，除去杂志，晒干或低温干燥。

【性能】辛，温。归脾、胃经。

【功效】燥湿温中，除痰截疟。

【应用】

1. 寒湿中阻证。本品辛温燥烈，气浓味厚，其燥湿、温中之力皆强于草豆蔻，故多用于寒湿偏盛之脘腹冷痛，呕吐泄泻，舌苔浊腻。常与吴茱萸、干姜、砂仁、半夏等药同用。

2. 疟疾。本品芳香辟浊，温脾燥湿，除痰截疟。多与常山、知母、槟榔等同用，如草果饮（《慈幼新书》）。

【用法用量】煎服，3～6g。

【使用用量】阴虚血燥者慎用。

【古籍摘要】

《饮膳正要》："治心腹痛，止呕，补胃，下气。"

《本草纲目》引李杲云："温脾胃，止呕吐，治脾寒湿、寒痰；益真气，消一切冷气鼓胀，化疟母，消宿食，解酒毒、果积。兼辟瘴解瘟。"

【现代研究】

化学成分：含挥发油，油中含 α - 蒎烯、β - 蒎烯、1,8- 桉油素、对 - 聚伞花素等。此外，含淀粉、油脂及多种微量元素。

药理作用：本品所含的 α - 蒎烯、β - 蒎烯有镇咳祛痰作用。1,8- 桉油素有镇痛、解热、平喘等作用。β - 蒎烯有较强的抗炎作用，并有抗真菌作用。大鼠口服香叶醇能抑制胃肠运动，小量口服有轻度利尿作用。

临床研究：草果可治疗流行性感冒、斑秃等。

砂　仁
《药性论》

本品为姜科植物阳春砂 *A. villosum* Lour.、绿壳砂 *A. villosum* Lour. var. *xanthioides* T. L. Wu et Senjen 或海南砂 *A. longiligulare* T. L. Wu 的干燥成熟果实。阳春砂主产于广东、广西、云南、福建等地；绿壳砂主产于广东、云南等地；海南砂主产于海南及雷州半岛等地。于夏、秋间果实成熟时采收，晒干或低温干燥。用时打碎生用。

【性能】辛，温。归脾、胃、肾经。

【功效】化湿行气，温中止泻，安胎。

【应用】

1. 湿阻中焦及脾胃气滞证。本品辛散温通，气味芬芳，其化湿醒脾、行气温中之效均佳，古人曰其"为醒脾调胃要药"，故凡湿阻或气滞所致之脘腹胀痛等脾胃不和诸症常用，尤其是寒湿气滞者最为适宜。若湿阻中焦者，常与厚朴、陈皮、枳实等同用。若脾胃气滞，可与木香、枳实同用，如香砂枳术丸（《景岳全书》）。若脾胃虚弱之证，可配健脾益气之党参、白术、茯苓等，如香砂六君子汤（《太平惠民和剂局方》）。

2. 脾胃虚寒吐泻。本品善能温中暖胃以达止呕止泻之功，但其重在温脾。可单用研末吞服，或与干姜、附子等药同用。

3. 气滞妊娠恶阻及胎动不安。本品能行气和中而止呕安胎。若妊娠呕逆不能食，可单用，如缩砂散（《济生方》），或与苏梗、白术等配伍同用；若气血不足，胎动不安者，可与人参、白术、熟地黄等配伍，以益气养血安胎，如泰山磐石散（《古今医统》）。

【用法用量】煎服，3～6g，入汤剂宜后下。

【使用注意】阴虚血燥者慎用。

【古籍摘要】

《药性论》："主冷气腹痛，止休息气痢，劳损，消化水谷，温暖脾胃。"

《开宝本草》："治虚劳冷痢，宿食不消，赤白泻痢，腹中虚痛，下气。"

【现代研究】

化学成分：阳春砂含挥发油，油中主要成分为右旋樟脑、龙脑、乙酸龙脑酯、柠檬烯、橙花叔醇等，并含皂苷。缩砂含挥发油，油中主要成分为樟脑、一种萜烯等。

药理作用：本品煎剂可增强胃的功能，促进消化液的分泌，可增进肠道运动，排出消化管内的积气，可帮助消化，消除肠胀气症状。砂仁能明显抑制因ADP所致家兔血小板聚集，对花生四烯酸诱发的小鼠急性死亡有明显保护作用，同时有明显的对抗由胶原和肾上腺素所诱发的小鼠急性死亡作用。

临床研究：砂仁可治疗乳腺炎、慢性粒细胞型白血病等。

茯 苓
《神农本草经》

本品为多孔菌科真菌茯苓 *Poria cocos*（Schw.）Wolf 的干燥菌核，寄生于松科植物赤松或马尾松等树根上。野生或栽培，主产于云南、安徽、湖北、河南、四川等地。产云南者称"云苓"，质较优。多于7～9月采挖。挖出后除去泥沙，堆置"发汗"后，摊开晾至表面干燥，再"发汗"，反复数次至现皱纹、内部水分大部散失后，阴干，称为"茯苓个"。取之浸润后稍蒸，及时切片，晒干；或将鲜茯苓按不同部位切制，阴干，生用。

【性能】甘、淡，平。归心、脾、肾经。

【功效】利水消肿，渗湿，健脾，宁心。

【应用】

1.水肿。本品味甘而淡，甘则能补，淡则能渗，药性平和，既可祛邪，又可扶正，利水而不伤正气，实为利水消肿之要药。可用治寒热虚实各种水肿。治疗水湿内停所致之水肿、小便不利，常与泽泻、猪苓、白术、桂枝等同用，如五苓散（《伤寒论》）；治脾肾阳虚水肿，可与附子、生姜同用，如真武汤（《伤寒论》）；用于水热互结，阴虚小便不利水肿，与滑石、阿胶、泽泻合用，如猪苓汤（《伤寒论》）。

2.痰饮。本品善渗泄水湿，使湿无所聚，痰无由生，可治痰饮之目眩心悸，配以桂枝、白术、甘草同用，如苓桂术甘汤（《金匮要略》）；若饮停于胃而呕吐者，多和半夏、生姜合用，如小半夏加茯苓汤（《金匮要略》）。

3. 脾虚泄泻。本品能健脾渗湿而止泻，尤宜于脾虚湿盛泄泻，可与山药、白术、薏苡仁同用，如参苓白术散（《太平惠民和剂局方》）；茯苓味甘，善入脾经，能健脾补中，常配以人参、白术、甘草，治疗脾胃虚弱，倦怠乏力，食少便溏，如四君子汤（《太平惠民和剂局方》）。

4. 心悸，失眠。本品益心脾而宁心安神。常用治心脾两虚、气血不足之心悸，失眠，健忘，多与黄芪、当归、远志同用，如归脾汤（《济生方》）；若心气虚，不能藏神，惊恐而不安卧者，常与人参、龙齿、远志同用，如安神定志丸（《医学心悟》）。

【用法用量】煎服，9～15g。

【使用注意】虚寒精滑者忌服。

【古籍摘要】

《神农本草经》："主胸胁逆气，忧恚惊邪恐悸，心下结痛，寒热，烦满，咳逆，口焦舌干，利小便。久服安魂、养神、不饥、延年。"

《世补斋医书》："茯苓一味，为治痰主药，痰之本，水也，茯苓可以行水。痰之动，湿也，茯苓又可行湿。"

【现代研究】

化学成分：本品含 β - 茯苓聚糖，约占干重93%，另含茯苓酸、蛋白质、脂肪、卵磷脂、胆碱、组氨酸、麦角甾醇等。

药理作用：茯苓煎剂、糖浆剂、醇提取物、乙醚提取物，分别具有利尿、镇静、抗肿瘤、降血糖、增加心肌收缩力的作用。茯苓多糖有增强免疫功能的作用。茯苓有护肝作用，能降低胃液分泌，对胃溃疡有抑制作用。

临床研究：茯苓可治疗产后尿潴留、肝炎、各种恶性肿瘤、斑秃、小儿秋季腹泻、内耳眩晕症、精神分裂症等。

薏苡仁
《神农本草经》

本品为禾本科植物薏苡 *Coix lacryma-jobi* L. var. *ma-yuen*（Roman.）Stapf 的干燥成熟种仁。我国大部分地区均产，主产于福建、河北、辽宁等地。秋季果实成熟时采割植株，晒干，打下果实，再晒干，除去外壳、黄褐色种皮及杂质，收集种仁。生用或炒用。

【性能】甘、淡，凉。归脾、胃、肺经。

【功效】利水消肿，渗湿，健脾，除痹，清热排脓。

【应用】

1. 水肿，小便不利，脚气。本品淡渗甘补，既利水消肿，又健脾补中。常用于脾虚湿盛之水肿腹胀，小便不利，多与茯苓、白术、黄芪等药同用；治水肿喘急，如与郁李仁汁煮饭服食（《独行方》）；治脚气浮肿，可与防己、木瓜、苍术同用。

2. 脾虚泄泻。本品能渗除脾湿，健脾止泻，尤宜治脾虚湿盛之泄泻，常与人参、茯苓、白术等合用，如参苓白术散（《太平惠民和剂局方》）。

3. 湿痹拘挛。薏苡仁渗湿除痹，能舒筋脉，缓和拘挛。常用治湿痹而筋脉挛急疼痛，与独活、防风、苍术同用，如薏苡仁汤（《类证治裁》）；若治风湿久痹，筋脉挛急，用薏苡仁煮粥服，如薏苡仁粥（《食医心镜》）；本品药性偏凉，能清热而利湿，配杏仁、白豆蔻、滑石，可治湿温初起或暑湿邪在气分，头痛恶寒，胸闷身重，如三仁汤（《温病条辨》）。

4. 肺痈，肠痈。本品清肺肠之热，排脓消痈。治疗肺痈胸痛，咳吐脓痰，常与苇茎、冬瓜仁、桃仁等同用，如苇茎汤（《备急千金要方》）；治肠痈，可与附子、败酱草、丹皮合用，如薏苡附子败酱散（《金匮要略》）。

【用法用量】煎服，9～30g。清利湿热宜生用，健脾止泻宜炒用。

【使用注意】津液不足者慎用。

【鉴别用药】薏苡仁与茯苓功能相近，均利水消肿，渗湿健脾。然薏苡仁性凉而清热，排脓消痈，又擅除痹。而茯苓性平，且补益心脾，宁心安神。

【古籍摘要】

《神农本草经》："主筋急拘挛，不可屈伸，风湿痹，下气。"

《本草纲目》："薏苡仁，阳明药也，能健脾益胃。虚则补其母，故肺痿、肺痈用之。筋骨之病，以治阳明为本，故拘挛筋急、风痹者用之。土能胜水除湿，故泄泻、水肿用之。"

【现代研究】

化学成分：本品含脂肪油、薏苡仁酯、薏苡仁内酯、薏苡多糖A、薏苡多糖B、薏苡多糖C、氨基酸、维生素B_1等。

药理作用：薏苡仁煎剂、醇及丙酮提取物对癌细胞有明显抑制作用。薏苡仁内酯对小肠有抑制作用。其脂肪油能使血清钙、血糖量下降，并有解热、镇静、镇痛作用。

临床研究：薏苡仁治疗坐骨结节滑囊炎、食管癌、胃癌、结肠癌、直肠癌、传染性软疣、扁平疣有良效。

枳椇子
《新修本草》

本品为鼠李科植物枳椇 *Hovenia dulcis* Thunb. 的带有肉质果柄的果实或种子。主产于陕西、广东、湖北、浙江、江苏、安徽、福建等地。野生或栽培。10～11月果实成熟时采收。将果实连果柄摘下，晒干，或碾碎果壳，筛出种子，除去杂质，晒干，生用。

【性能】甘、酸，平。归脾经。

【功效】利水消肿，解酒毒。

【应用】

1. 水肿证。本品通利二便而消肿。用于水湿停蓄所致的水肿，小便不利，可与猪苓、泽泻、椿皮等同用。

2. 酒醉。本品善解酒毒，清胸膈之热。治酒醉后诸症，将本品与麝香为末，面糊为丸，盐汤送服，如枳椇子丸（《世医得效方》）；用于饮酒过度，成痨吐血，如《重庆草药》以之与红甘蔗、炖猪心肺服。

【用法用量】煎服，10～15g。

【古籍摘要】

《本草拾遗》："止渴除烦，去膈上热，润五脏，利大小便，功用如蜜。"

《滇南本草》："治一切左瘫右痪，风湿麻木，能解酒毒；或泡酒服之，亦能舒筋络，久服轻身延年。化小儿疳虫，健胃养脾。"

【现代研究】

化学成分：枳椇子含黑麦草碱、枳椇苷、葡萄糖及苹果酸钾等。

药理作用：枳椇子有显著的利尿作用，枳椇子皂苷有降压作用，枳椇子匀浆液有抗脂质过氧化作用和增强耐寒和耐热功能。

蕲蛇（蝮蛇）
《雷公炮炙论》

本品为蝰科动物五步蛇 *Agkistrodon acutus*（Güenther）的干燥体。主产于湖北、江西、浙江等地。多于夏、秋两季捕捉，剖开蛇腹，除去内脏，洗净，干燥。去头、鳞，切段生用、酒炙，或黄酒润透，去鳞、骨用。

【性能】甘、咸，温。有毒。归肝经。

【功效】祛风，通络，止痉。

【应用】

1. 风湿顽痹，中风半身不遂。本品具走窜之性，性温通络，能内走脏腑，外达肌表而透骨搜风，以祛内外之风邪，为截风要药，又能通经络，凡风湿痹证无不宜之，尤善治病深日久之风湿顽痹，经络不通，麻木拘挛，以及中风口眼㖞斜，半身不遂者，常与防风、羌活、当归等配伍，如白花蛇酒（《濒湖集简方》）。

2. 小儿惊风，破伤风。本品入肝，既能祛外风，又能息内风，风去则惊搐自定，为治抽搐痉挛的常用药。治小儿急慢惊风、破伤风之抽搐痉挛，多与乌梢蛇、蜈蚣同用，如定命散（《圣济总录》）。

3. 麻风，疥癣。本品能外走肌表而祛风止痒，兼以毒攻毒，故常用治风毒之邪壅于肌肤。治麻风，每与大黄、蝉蜕、皂角刺等相配，如追风散（《秘传大麻风方》）；治疥癣，可与荆芥、薄荷、天麻同用，如驱风膏（《医垒元戎》）。

此外，本品有毒，能以毒攻毒，可治瘰疬、梅毒、恶疮。

【用法用量】煎汤，3～9g；研末吞服，一次1～1.5g，一日2～3次。或酒浸、熬膏、入丸散服。

【使用注意】阴虚内热者忌服。

【古籍摘要】

《雷公炮炙论》："治风。引药至于有风疾处。"

《开宝本草》："主中风湿痹不仁，筋脉拘急，口面㖞斜，半身不遂，骨节疼痛，大风疥癞及暴风瘙痒，脚弱不能久立。"

《本草纲目》："能透骨搜风，截惊定搐，为风痹、惊搐、癫痫、恶疮要药，取其内走脏腑，外彻皮肤，无处不到也。"

【现代研究】

化学成分：本品含3种毒蛋白，即 AaT-Ⅰ、AaT-Ⅱ、AaT-Ⅲ，由18种氨基酸组成。并含透明质酸酶、出血毒素等。

药理作用：蕲蛇有镇静、催眠及镇痛作用；注射液有显著降压作用；水提物能激活纤溶系统；醇提物可增强巨噬细胞的吞噬能力，显著增加炭粒廓清率。

临床研究：蕲蛇可治疗坐骨神经痛。

不良反应：有蕲蛇制剂引起过敏反应的报道。

第四节　温里药食

丁　香
《雷公炮炙论》

本品为桃金娘科植物丁香 *Eugenia caryophyllata* Thunb. 的干燥花蕾。习称"公丁香"。主产于坦桑尼亚、马来西亚、印度尼西亚，我国主产于广东、海南等地。通常于9月至次年3月，花蕾由绿转红时采收，晒干。生用。

【性能】辛，温。归脾、胃、肺、肾经。

【功效】温中降逆，散寒止痛，温肾助阳。

【应用】

1. 胃寒呕吐、呃逆。本品辛温芳香，暖脾胃而行气滞，尤善降逆，故有温中散寒、降逆止呕、止呃之功，为治胃寒呕逆之要药。常与柿蒂、党参、生姜等同用，治虚寒呕逆，如丁香柿蒂汤（《症因脉治》）；与白术、砂仁等同用，治脾胃虚寒之吐泻、食少，如丁香散（《沈氏尊生书》）；治妊娠恶阻，可与人参、藿香同用（《证治准绳》）。

2. 脘腹冷痛。本品温中散寒止痛，可用治胃寒脘腹冷痛，常与延胡索、五灵脂、橘红等同用。

3. 阳痿，宫冷。本品性味辛温，入肾经，有温肾助阳起痿之功，可与附子、肉桂、淫羊藿等同用。

【用法用量】煎服，1 ～ 3g。外用适量。

【使用注意】热证及阴虚内热者忌用。畏郁金。

【古籍摘要】

《日华子本草》："治口气，反胃，疗肾气，奔豚气，阴痛，壮阳，暖腰膝。"

《本草正》："温中快气。治上焦呃逆，除胃寒泻痢、七情五郁。"

《得配本草》："丁香，得五味子治奔豚，配甘蔗、姜汁治干呕。"

【现代研究】

化学成分：含挥发油 16% ～ 19%，油中主要成分是丁香油酚、乙酰丁香油酚，微量成分有丁香烯醇、庚酮、水杨酸甲脂、α－丁香烯、胡椒酚、苯甲醇、苯甲醛等。

药理作用：本品内服能促进胃液分泌，增强消化能力，减轻恶心呕吐，缓解腹部气胀，为芳香健胃剂；其水提物、醚提物均有镇痛抗炎作用；丁香酚有抗惊厥作用；其煎剂对葡萄球菌、链球菌及白喉、变形、绿脓、大肠、痢疾、伤寒等杆菌均有抑制作用，并有较好的杀螨作用；另有抗血小板聚集、抗凝、抗血栓形成、抗腹泻、利胆和抗缺氧等作用。

临床研究：丁香可治疗小儿腹泻、牙痛、腮腺炎、急性胃肠炎、乙型肝炎、痹证、头痛、妊娠呕吐、足癣、口腔溃疡等。

附药：母丁香

本品为丁香的成熟果实，又名鸡舌香。性味功效与公丁香相似，但气味较淡，功力较逊。用法用量与公丁香同。

小茴香
《新修本草》

本品为伞形科植物茴香 *Foeniculum vulgare* Mill. 的干燥成熟果实。全国各地均有栽培。秋季果实初熟时采割植株，晒干，打下果实，除去杂质。生用或盐水炙用。

【性能】辛，温。归肝、肾、脾、胃经。

【功效】散寒止痛，理气和胃。

【应用】

1. 寒疝腹痛，睾丸偏坠胀痛，少腹冷痛，痛经。本品辛温，能温肾暖肝，散寒止痛。常与乌药、青皮、高良姜等配伍，用治寒疝腹痛，如天台乌药散（《医学发明》）；亦可用本品炒热，布裹温熨腹部。与橘核、山楂等同用，可治肝气郁滞，睾丸偏坠胀痛，如香橘散（《张氏医通》）；治肝经受寒之少腹冷痛，或冲任虚寒之痛经，可与当归、川芎、肉桂等同用。

2. 中焦虚寒气滞证。本品辛温能温中散寒止痛，并善理脾胃之气而开胃、止呕。治胃寒气滞之脘腹胀痛，可与高良姜、香附、乌药等同用；治脾胃虚寒的脘腹胀痛、呕吐食少，可与白术、陈皮、生姜等同用。

【用法用量】煎服，3 ～ 6g。外用适量。

【使用注意】阴虚火旺者慎用。

【古籍摘要】

《新修本草》："主诸瘘、霍乱及蛇伤。"

【现代研究】

化学成分：本品含挥发油 3% ～ 6%，主要成分为反式茴香脑、柠檬烯、葑酮、爱草脑、γ - 松油烯、α - 蒎烯、月桂烯等，少量的香桧烯、茴香脑、茴香醛等。另含脂肪油约 18%，其脂肪酸中主要为岩芹酸，还有油酸、亚油酸、棕榈酸、花生酸等。

药理作用：本品对家兔在体肠蠕动有促进作用；十二指肠或口服给药对大鼠胃液分泌及 Shay 溃疡和应激性溃疡胃液分泌均有抑制作用；能促进胆汁分泌，并使胆汁固体成分增加；其挥发油对豚鼠气管平滑肌有松弛作用，并能促进肝组织再生；另有镇痛及己烯雌酚样作用等。

临床研究：小茴香可治疗小儿脐周腹痛、十二指肠溃疡、嵌闭性小肠疝、鞘膜积液、阴囊象皮肿等。

附药：八角茴香

本品为木兰科植物八角茴香 *Illicium verum* Hook. F. 的成熟果实。又名大茴香、八角。主产于亚热带地区。生用或盐水炒用。性味、功效与小茴香相似，但功力较弱，主要用作食物调味品。用法用量与小茴香同。

花 椒

《神农本草经》

本品为芸香科植物青椒 *Zanthoxylum schinifolium* Sieb. et Zucc. 或花椒 *Z. bungeanum* Maxim. 的干燥成熟果皮。我国大部分地区有分布，但以四川产者为佳，故又名川椒、蜀椒。秋季采收成熟果实，晒干，除去种子及杂质。生用或炒用。

【性能】辛、温。归脾、胃、肾经。

【功效】温中止痛，杀虫止痒。

【应用】

1. 中寒腹痛，寒湿吐泻。本品辛散温燥，入脾胃经，长于温中燥湿、散寒止痛、止呕止泻。常与生姜、白豆蔻等同用，治疗外寒内侵之胃寒腹痛、呕吐等症；与干姜、人参等配伍，治疗脾胃虚寒之脘腹冷痛、呕吐、不思饮食等，如大建中汤（《金匮要略》）；与肉豆蔻同用，可治夏伤湿冷，泄泻不止，如川椒丸（《小儿卫生总微论方》）。

2. 虫积腹痛，湿疹，阴痒。本品有驱蛔杀虫之功。常与乌梅、干姜、黄柏等同用，治疗虫积腹痛，手足厥逆，烦闷吐蛔等，如乌梅丸（《伤寒论》）；单用煎液作保留灌肠，用治小儿蛲虫病，肛周瘙痒；若与吴茱萸、蛇床子、藜芦、陈茶、烧盐同用，水煎熏洗，治妇人阴痒不可忍，非以热汤泡洗不能已者，如椒茱汤（《医级》）；单用或与苦参、蛇床子、地肤子、黄柏等同用，煎汤外洗，治湿疹瘙痒。

【用法用量】煎服，3～6g。外用适量，煎汤熏洗。

【古籍摘要】

《神农本草经》："主邪气咳逆，温中，逐骨节皮肤死肌，寒湿痹痛，下气。"

《本草纲目》："椒，纯阳之物，其味辛而麻，其气温以热。入肺散寒，治咳嗽；入脾除湿，治风寒湿痹，水肿泻痢；入右肾补火，治阳衰溲数，足弱，久痢诸证。"

【现代研究】

化学成分：果皮中挥发油的主要成分为柠檬烯，占总油量的25.10%，1,8-桉叶素占21.98%，月桂烯占11.99%，还含α-蒎烯、β-蒎烯、香桧烯、紫苏烯、芳樟醇、爱草脑等。果皮还含香草木宁碱、菌芋碱、单叶芸香品碱、脱肠草素等。

药理作用：本品具有抗动物实验性胃溃疡形成的作用；对动物离体小肠有双向调节作用，小剂量时兴奋，大剂量时抑制；并有镇痛抗炎作用；其挥发油对11种皮肤癣菌和4种深部真菌均有一定的抑制和杀死作用，其中羊毛小孢子菌和红色毛癣菌最敏感，并能杀疥螨等。

临床研究：花椒可治胆道蛔虫病、顽癣、真菌性阴道炎、绦虫病、牙痛、支气管哮喘、鸡眼等。

荜　茇

《新修本草》

本品为胡椒科植物荜茇 *Piper longum* L. 的干燥近成熟或成熟果穗。产于广东、云南等地。9～10月间果穗由绿变黑时采收，除去杂质，晒干。生用。

【性能】辛，热。归胃、大肠经。

【功效】温中散寒，下气止痛。

【应用】

胃寒腹痛，呕吐，呃逆，泄泻。本品辛散温通，能温中散寒止痛，降胃气，止呕呃。常与干姜、厚朴、附子等配伍，用治胃寒脘腹冷痛、呕吐、呃逆、泄泻等，如荜茇丸（《圣济总录》）；与白术、干姜、肉豆蔻等同用，可治脾胃虚寒之腹痛冷泻，如荜茇散（《圣济总录》）。

此外，以本品配胡椒研末，填塞龋齿孔中，可治龋齿疼痛。

【用法用量】 煎服，1.5～3g。外用适量。

【古籍摘要】

《本草纲目》："荜茇，为头痛、鼻渊、牙痛要药，取其辛热能入阳明经散浮热也。"

《本草便读》："荜茇，大辛大热，味类胡椒，入胃与大肠，阳明药也。温中散寒，破滞气，开郁结，下气除痰，又能散上焦之浮热，凡一切牙痛、头风、吞酸等症，属于阳明湿火者，皆可用此以治之。"

【现代研究】

化学成分：果实含胡椒碱、棕榈酸、四氢胡椒酸、挥发油等。

药理作用：本品挥发油非皂化物能降低动物外源性及内源性总胆固醇；挥发油能对抗多种条件所致的缺氧及心肌缺血；纠正动物实验性心律失常；并有镇静、镇痛、解热等作用。

临床研究：荜茇可治疗牙痛、心绞痛急性发作、三叉神经痛、乳腺炎等。

黑胡椒
《新修本草》

本品为胡椒科植物胡椒 *Piper nigrum* L. 的干燥近成熟果实。主产于海南、广东、广西、云南等地。秋末至次春果实呈暗绿色时采收，晒干。

【性能】 辛，热。归胃、大肠经。

【功效】 温中散寒，下气消痰。

【应用】

1. 胃寒腹痛，呕吐泄泻。本品味辛性热，能温中散寒止痛，用治胃寒脘腹冷痛、呕吐，可单用研末入猪肚中炖服，或与高良姜、荜茇等同用；治反胃及不怡饮食，可与半夏、姜汁为丸服；治脾胃虚寒之泄泻，可与吴茱萸、白术等同用。

2. 癫痫。本品辛散温通，能下气行滞，消痰宽胸，治痰气郁滞、蒙蔽清窍所致的癫痫痰多之证，常与荜茇等分为末服。

此外，作调味品，有开胃进食的作用。

【用法用量】 煎服，2～4g；研末服，每次0.6～1.5g。外用适量。

【古籍摘要】

《新修本草》:"主下气,温中,祛痰,除脏腑中风冷。"

《本草经疏》:"胡椒,其味辛,气大温,性虽无毒,然辛温太甚,过服未免有害,气味俱厚,阳中之阳也。其主下气、温中、祛痰,除脏腑中风冷者,总因肠胃为寒冷所乘,以致脏腑不调,痰气逆上,辛温暖肠胃而散风冷,则痰气降,脏腑和,诸证廖矣。"

【现代研究】

化学成分:含挥发油,黑胡椒含 1.2% ~ 2.6%,尚含胡椒碱、胡椒林碱、胡椒油 A、胡椒油 B、胡椒油 C、胡椒新碱等。

药理作用:胡椒碱能延长给戊巴比妥的大鼠睡眠时间,抗电或戊四氮致动物惊厥的作用;口服本品能促进大鼠胆汁的分泌;并有抗炎作用。

临床研究:胡椒可治疗胃痛、急慢性湿疹、小儿腹泻、牙痛、冻疮、疟疾等。

肉 桂

《神农本草经》

本品为樟科植物肉桂 *Cinnamomum cassia* Presl 的干燥树皮。主产于广东、广西、海南、云南等地。多于秋季剥取,刮去栓皮,阴干。因剥取部位及品质的不同而加工成多种规格,常见的有企边桂、板桂、油板桂等。生用。

【性能】辛、甘,大热。归肾、脾、心、肝经。

【功效】补火助阳,散寒止痛,温经通脉,引火归原。

【应用】

1. 阳痿,宫冷。本品辛甘大热,能补火助阳,益阳消阴,作用温和持久,为治命门火衰之要药。常配附子、熟地黄、山茱萸等,用治肾阳不足、命门火衰的阳痿宫冷,腰膝冷痛,夜尿频多,滑精遗尿等,如肾气丸(《金匮要略》)、右归饮(《景岳全书》)。

2. 腹痛,寒疝。本品甘热助阳以补虚,辛热散寒以止痛,善去痼冷沉寒。治寒邪内侵或脾胃虚寒的脘腹冷痛,可单用研末,酒煎服;或与干姜、高良姜、荜茇等同用,如大已寒丸(《太平惠民和剂局方》);治寒疝腹痛,多与吴茱萸、小茴香等同用。

3. 腰痛,胸痹,阴疽,闭经,痛经。本品辛散温通,能行气血、运经脉、散寒止痛。常与独活、桑寄生、杜仲等同用,治风寒湿痹,尤以治寒痹腰痛为主,如独活寄生汤(《备急千金要方》);与附子、干姜、川椒等同用,可治胸阳不振、寒邪内侵的胸痹心痛,如桂附丸(《寿世保元》);与鹿角胶、炮姜、麻黄等同用,可治阳虚寒凝、血滞痰阻的阴疽、流注等,如阳和汤(《外科证治全生集》);若与当归、川芎、小茴香等同用,可治冲任虚寒、寒凝血滞的闭经、痛经等症,如少腹逐瘀汤(《医林改错》)。

4. 虚阳上浮诸症。本品大热入肝肾,能使因下元虚衰所致上浮之虚阳回归故里,故曰引火归原。用治元阳亏虚、虚阳上浮的面赤、虚喘、汗出、心悸、失眠、脉微弱，常与山茱萸、五味子、人参、牡蛎等同用。

此外，久病体虚、气血不足者，在补气益血方中加入少量肉桂，有鼓舞气血生长之效。

【用法用量】煎服，1～4.5g，宜后下或焗服；研末冲服，每次1～2g。

【使用注意】阴虚火旺，里有实热，血热妄行出血及孕妇忌用。畏赤石脂。

【鉴别用药】肉桂、附子、干姜性味均辛热，能温中散寒止痛，用治脾胃虚寒之脘腹冷痛、大便溏泻等。然干姜主入脾胃，长于温中散寒、健运脾阳而止呕；肉桂、附子味甘而大热，散寒止痛力强，善治脘腹冷痛甚者及寒湿痹痛证，二者又能补火助阳，用治肾阳虚证及脾肾阳虚证。肉桂还能引火归原，温经通脉，用治虚阳上浮及胸痹、阴疽、闭经、痛经等。附子、干姜能回阳救逆，用治亡阳证。此功附子力强，干姜力弱，常相须为用。干姜尚能温肺化饮，用治肺寒痰饮咳喘。

肉桂、桂枝性味均辛甘温，能散寒止痛、温经通脉，用治寒凝血滞之胸痹、闭经、痛经、风寒湿痹证。肉桂长于温里寒，用治里寒证；又能补火助阳，引火归原，用治肾阳不足、命门火衰之阳痿宫冷，下元虚衰、虚阳上浮之虚喘、心悸等。桂枝长于散表寒，用治风寒表证；又能助阳化气，用治痰饮、蓄水证。

【古籍摘要】

《神农本草经》："主上气咳逆结气，喉痹吐吸，利关节，补中益气。"

《汤液本草》："补命门不足，益火消阴。"

《本草求真》："大补命门相火，益阳治阴。凡沉寒痼冷、营卫风寒、阳虚自汗、腹中冷痛、咳逆结气、脾虚恶食、湿盛泄泻、血脉不通、胎衣不下、目赤肿痛，因寒因滞而得者，用此治无不效。"

【现代研究】

化学成分：肉桂中含挥发油（桂皮油）1.98%～2.06%，主要成分为桂皮醛，占52.92%～61.20%，尚含有肉桂醇、肉桂醇醋酸酯、肉桂酸、醋酸苯丙酯、香豆素、黏液、鞣质等。

药理作用：肉桂有扩张血管、促进血液循环、增强冠脉及脑血流量、使血管阻力下降等作用；在体外，其甲醇提取物及桂皮醛有抗血小板凝集、抗凝血酶作用；桂皮油、桂皮醛、肉桂酸钠具有镇静、镇痛、解热、抗惊厥等作用；桂皮油能促进肠运动，增强消化机能，排除消化道积气，缓解胃肠痉挛性疼痛，并可引起子宫充血；其肉桂水提物、醚提物对动物实验性胃溃疡的形成有抑制作用。肉桂酸具有使人肺腺癌细胞逆转的作用。肇庆产肉桂降糖作用明显。桂皮油对革兰阴性菌及阳性菌有抑制作用。桂皮的乙醚、醇及水浸液对多种致病性真菌有一定的抑制作用。

临床研究：肉桂可治疗肾阳虚型腰痛、冻疮、神经性皮炎、小儿腹泻、小儿口角流涎、支气管哮喘、老年性支气管肺炎、狭窄性腱鞘炎等。

第五节 理气药食

刀 豆

《救荒本草》

本品为豆科植物刀豆 *Canavaliagladiata*（Jacq.）DC. 的成熟种子。主产于江苏、安徽、湖北、四川等地。秋季种子成熟时采收荚果，剥取种子，晒干。生用。

【性能】甘，温。归胃、肾经。

【功效】降气止呃，温肾助阳。

【应用】

1. 呃逆，呕吐。本品甘温暖胃，性主沉降，能温中和胃、降气止呃。可与丁香、柿蒂等同用，治中焦虚寒之呕吐、呃逆。

2. 肾虚腰痛。本品甘温，入肾经而能温肾助阳。可单用治肾阳虚腰痛，如《重庆草药》所载单方，以刀豆两粒，包于猪腰内烧熟食，或配杜仲、桑寄生、牛膝等同用。

【用法用量】煎服，6～9g。

【古籍摘要】

《本草纲目》:"温中下气，利肠胃，止呃逆，益肾补元。""主治胸脘滞气，脾肾亏损，壮元阳。"

【现代研究】

化学成分:本品含尿素酶、血球凝集素、刀豆氨酸以及淀粉、蛋白质、脂肪等。

药理作用:刀豆中所含伴刀豆球蛋白 A 与核糖、腺嘌呤协同，有促进缺血后心功能不全恢复的作用；伴刀豆球蛋白有抗肿瘤作用；左旋刀豆氨酸可抑制 Lee 流感病毒的繁殖，在组织培养中抑制作用更强。

临床研究:刀豆可治疗肾虚遗尿、尿频、落枕等。

不良反应:曾有报道，食用刀豆引起 36 人中毒，临床症状主要为急性胃肠炎（恶心、腹胀、腹痛、呕吐），病程 2～3 天，无死亡。刀豆所含皂素、植物血球凝集素、胰蛋白酶抑制物等为有毒成分，100℃即能破坏，本次中毒时因烹饪温度不够、时间过短所致。一旦发生中毒可采用及早主动呕吐、洗胃等方法，据病情可服用复方樟脑酊、阿托品、颠茄、维生素 B 或中成药等，重者静滴 10% 葡萄糖及维生素 C 以促进排泄毒物，纠正水和电解质紊乱。

佛 手

《滇南本草》

本品为芸香科植物佛手 *Citrus medica* L. var. *Sarcodactylis* Swingle 的干燥果实。主产于广东、福建、云南、四川等地。秋季果实尚未变黄或刚变黄时采收，纵切成薄片，晒干或低温干燥。生用。

【性能】辛、苦，温。归肝、脾、胃、肺经。

【功效】疏肝解郁，理气和中，燥湿化痰。

【应用】

1. 肝郁胸胁胀痛。本品辛行苦泄，善疏肝解郁、行气止痛。治肝郁气滞及肝胃不和之胸胁胀痛、脘腹痞满等，可与柴胡、香附、郁金等同用。

2. 气滞脘腹疼痛。本品辛行苦泄，气味芳香，能醒脾理气，和中导滞。治脾胃气滞之脘腹胀痛、呕恶食少等，多与木香、香附、砂仁等同用。

3. 久咳痰多，胸闷作痛。本品芳香醒脾，苦温燥湿而善健脾化痰，辛行苦泄又能疏肝理气。治咳嗽日久痰多、胸膺作痛者，可与丝瓜络、瓜蒌皮、陈皮等配伍。

【用法用量】煎服，3 ~ 9g。

【古籍摘要】

《本草纲目》："煮酒饮，治痰气咳嗽。煎汤，治心下气痛。"

《本草再新》："治气疏肝，和胃化痰，破积，治噎膈反胃，消癥瘕瘰疬。"

《本草便读》："佛手，理气快膈，惟肝脾气滞者宜之，阴血不足者，亦嫌其燥耳。"

【现代研究】

化学成分：佛手含挥发油、香豆精类化合物。主要成分有佛手内酯、柠檬内酯、橙皮苷、布枯叶苷（地奥明）等。

药理作用：佛手醇提取物对肠道平滑肌有明显的抑制作用；有扩张冠状血管、增加冠脉血流量的作用，高浓度时抑制心肌收缩力、减缓心率、降低血压、保护实验性心肌缺血；佛手有一定的平喘、祛痰作用；佛手多糖对多环节免疫功能有明显促进作用，可促进腹腔巨噬细胞的吞噬功能，明显对抗环磷酰胺所致的免疫功能低下。

临床研究：佛手治慢性支气管炎、肺气肿、胆绞痛、小儿传染性肝炎、消化不良、脘腹胀满、胃痛等。

橘 皮

《神农本草经》

本品为芸香科植物橘 *Citrus reticulata* Blanco 及其栽培变种的成熟干燥果皮。主产于广东、福建、四川、浙江、江西等地。秋末冬初果实成熟时采收果皮，晒干或低温干燥。以陈久者为佳，故称陈皮。广东新会产者称新会皮、广陈皮。切丝，生用。

【性能】辛、苦，温。归脾、肺经。

【功效】理气健脾，燥湿化痰。

【应用】

1.脾胃气滞证。本品辛行温通，有行气止痛、健脾和中之功，因其苦温而燥，故寒湿阻中之气滞最宜。治疗中焦寒湿脾胃气滞之脘腹胀痛、恶心呕吐、泄泻等，常与苍术、厚朴等同用，如平胃散（《太平惠民和剂局方》）；若食积气滞，脘腹胀痛，可配山楂、神曲等同用，如保和丸（《丹溪心法》）；若外感风寒，内伤湿滞之腹痛、呕吐、泄泻，可配藿香、苏叶等同用，如藿香正气散（《太平惠民和剂局方》）；若脾虚气滞之腹痛喜按、不思饮食、食后腹胀、便溏舌淡，可与党参、白术、茯苓等同用，如异功散（《小儿药证直诀》）。若脾胃气滞较甚，脘腹胀痛较剧，每与木香、枳实等同用，以增强行气止痛之功。

2.呕吐、呃逆。橘皮辛香而行，善疏理气机、条畅中焦而使之升降有序。治疗呕吐、呃逆，常配伍生姜、竹茹、大枣，如橘皮竹茹汤（《金匮要略》）；若脾胃寒冷，呕吐不止，可配生姜、甘草同用，如姜橘汤（《活幼心书》）。

3.湿痰、寒痰咳嗽。本品既能燥湿化痰，又能温化寒痰，且辛行苦泄而能宣肺止咳，为治痰之要药。治湿痰咳嗽，多与半夏、茯苓等同用，如二陈汤（《太平惠民和剂局方》）。若治寒痰咳嗽，多与干姜、细辛、五味子等同用，如苓甘五味姜辛汤（《伤寒论》）。若脾虚失运而致痰湿犯肺，可配党参、白术同用，如六君子汤（《医学正传》）。

4.胸痹。本品辛行温通，入肺走胸，而能行气通痹止痛。治疗胸痹之胸中气塞短气，可配伍枳实、生姜，如橘皮枳实生姜汤（《金匮要略》）。

【用法用量】煎服，3～9g。

【古籍摘要】

《神农本草经》："主胸中瘕热，逆气，利水谷，久服去臭，下气。"

《名医别录》："下气，止呕咳。""主脾不能消谷，气冲胸中，吐逆霍乱，止泄。"

《本草纲目》："疗呕哕反胃嘈杂，时吐清水，痰痞咳疟，大便闭塞，妇人乳痈。入食料，解鱼腥毒。""其治百病，总取其理气燥湿之功。同补药则补，同泻药则泻，同升药则升，同降药则降。"

【现代研究】

化学成分：橘皮中含有川陈皮素、橙皮苷、新橙皮苷、橙皮素、对羟福林、黄酮化合物等。橘皮挥发油含量为1.5%～2.0%，广陈皮挥发油含量为1.2%～3.2%，其成分有 α-侧柏烯、柠檬烯等。

药理作用：本品煎剂对家兔、小白鼠离体肠管，以及麻醉兔、犬的胃肠运动均有直接抑制作用；小量煎剂可增强心脏收缩力，使心输出量增加，扩张冠脉，使冠脉流量增加，大剂量时可抑制心脏；陈皮水溶性总生物碱具有升高血压作用；陈皮提取物有清除氧自由基和抗脂质过氧化作用；鲜橘皮煎剂有扩张气管的作用；挥发油有刺激性祛痰作用，主要有效成分为柠檬烯；陈皮煎剂对小鼠离体子宫有抑制作用，高浓度则使之呈完全松弛状态，用煎剂静脉注射，使麻醉兔在位子宫呈强直性收缩；有利胆、降低血清胆固醇作用。

临床研究：陈皮可治疗各种胃炎、溃疡性结肠炎、急性乳腺炎、小儿喘息性支气管炎等。

薤 白
《神农本草经》

本品为百合科植物小根蒜 *Allium macrostemon* Bge. 或薤 *A. chinensisg* Don. 的地下干燥鳞茎。全国各地均有分布，主产于江苏、浙江等地。夏、秋两季采挖，洗净，除去须根，蒸透或置沸水中烫透，晒干。生用。

【性能】辛、苦，温。归肺、胃、大肠经。

【功效】通阳散结，行气导滞。

【应用】

1. 胸痹。本品辛散苦降、温通滑利，善散阴寒之凝滞，通胸阳之闭结，为治胸痹之要药。治寒痰阻滞、胸阳不振所致的胸痹，常与瓜蒌、半夏、枳实等配伍，如瓜蒌薤白白酒汤、瓜蒌薤白半夏汤、枳实薤白桂枝汤等（《金匮要略》）；若治痰瘀胸痹，则可与丹参、川芎、瓜蒌皮等同用。

2. 脘腹痞满胀痛，泻痢里急后重。本品辛行苦降，有行气导滞、消胀止痛之功。治胃寒气滞之脘腹痞满胀痛，可与高良姜、砂仁、木香等同用；若治胃肠气滞，泻痢里急后重，可单用本品或与木香、枳实配伍。

【用法用量】煎服，5～9g。

【古籍摘要】

《本草纲目》："治少阴病厥逆泻痢及胸痹刺痛，下气散血。"

《长沙药解》："肺病则逆，浊气不降，故胸膈痹塞；肠病则陷，清气不升，故肛门重坠。薤白，辛温通畅，善散壅滞，故痹者下达而变冲和，重者上达而化轻清。"

《本草求真》："薤，味辛则散，散则能使在上寒滞立消；味苦则降，降则能使在下寒滞立下；气温则散，散则能使在中寒滞立除；体滑则通，通则能使久痼寒滞立解。是以下痢可除，瘀血可散，喘急可止，水肿可敷，胸痹刺痛可愈，胎产可治，汤火及中恶猝死可救，实通气、滑窍、助阳佳品也。"

【现代研究】

化学成分：本品含大蒜氨酸、甲基大蒜氨酸、大蒜糖等，醇提取物含有前列腺素

A_1 和前列腺素 B_1 等。

药理作用：薤白提取物能明显降低血清过氧化脂质，抗血小板凝集，降低动脉脂质斑块，具有预防实验性动脉粥样硬化作用；薤白提取物对动物（大鼠、小鼠）心肌缺氧、缺血及缺血再灌注心肌损伤有保护作用；薤白煎剂对痢疾杆菌、金黄色葡萄球菌、肺炎球菌有抑制作用。

临床研究：薤白可治疗室性早搏、心绞痛、慢性心功能不全、痢疾、冠心病、急慢性支气管炎、阻塞性肺气肿、哮喘、液气胸及脾虚痰湿性胃炎。

香　橼
《本草拾遗》

本品为芸香科植物枸橼 *Gitrus medica* L. 或香橼 *C. wilsonii* Tanaka 的成熟果实。主产于浙江、江苏、广东、广西等地。秋季果实成熟时采收。趁鲜切片，除去种子及瓤，晒干或低温干燥。香橼亦可整个或对剖两半后，晒干或低温干燥。生用。

【性能】辛、微苦、酸，温。归肝、脾、胃、肺经。

【功效】疏肝解郁，理气和中，燥湿化痰。

【应用】

1. 肝郁胸胁胀痛。本品辛能行散，苦能疏泄，入肝经而能疏理肝气而止痛。治肝郁胸胁胀痛，常配柴胡、郁金、佛手等同用。本品功同佛手，但效力较逊。

2. 气滞脘腹胀痛。本品气香醒脾，辛行苦泄，入脾胃以行气宽中。用治脾胃气滞之脘腹胀痛，嗳气吞酸，呕恶食少，可与木香、砂仁、藿香等同用。

3. 痰饮咳嗽，胸膈不利。本品苦燥降泄以化痰止咳，辛行入肺而理气宽胸。用治痰多、咳嗽、胸闷等，常配伍生姜、半夏、茯苓等。

【用法用量】煎服，3 ～ 9g。

【古籍摘要】

《本草通玄》："香橼性中和，单用多用亦损正气，与参、术同行则无弊也。"

《本草从新》："平肝舒郁，理肺气，通经利水。"

《本草便读》："下气消痰，宽中快膈。"

【现代研究】

化学成分：本品枸橼及香橼均含橙皮苷、柠檬酸、苹果酸、维生素 C 及挥发油等。

药理作用：香橼具有抗炎作用；能降低马血细胞之凝集；有抗病毒作用；有促进胃肠蠕动、健胃及祛痰作用。

临床研究：香橼可治疗浅表性胃炎，因胃及十二指肠急慢性炎症、痉挛、溃疡等引起的胃脘痛、胃癌前期病变等。

玫瑰花
《食物本草》

本品为蔷薇科植物玫瑰 *Rosa rugosa* Thunb. 的干燥花蕾。主产于江苏、浙江、福建、山东、四川等地。春末夏初花将开放时分批采摘，除去花柄及蒂，及时低温干燥。生用。

【性能】甘、微苦，温。归肝、脾经。

【功效】疏肝解郁，活血止痛。

【应用】

1. 肝胃气痛。本品芳香行气，味苦疏泄，有疏肝解郁、醒脾和胃、行气止痛之功。用治肝郁犯胃之胸胁脘腹胀痛，呕恶食少，可与香附、佛手、砂仁等配伍。

2. 月经不调、经前乳房胀痛。本品善疏解肝郁，调经解郁胀，治肝气郁滞之月经不调，经前乳房胀痛，可与当归、川芎、白芍等配伍。

3. 跌打伤痛。本品味苦疏泄，性温通行，故能活血散瘀以止痛。治疗跌打损伤，瘀肿疼痛，可与当归、川芎、赤芍等配伍。

【用法用量】煎服，1.5～6g。

【古籍摘要】

《药性考》："行血破积，损伤瘀痛。"

《本草纲目拾遗》："和血行血，理气，治风痹、噤口痢、乳痈、肿毒初起、肝胃气痛。"

《本草正义》："玫瑰花，香气最浓，清而不浊，和而不猛，柔肝醒胃，流气活血，宣通室滞而绝无辛温刚燥之弊，断推气分药之中，最有捷效而最为驯良者，芳香诸品，殆无其匹。"

【现代研究】

化学成分：本品含挥发油。油中主要成分为香茅醇、牻牛儿醇、橙花醇、丁香油酚、苯乙醇。此外，尚含槲皮苷、鞣质、脂肪油、有机酸等。

药理作用：玫瑰油对大鼠有促进胆汁分泌作用；玫瑰花对实验性动物心肌缺血有一定的保护作用。

临床研究：玫瑰花可治疗气滞血瘀型冠心病心绞痛、胃痛、消化不良、肺结核咳血、梅核气等。

第六节　补气药食

人　参
《神农本草经》

本品为五加科植物人参 *Panaxginseng* C. A. Mey. 的根。主产于吉林、辽宁、黑龙江。以吉林抚松县产量最大，质量最好，称吉林参。野生者名"山参"；栽培者称"园参"。园参一般应栽培 6～7 年后收获。鲜参洗净后干燥者称"生晒参"；蒸制后干燥者称"红参"；加工断下的细根称"参须"。山参经晒干称"生晒山参"。切片或粉碎用。

【性能】甘、微苦，平。归肺、脾、心经。

【功效】大补元气，补脾益肺，生津，安神益智。

【应用】

1.元气虚脱证。本品能大补元气，复脉固脱，为拯危救脱要药。适用于因大汗、大泻、大失血或大病、久病所致的元气虚极欲脱，气短神疲，脉微欲绝的重危证候。单用有效，如独参汤（《景岳全书》）。若气虚欲脱兼见汗出，四肢逆冷者，应与附子同用，以补气固脱与回阳救逆，如参附汤（《正体类要》）。若气虚欲脱兼见汗出身暖，渴喜冷饮，舌红干燥者，本品兼能生津，常与麦冬、五味子配伍，以补气养阴，敛汗固脱，如生脉散（《内外伤辨惑论》）。

2.肺脾心肾气虚证。本品为补肺要药，可改善短气喘促、懒言声微等肺气虚衰症状。治肺气咳喘、痰多者，常与五味子、苏子、杏仁等药同用，如补肺汤（《备急千金要方》）。

本品亦为补脾要药，可改善倦怠乏力、食少便溏等脾气虚衰症状。因脾虚不运常兼湿滞，故常与白术、茯苓等健脾利湿药配伍，如四君子汤（《太平惠民和剂局方》）。若脾气虚弱，不能统血，导致长期失血者，本品又能补气以摄血，常与黄芪、白术等补中益气之品配伍，如归脾汤（《济生方》）。若脾气虚衰，气虚不能生血，以致气血两虚者，本品还能补气以生血，可与当归、熟地黄等药配伍，如八珍汤（《正体类要》）。

本品又能补益心气，可改善心悸怔忡、胸闷气短、脉虚等心气虚衰症状，并能安神益智，治疗失眠多梦、健忘。常与酸枣仁、柏子仁等药配伍，如天王补心丹（《摄生秘剖》）。

本品还有补益肾气作用，不仅可用于肾不纳气的短气虚喘，还可用于肾虚阳痿。治虚喘，常与蛤蚧、五味子、胡桃等药同用。治肾阳虚衰、肾精亏虚之阳痿，则常与鹿茸等补肾阳、益肾精之品配伍。

3. 热病气虚津伤口渴及消渴证。热邪不仅容易伤津，而且易耗气，对于热病气津两伤、口渴、脉大无力者，本品既能补气，又能生津。治热伤气津者，常与知母、石膏同用，如白虎加人参汤（《伤寒论》）。消渴一病，虽有在肺、脾（胃）、肾的不同，但常常相互影响。其病理变化主要是阴虚与燥热，往往气阴两伤，人参既能补益肺脾肾之气，又能生津止渴，故治消渴的方剂中亦较常用。

此外，本品还常与解表药、攻下药等祛邪药配伍，用于气虚外感或里实热结而邪实正虚之证，有扶正祛邪之效。

【用法用量】煎服，3～19g；挽救虚脱可用 15～30g。宜文火另煎，分次兑服。野山参研末吞服，每次 2g，日服 2 次。

【使用注意】不宜与藜芦同用。

【古籍摘要】

《神农本草经》："补五脏，安精神，定魂魄，止惊悸，除邪气，明目，开心益智。"

《医学启源·药类法象》引《主治秘要》："补元气，止渴，生津液。"

《本草汇言》："补气生血，助精养神之药也。"

【现代研究】

化学成分：本品含多种人参皂苷、挥发油、氨基酸、微量元素及有机酸、糖类、维生素等成分。

药理作用：人参具有抗休克作用，人参注射液对失血性休克和急性中毒性休克患者比其他原因引起的休克，效果尤为显著；可使心搏振幅及心率显著增加，在心功能衰竭时，强心作用更为显著；能兴奋垂体－肾上腺皮质系统，提高应激反应能力；对高级神经活动的兴奋和抑制过程均有增强作用；能增强神经活动过程的灵活性，提高脑力劳动功能；有抗疲劳，促进蛋白质、RNA、DNA 的合成，促进造血系统功能，调节胆固醇代谢等作用；能增强机体免疫功能；能增强性腺机能，有促性腺激素样作用；能降低血糖。此外，尚有抗炎、抗过敏、抗利尿及抗肿瘤等多种作用。人参的药理活性常因机体状态不同而呈双向作用。

临床研究：人参可治疗脾肾两虚之 2 型糖尿病、白血病化疗引起的消化道反应及心肌酶谱变化、阳痿、老年性继发性性功能障碍、肾性贫血、休克、肺心病、白细胞减少、慢性肝炎、病毒性心肌炎、肿瘤等多种疾病。

不良反应：长期服人参或人参制剂，可出现腹泻、皮疹、失眠、神经过敏、血压升高、忧郁、性欲亢进（或性功能减退）、头痛、心悸等不良反应。出血是人参急性中毒的特征。临床还有人参蛤蚧精口服液致剥脱性皮炎、人参蜂王浆致急性肾炎血尿加重等报道。

山　药
《神农本草经》

本品为薯蓣科植物薯蓣 *Dioscorea opposita* Thunb. 的根茎。主产于河南，湖南、江南等地亦产。习惯认为河南（怀庆府）所产者品质最佳，故有"怀山药"之称。霜降后采挖，刮去粗皮，晒干或烘干，为"毛山药"；或再加工为"光山药"。润透，切厚片，生用或麸炒用。

【性能】甘，平。归脾、肺、肾经。

【功效】补脾养胃，生津益肺，补肾涩精。

【应用】

1.脾虚证。本品性味甘平，能补脾益气，滋养脾阴。多用于脾气虚弱或气阴两虚，消瘦乏力，食少，便溏；或脾虚不运，湿浊下注之妇女带下。唯其亦食亦药，"气轻性缓，非堪专任"，对气虚重证，常嫌力量不足。如治脾虚食少便溏的参苓白术散（《太平惠民和剂局方》），治带下的完带汤（《傅青主女科》），本品皆用作人参、白术等药的辅助药。因其含有较多营养成分，又容易消化，可制成食品长期服用，对慢性久病或病后虚弱羸瘦，需营养调补而脾运不健者，则是佳品。

2.肺虚证。本品又能补肺气，兼能滋肺阴。其补肺之力虽较和缓，但对肺脾气阴俱虚者，补土亦有助于生金。适用于肺虚咳喘，可与脾肺双补之太子参、南沙参等品同用，共奏补肺定喘之效。

3.肾虚证。本品还能补肾气，兼能滋养肾阴，对肾脾俱虚者，其补后天亦有助于充养先天。适用于肾气虚之腰膝酸软，夜尿频多或遗尿，滑精早泄，女子带下清稀及肾阴虚之形体消瘦、腰膝酸软、遗精等症。不少补肾名方，如肾气丸（《金匮要略》）、六味地黄丸（《小儿药证直诀》）中，都配有本品。

4.消渴气阴两虚证。消渴一病，与脾、肺、肾有关，气阴两虚为其主要病机。本品既补脾肺肾之气，又补脾肺肾之阴，常与黄芪、天花粉、知母等品同用，如玉液汤（《医学衷中参西录》）。

【用法用量】煎服，15～30g。麸炒可增强补脾止泻作用。

【古籍摘要】

《神农本草经》："补中，益气力，长肌肉。"

《本草纲目》："益肾气，健脾胃。"

《本草正》："其气轻性缓，非堪专任，故补脾肺必主参、术，补肾水必君茱、地，涩带浊须破故同研，固遗泄伏菟丝相济。"

【现代研究】

化学成分：本品含薯蓣皂苷元、黏液质、胆碱、淀粉、糖蛋白、游离氨基酸、止权素、维生素 C、淀粉酶等。

药理作用：山药对实验大鼠脾虚模型有预防和治疗作用，对离体肠管运动有双向调节作用，有助消化作用，对小鼠细胞免疫功能和体液免疫有较强的促进作用，并有降血糖、抗氧化等作用。

临床研究：山药可治疗小儿秋季腹泻、婴幼儿泄泻、消化不良、溃疡性口腔炎、湿疹等疾病。

甘　草
《神农本草经》

本品为豆科植物甘草 *Glycyrrhiza uralensis* Fisch.、胀果甘草 *G. inflata* Bat. 或光果甘草 *G. glabra* L. 的根及根茎。主产于内蒙古、新疆、甘肃等地。春、秋季采挖，以秋季采者为佳。除去须根，晒干，要厚片，生用或蜜炙用。

【性能】甘，平。归心、肺、脾、胃经。

【功效】补脾益气，祛痰止咳，缓急止痛，清热解毒，调和诸药。

【应用】

1. 心气不足之脉结代、心动悸。本品能补益心气，益气复脉。主要用于心气不足而致结代，心动悸者，如《伤寒类要》单用本品，主治伤寒耗伤心气之心悸、脉结代。若属气血两虚，宜与补气养血之品配伍，如炙甘草汤（《伤寒论》）以之与人参、阿胶、生地黄等品同用。

2. 脾气虚证。本品味甘，善入中焦，具有补益脾气之力。因其作用缓和，宜作为辅助药用，能“助参芪成气虚之功”（《本草正》），故常与人参、白术、黄芪等补脾益气药配伍，用于脾气虚弱之证。

3. 咳喘。本品能止咳，兼能祛痰，还略具平喘作用。单用有效。可随症配伍，用于寒热虚实多种咳喘，有痰无痰均宜。

4. 脘腹、四肢挛急疼痛。本品味甘能缓急，善于缓急止痛。对脾虚肝旺的脘腹挛急作痛或阴血不足之四肢挛急作痛，均常与白芍同用，即芍药甘草汤（《伤寒论》）。临床常以芍药甘草汤为基础，随症配伍，用于血虚、血瘀、寒凝等多种原因所致的脘腹、四肢挛急作痛。

5. 热毒疮疡、咽喉肿痛及药物、食物中毒。本品还长于解毒，应用十分广泛。生品药性微寒，可清解热毒。用治热毒疮疡，可单用煎汤浸渍，或熬膏内服。更常与紫花地丁、连翘等清热解毒、消肿散结之品配伍。用治热毒咽喉肿痛，宜与板蓝根、桔梗、牛蒡子等清热解毒利咽之品配伍。本品对附子等多种药物所致中毒，或多种食物所致中毒，有一定的解毒作用。对于药物或食物中毒的患者，在积极送医院抢救的同时，可用本品辅助解毒救急。

6. 调和药性。本品在许多方剂中都可发挥调和药性的作用。通过解毒,可降低方中某些药(如附子、大黄)的毒烈之性;通过缓急止痛,可缓解方中某些药(如大黄)刺激胃肠而引起的腹痛;其甜味浓郁,可矫正方中药物的滋味。

【用法用量】煎服,1.5～9g。生用性微寒,可清热解毒;蜜炙药性微温,并可增强补益心脾之气和润肺止咳作用。

【使用注意】不宜与京大戟、芫花、甘遂同用。本品有助湿壅气之弊,湿盛胀满、水肿者不宜用。大剂量久服可导致水钠潴留,引起浮肿。

【古籍摘要】

《名医别录》:"温中下气,烦满短气,伤脏咳嗽。"

《本草汇言》:"和中益气,补虚解毒之药也。"

《本草正》:"味至甘,得中和之性,有调补之功,故毒药得之解其毒,刚药得之和其性……助参芪成气虚之功。"

【现代研究】

化学成分:本品含三萜类(三萜皂苷甘草酸的钾、钙盐为甘草甜素,是甘草的甜味成分)、黄酮类、生物碱、多糖等成分。

药理作用:甘草有抗心律失常作用;有抗溃疡、抑制胃酸分泌、缓解胃肠平滑肌痉挛及镇痛作用,并与芍药的有效成分芍药苷有协同作用;能促进胰液分泌;有明显的镇咳作用,祛痰作用也较显著,还有一定的平喘作用;有抗菌、抗病毒、抗炎、抗过敏作用;能保护发炎的咽喉和气管黏膜;对某些毒物有类似葡萄糖醛酸的解毒作用;有类似肾上腺皮质激素样作用;还有抗利尿、降脂、保肝等作用。

临床研究:甘草内服可治疗婴幼儿腹泻、慢性咽炎、消化道溃疡、抑郁症、食物中毒、急性乳腺炎、尿崩症、银屑病、痤疮等,外治冻伤、皮肤破裂、手足癣等疾病。

不良反应:大剂量服用或小量长期服用本品,大约有20%的人可出现水肿、四肢无力、痉挛麻木、头晕、头痛、血压升高、低血钾等不良反应;老年人及患有心血管病、肾脏病者,易致高血压和充血性心脏病。长期服用甘草甜素可致非哺乳期妇女泌乳。

大　枣
《神农本草经》

本品为鼠李科植物枣 *Ziziphus jujuba* Mill. 的成熟果实。主产于河北、河南、山东等地。秋季果实成熟时采收,晒干,生用。

【性能】甘,温。归脾、胃、心经。

【功效】补中益气,养血安神。

【应用】

1. 用于脾虚证。本品甘温,能补脾益气,适用于脾气虚弱之消瘦、倦怠乏力、便溏等症。单用有效。若气虚乏力较甚，宜与人参、白术等补脾益气药配伍。

2.用于脏躁及失眠证。本品能养心安神，为治疗心失充养、心神无主而致脏躁的要药。单用有效，如《证治准绳》治脏躁自悲自哭自笑，以红枣烧存性，米饮调下。因其证多与心阴不足、心火浮亢有关，且往往心气亦不足，故常与小麦、甘草配伍，如甘麦大枣汤（《金匮要略》）。《备急千金要方》还用本品治疗虚劳烦闷不得眠者。

此外，本品与部分药性峻烈或有毒的药物同用，有保护胃气、缓和其毒烈药性之效，如十枣汤（《伤寒论》），即用以缓和甘遂、大戟、芫花的烈性与毒性。

【用法用量】劈破煎服，6～15g。

【古籍摘要】

《神农本草经》："安中养脾。"

《名医别录》："补中益气，强力，除烦闷。"

【现代研究】

化学成分：本品含有机酸、三萜苷类、生物碱类、黄酮类、糖类、维生素类、氨基酸、挥发油、微量元素等成分。

药理作用：大枣能增强肌力，增加体重；能增加胃肠黏液，纠正胃肠病损，保护肝脏；有增加白细胞内 cAMP 含量、抗变态反应作用；有镇静催眠作用；还有抑制癌细胞增殖、抗突变、镇痛及镇咳、祛痰等作用。

临床研究：大枣可治疗过敏性紫癜、脾胃虚寒型泻痢、银屑病、再生障碍性贫血、白细胞减少症、慢性萎缩性胃炎、小儿哮喘、更年期综合征等。

白扁豆

《名医别录》

本品为豆科植物扁豆 *Dolichos lablab* L. 的成熟种子。主产于江苏、河南、安徽等地。秋季果实成熟时采取，晒干，生用或炒用。

【性能】甘，微温。归脾、胃经。

【功效】补脾和中，化湿。

【应用】

1.脾气虚证。本品能补气以健脾，兼能化湿，药性温和，补而不滞，适用于脾虚湿滞之食少、便溏或泄泻。唯其"味轻气薄，单用无功，必须同补气之药共用为佳"，如参苓白术散（《太平惠民和剂局方》），以本品作为人参、白术等药物的辅助。本品还可用于脾虚湿浊下注之白带过多，宜与白术、苍术、芡实等补气健脾除湿之品配伍。

2.暑湿吐泻。暑多夹湿，夏日暑湿伤中，脾胃不和，易致吐泻。本品能健脾化湿以和中，性虽偏温，但无温燥助热伤津之弊，故可用于暑湿吐泻。如《备急千金要方》单用本品水煎服。偏于暑热夹湿者，宜与荷叶、滑石等清暑、渗湿之品配伍。若属暑月乘凉饮冷，外感于寒，内伤于湿之"阴暑"，宜配伍散寒解表、化湿和中之品，如香薷散（《太平惠民和剂局方》），以之与香薷、厚朴同用。

【用法用量】煎服，10～15g。炒后可使健脾止泻作用增强，故用于健脾止泻及作散剂服用时宜炒用。

【古籍摘要】

《本草纲目》："止泻痢，消暑，暖脾胃……"

《本草新编》："味轻气薄，单用无功，必须同补气之药共用为佳。"

【现代研究】

化学成分：本品含碳水化合物、蛋白质、脂肪、维生素、微量元素、泛酸、酪氨酸酶、胰蛋白酶抑制物、淀粉酶抑制物、血球凝集素 A、血球凝集素 B 等成分。

药理作用：白扁豆水煎剂对痢疾杆菌有抑制作用；其水提物有抗病毒作用，而且对食物中毒引起的呕吐、急性胃炎等有解毒作用；尚有解酒毒、河豚中毒的作用；血球凝集素 B 可溶于水，有抗胰蛋白酶活性；血球凝集素 A 不溶于水，可抑制实验动物生长，甚至引起肝区域性坏死，加热可使其毒性大减。

第七节　补阴药食

百　合
《神农本草经》

本品为百事科植物百合 *Lilium brownii* F. E. Brown var. *Viridulium* Baker 或细叶百合 *L. Pumilum* DC. 的肉质鳞叶。全国各地均产。以湖南、浙江产者为多。秋季采挖。洗净，剥取鳞叶，置沸水中略烫，干燥，生用或蜜炙用。

【性能】甘，微寒。归肺、心、胃经。

【功效】养阴润肺，清心安神。

【应用】

1.肺阴虚证。本品微寒，作用平和，能补肺阴，兼能清肺热。润肺清肺之力虽不及北沙参、麦冬等药，但兼有一定的止咳祛痰作用。用于阴虚肺燥有热之干咳少痰、咳血或咽干音哑等症，常与生地黄、玄参、桔梗、川贝母等清肺、祛痰药同用，如百合固金汤（《慎斋遗书》）。

2.阴虚有热之失眠心悸及百合病心肺阴虚内热证。本品能养阴清心，宁心安神。治虚热上扰，失眠，心悸，可与麦冬、酸枣仁、丹参等清心安神药同用。治疗神志恍惚，情绪不能自主，口苦、小便赤、脉微数等为主的百合病心肺阴虚内热证，用本品既能养心肺之阴，又能清心肺之热，还有一定的安神作用。常与生地黄、知母等养阴清热之品同用。

此外，本品还能养胃阴、清胃热，对胃阴虚有热之胃脘疼痛亦宜选用。

【用法用量】煎服，6～12g。蜜炙可增强润肺作用。

【古籍摘要】

《日华子本草》："安心，定胆，益志，养五脏。"

《本草纲目拾遗》："清痰火，补虚损。"

【现代研究】

化学成分：本品含酚酸甘油酯、丙酸酯衍生物、酚酸的糖苷、酚酸甘油酯糖苷、甾体糖苷、甾体生物碱、微量元素、淀粉、蛋白质、脂肪等成分。

药理作用：百合水提液对实验动物有止咳、祛痰作用；可对抗组织胺引起的蟾蜍哮喘；百合水提液还有强壮、镇静、抗过敏作用；百合水煎醇沉液有耐缺氧作用；还可防止环磷酰胺所致的白细胞减少症。

临床研究：百合可治疗消化性溃疡等。

玉 竹
《神农本草经》

本品为百合科植物玉竹 *Polygonatum odoratum*（Mill.）Druce 的根茎。主产于湖南、河南、江苏等地。秋季采挖，洗净，晒至柔软后，反复揉搓，晾晒至无硬心，晒干；或蒸透后，揉至半透明，晒干，切厚片或段用。

【性能】甘，微寒。归肺、胃经。

【功效】养阴润燥，生津止渴。

【应用】

1.肺阴虚证。本品药性甘润，能养肺阴，微寒之品，并略能清肺热。适用于阴虚肺燥有热的干咳少痰、咳血、声音嘶哑等症，常与沙参、麦冬、桑叶等品同用，如沙参麦冬汤（《温病条辨》）。治阴虚火炎，咳血，咽干，失音，可与麦冬、地黄、贝母等品同用。又因本品滋阴而不碍邪，与疏散风热之薄荷、淡豆豉等品同用，治阴虚之体感受风温及冬温咳嗽、咽干痰结等症，可使发汗而不伤阴，滋阴而不留邪，如加减葳蕤汤（《重订通俗伤寒论》）。

2.胃阴虚证。本品又能养胃阴，清胃热，主治燥伤胃阴，口干舌燥，食欲不振，常与麦冬、沙参等品同用；治胃热津伤之消渴，可与石膏、知母、麦冬、天花粉等品同用，可共收清胃生津之效。

此外，本品还能养心阴，亦略能清心热，还可用于热伤心阴之烦热多汗、惊悸等症，宜与麦冬、酸枣仁等清热养阴安神之品配伍。

【用法用量】煎服，6～12g。

【古籍摘要】

《神农本草经》："主中风暴热，不能动摇，跌筋结肉，诸不足。"

《日华子本草》："除烦闷，止渴，润心肺，补五劳七伤虚损。"

《本草正义》："治肺胃燥热，津液枯涸，口渴嗌干等症，而胃火炽盛，燥渴消谷，多食易饥者，尤有捷效。"

【现代研究】

化学成分：本品含甾体皂苷（铃兰苦苷、铃兰苷等）、黄酮及其糖苷（槲皮素苷等）、微量元素、氨基酸及其他含氮化合物，尚含黏液质、白屈菜酸、维生素A样物质。

药理作用：本品具有促进实验动物抗体生成，提高巨噬细胞的吞噬百分数和吞噬指数，促进干扰素合成，抑制结核杆菌生长，降血糖，降血脂，缓解动脉粥样斑块形成，使外周血管和冠脉扩张，延长耐缺氧时间，强心，抗氧化，抗衰老等作用。还有类似肾上腺皮质激素样作用。

临床研究：玉竹可治疗风心病、冠心病或肺心病引起的心力衰竭，还有治疗高脂血症、高血压病、萎缩性胃炎、黄褐斑等疾病的报道。

黄　精
《名医别录》

本品为百合科植物黄精 *Polygonatum sibiricum* Red.、滇黄精 *P. kingianum* Coll. et Hemsl. 或多花黄精 *P. cyrtonema* Hua 的根茎。黄精主产于河北、内蒙古、陕西；滇黄精主产于云南、贵州、广西；多花黄精主产于贵州、湖南、云南等地。春、秋两季采挖，洗净，置沸水中略烫或蒸至透心，干燥，切厚片用。

【性能】甘，平。归脾、肺、肾经。

【功效】补气养阴，健脾，润肺，益肾。

【应用】

1.阴虚肺燥之干咳少痰及肺肾阴虚的痨嗽久咳。本品甘平，能养肺阴，益肺气。治疗肺金气阴两伤之干咳少痰，多与沙参、川贝母等药同用。因本品不仅能补益肺肾之阴，而且能补益脾气脾阴，有补土生金、补后天以养先天之效。亦宜用于肺肾阴虚之痨嗽久咳。因作用缓和，可单用熬膏久服。亦可与熟地黄、百部等滋养肺肾、化痰止咳之品同用。

2.脾虚阴伤证。本品能补益脾气，又养脾阴。主治脾脏气阴两虚之面色萎黄、困倦乏力、口干食少、大便干燥。本品能气阴双补，单用或与补气健脾药同用。

3.肾精亏虚。本品能补益肾精，对延缓衰老，改善头晕、腰膝酸软、须发早白等早衰症状，有一定疗效。如黄精膏方（《备急千金要方》）单用本品熬膏服。亦可与枸杞子、何首乌等补益肾精之品同用。

【用法用量】煎服，9～15g。

【鉴别用药】黄精与山药，均为性味甘平，主归肺、脾、肾三脏，气阴双补之品。然黄精滋肾之力强于山药，而山药长于健脾，并兼有涩性，较适宜于脾胃气阴两伤之食少便溏及带下等症。

【古籍摘要】

《日华子本草》："补五劳七伤，助筋骨，生肌，耐寒暑，益脾胃，润心肺。"

《本草纲目》："补诸虚……填精髓。"

【现代研究】

化学成分：本品含黄精多糖、低聚糖、黏液质、淀粉及多种氨基酸等成分。囊丝黄精还含多种蒽醌类化合物。

药理作用：黄精能提高机体免疫功能和促进 DNA、RNA 及蛋白质的合成，促进淋巴细胞转化作用；具有显著的抗结核杆菌作用；对多种致病性真菌有抑制作用；对伤寒杆菌、金黄色葡萄球菌也有抑制作用；有增加冠脉流量及降压作用，并能降血脂及减轻冠状动脉粥样硬化程度；对肾上腺素引起的血糖过高呈显著抑制作用；还有抑制肾上腺皮质的作用和抗衰老作用。

临床研究：黄精可治疗慢性胃炎、低血压、冠心病、糖尿病、白细胞减少症、高脂血症、肺结核、药物中毒性耳聋、失眠等。

枸杞子
《神农本草经》

本品为茄科植物宁夏枸杞 *Lycium barbarum* L. 的成熟果实。主产于宁夏、甘肃、新疆等地。夏秋果实呈橙红色时采收，晾至皮皱后，再晒至外皮干硬，果肉柔软，生用。

【性能】甘，平。归肝、肾经。

【功效】滋补肝肾，益精明目。

【应用】

肝肾阴虚及早衰证。本品能滋肝肾之阴，为平补肾精肝血之品。治疗精血不足所致的视力减退、内障目昏、头晕目眩、腰膝酸软、遗精滑泄、耳聋、牙齿松动、须发早白、失眠多梦以及肝肾阴虚之潮热盗汗、消渴等症的方中，都颇为常用。可单用，或与补肝肾、益精补血之品配伍。如《寿世保元》枸杞膏单用本品熬膏服；七宝美髯丹（《积善堂方》）以之与怀牛膝、菟丝子、何首乌等品同用。因其还能明目，故尤多用于肝肾阴虚或精亏血虚之两目干涩、内障目昏，常与熟地黄、山茱萸、山药、菊花等品同用，如杞菊地黄丸（《医级》）。

【用法用量】煎服，6～12g。

【古籍摘要】

《本草经集注》："补益精气，强盛阴道。"

《药性论》："补益精，诸不足，易颜色，变白，明目……令人长寿。"

《本草经疏》："为肝肾真阴不足，劳乏内热补益之要药……故服食家为益精明目之上品。"

【现代研究】

化学成分：本品含甜菜碱、多糖、粗脂肪、粗蛋白、硫胺素、核黄素、烟酸、胡萝卜素、抗坏血酸、尼克酸、β-谷甾醇、亚油酸、微量元素及氨基酸等成分。

药理作用：枸杞子对免疫有促进作用，同时具有免疫调节作用；可提高血睾酮水平，起强壮作用；对造血功能有促进作用；对正常健康人也有显著升白细胞作用；还有抗衰老、抗突变、抗肿瘤、降血脂、保肝及抗脂肪肝、降血糖、降血压作用。

临床研究：枸杞子可治疗慢性萎缩性胃炎、高脂血症、男性不育、慢性肝炎、肥胖病、斑秃等。

黑芝麻
《神农本草经》

本品为脂麻科植物脂麻 *Sesamum indicum* L. 的成熟种子。我国各地有栽培。秋季果实成熟时采收种子，晒干，生用或炒用。

【性能】甘，平。归肝、肾、大肠经。

【功效】补肝肾，润肠燥。

【应用】

1.肾精肝血亏虚所致的早衰诸症。本品为具营养作用的益精养血药，其性平和，甘香可口，为食疗佳品。古方多用于精亏血虚、肝肾不足引起的头晕眼花、须发早白、四肢无力等症，如《寿世保元》扶桑至宝丹（又名桑麻丸）以之配伍桑叶为丸服。亦常与巴戟天、熟地黄等补肾益精养血之品配伍，用以延年益寿。

2.肠燥便秘。本品富含油脂，能润肠通便，适用于精亏血虚之肠燥便秘。可单用，或与肉苁蓉、苏子、火麻仁等润肠通便之品配伍。

【用法用量】煎服，9～15g。或入丸、散剂。

【古籍摘要】

《神农本草经》："主伤中虚羸，补五内，益气力，长肌肉，填脑髓。"

《本草备要》："补肝肾，润五脏，滑肠。"

《玉楸药解》："补益精液，润肝脏，养血舒筋。"

【现代研究】

化学成分：本品含脂肪油（油中含油酸、亚油酸等）、植物蛋白、氨基酸、木脂素、植物甾醇、糖类、磷脂及十余种微量元素，还含烟酸、核黄素、维生素 B_6、维生素 E、细胞色素 C、胡麻苷等。

药理作用：黑芝麻有抗衰老作用，可使实验动物的衰老现象推迟发生；所含亚油酸可降低血中胆固醇含量，有防治动脉硬化作用；可使实验动物的肾上腺皮质功能受到某种程度的抑制；可降低血糖，并增加肝脏及肌肉中糖原含量，但大剂量下可使糖原含量下降；所含脂肪油能滑肠通便。

临床研究：黑芝麻可治疗便秘等。

桑 椹
《新修本草》

本品为桑科植物桑 *Morus alba* L. 的果穗。主产于江苏、浙江、湖南等地。4 ～ 6 月果实变红时采收，晒干，或略蒸后晒干用。

【性能】甘、酸，寒。归肝、肾经。

【功效】滋阴补血，生津润燥。

【应用】

1.肝肾阴虚证。本品能补益肝肾之阴，兼能凉血退热，适用于肝肾阴虚之头晕耳鸣、目暗昏花、关节不利、失眠、须发早白等症。对肝肾阴虚兼血虚者，还能补血养肝。其作用平和，宜熬膏常服；或与熟地黄、何首乌等滋阴、补血之品同用。

2.津伤口渴、消渴及肠燥便秘等症。本品能生津止渴，润肠通便。兼阴血亏虚者，又能补养阴血。治津伤口渴、内热消渴及肠燥便秘等症，鲜品食用有效。亦可随症配伍。

【用法用量】煎服，9 ～ 15g。

【古籍摘要】

《新修本草》："主消渴。"

《滇南本草》："益肾脏而固精，久服黑发明目。"

《本草经疏》："为凉血补血益阴之药。"

【现代研究】

化学成分：本品含糖、鞣酸、苹果酸、维生素 B_1、维生素 B_2、维生素 C、胡萝卜素、蛋白质、芸香苷等成分。

药理作用：桑椹有中度促进淋巴细胞转化的作用；能促进 T 细胞成熟，从而使衰老的 T 细胞功能得到恢复；对青年小鼠体液免疫功能有促进作用；对粒系粗细胞的生长有促进作用；其降低红细胞膜 NA^+-K^+-ATP 酶的活性，可能是其滋阴的作用原理之一；其有防止环磷酰胺所致白细胞减少的作用。

临床研究：桑椹可治疗便秘等。

第八节 补阳药食

益智仁
《本草拾遗》

本品为姜科植物益智 *Alpinia oxyphylla* Miq. 的成熟果实。主产于广东、广西、云南、福建等地。夏、秋季间果实由绿转红时采收，晒干。砂炒后去壳取仁，生用或盐水微炒用。用时捣碎。

【性能】辛，温。归肾、脾经。

【功效】暖肾固精缩尿，温脾开胃摄唾。

【应用】

1. 下元虚寒遗精、遗尿、小便频数。可用本品暖肾固精缩尿，补益之中兼有收涩之性。常与乌药、山药等同用，治疗梦遗，如三仙丸（《世医得效方》）；以益智仁、乌药等分为末，山药糊丸，治下焦虚寒、小便频数，如缩泉丸（《校注妇人大全良方》）。

2. 脾胃虚寒之腹痛吐泻及口涎自流。脾主运化，在液为涎，肾主闭藏，在液为唾，脾肾阳虚，统摄无权，多见涎唾。常以本品暖肾温脾开胃摄唾，常配川乌、干姜、青皮等同用，治脘腹冷痛、呕吐泻利，如益智散（《太平惠民和剂局方》）；若中气虚寒，食少，多涎唾，可单用本品含之，或与理中丸、六君子汤等同用。

【用法用量】煎服，3～10g。

【鉴别用药】补骨脂与益智仁味辛性温热，归脾、肾经，均能补肾助阳，固精缩尿，温脾止泻，都可用治肾阳不足的遗精滑精、遗尿尿频，以及脾肾阳虚的泄泻不止等症。二者常相须为用。但补骨脂助阳的力量强，作用偏于肾，长于补肾壮阳，治疗肾阳不足、命门火衰的腰膝冷痛、阳痿等症，补骨脂多用。也可用治肾不纳气的虚喘，能补肾阳而纳气平喘。益智仁则助阳之力较补骨脂为弱，作用偏于脾，长于温脾开胃摄唾，中气虚寒，食少多唾，小儿流涎不止，腹中冷痛者，益智仁多用。

【古籍摘要】

《本草拾遗》："止呕哕……含之摄涎秽。"

《本草经疏》："益智子仁，以其敛摄，故治遗精虚漏，及小便余沥，此皆肾气不固之证也。肾主纳气，虚则不能纳矣。又主五液，涎乃脾之所统，脾肾气虚，二脏失职，是肾不能纳，脾不能摄，故主气逆上浮，涎秽泛滥而上溢也，敛摄脾肾之气，则逆气归元，涎秽下行。"

【现代研究】

化学成分：含二苯庚体类、类倍半萜类及挥发油类。

药理作用：益智仁的甲醇提取物对豚鼠左心房收缩力有明显增强作用。益智仁的水提取物对移植于小鼠腹腔中的腹水型肉瘤细胞的增长有中等强度的抑制作用。

临床研究：益智仁可治疗寒盛吐泻、遗尿、尿频等。

第九节　补血药食

当　归

《神农本草经》

本品为伞形科植物当归 *Aaugellica sinensis*（Oliv）Diels. 的根。主产于甘肃省东南部的岷县（秦州），产量多，质量好。其次，陕西、四川、云南、湖北等省也有栽培。秋末采挖，除尽芦头、须根，待水分稍行蒸发后按大小粗细分别捆成小把，用微火缓缓熏干或用硫黄烟熏，可防蛀防霉。切片生用，或经酒拌、酒炒用。

【性能】甘、辛，温。归肝、心、脾经。

【功效】补血调经，活血止痛，润肠通便。

【应用】

1. 血虚诸证。本品甘温质润，长于补血，为补血之圣药。若气血两虚，常配黄芪、人参补气生血，如当归补血汤（《兰室秘藏》）、人参养荣汤（《温疫论》）；若血虚萎黄、心悸失眠，常与熟地黄、白芍、川芎配伍，如四物汤（《太平惠民和剂局方》）。

2. 血虚血瘀之月经不调、经闭、痛经等。常以本品补血活血，调经止痛，常与补血调经药同用，如《太平惠民和剂局方》四物汤，既为补血之要剂，亦为妇科调经的基础方；若兼气虚者，可配人参、黄芪；若兼气滞者，可配香附、延胡索；若兼血热者，可配黄芩、黄连，或牡丹皮、地骨皮；若血瘀经闭不通者，可配桃仁、红花；若血虚寒滞者，可配阿胶、艾叶等。

3. 虚寒性腹痛、跌打损伤、痈疽疮疡、风寒痹痛等。本品辛行温通，为活血行气之要药。本品补血活血、散寒止痛，配桂枝、芍药、生姜等同用，治疗血虚血瘀寒凝之腹痛，如当归生姜羊肉汤（《金匮要略》）、当归建中汤（《备急千金要方》）；本品活血止痛，与乳香、没药、桃仁、红花等同用，治疗跌打损伤之瘀血作痛，如复元活血汤（《医学发明》）、活络效灵丹（《医学衷中参西录》）；与金银花、赤芍、天花粉等解毒消痈药同用，以活血消肿止痛，治疗疮疡初起肿胀疼痛，如仙方活命饮（《妇人大全良方》）；与黄芪、人参、肉桂等同用，治疗痈疽溃后不敛，如十全大补汤（《太平惠民和剂局方》）；亦可与金银花、玄参、甘草同用，治疗脱疽溃烂，阴血伤败，如四妙勇安汤（《验方新编》）；若风寒痹痛、肢体麻木，可活血、散寒、止痛，常与羌活、防风、黄芪等同用，如蠲痹汤（《百一选方》）。

4. 血虚肠燥便秘。本品补血以润肠通便，用治血虚肠燥便秘。常以本品与肉苁蓉、牛膝、升麻等同用，如济川煎（《景岳全书》）。

【用法用量】煎服，5～15g。

【使用注意】湿盛中满、大便泄泻者忌服。

【古籍摘要】

《神农本草经》："主咳逆上气，温疟寒热洗洗在皮肤中。妇人漏下绝子，诸恶疮疡，金疮。"

《日华子本草》："主治一切风、一切血，补一切劳，破恶血，养新血及主癥痕。"

《医学启源》："当归，气温味甘，能和血补血，尾破血，身和血。"

《本草纲目》："治头痛，心腹诸痛，润肠胃、筋骨、皮肤，治痈疽，排脓止痛，和血补血。"

《本草备要》："润燥滑肠。"

【现代研究】

化学成分：当归中含 β-蒎烯、α-蒎烯、莰烯等中性油成分，含对-甲基苯甲醇、5-甲氧基-2,3-二甲苯酚等酸性油成分，以及有机酸、糖类、维生素、氨基酸等。

药理作用：当归挥发油能对抗肾上腺素-脑垂体后液素或组织胺对子宫的兴奋作用。当归水或醇溶性非挥发性物质对离体子宫有兴奋作用，使子宫收缩加强，大量或多次给药时，甚至可出现强直性收缩，醇溶性物质作用比水溶性物质作用强。离体蟾蜍心脏灌流实验，本品煎剂含挥发油可使收缩幅度及收缩频率皆明显抑制。当归浸膏有显著扩张离体豚鼠冠脉作用，增加冠脉血流量。麻醉犬静注本品，心率无明显改变，冠脉阻力和总外周阻力下降，冠脉血流量显著增加，心肌氧耗量显著下降，心排出量和心搏指数有增加趋势。当归中性油对实验性心肌缺血亦有明显保护作用。当归及其阿魏酸钠有明显的抗血栓作用。当归水浸液给小鼠口服能显著促进血红蛋白及红细胞的生成。

临床研究：当归可治疗缺血性中风、血栓闭塞性脉管炎，使血压有不同程度的下降，并能改善头晕、耳鸣、眼花、失眠等症状。

阿　胶
《神农本草经》

本品为马科动物驴 *Equus asinus* L. 的皮，经漂泡去毛后熬制而成的胶块。古时以产于山东省东阿县而得名。以山东、浙江、江苏等地产量较多。以原胶块用，或将胶块打碎，用蛤粉炒或蒲黄炒成阿胶珠用。

【性能】甘，平。归肺、肝、肾经。

【功效】补血，滋阴，润肺，止血。

【应用】

1. 血虚证。本品为血肉有情之品，甘平质润，为补血要药，多用治血虚诸证。而尤以治疗出血而致血虚为佳。可单用本品即效。亦常配熟地黄、当归、芍药等同用，如阿胶四物汤（《杂病源流犀烛》）；若与桂枝、甘草、人参等同用，可治气虚血少之心动悸、脉结代，如炙甘草汤（《伤寒论》）。

2. 出血证。本品味甘质黏，为止血要药。可单味炒黄为末服，治疗妊娠尿血（《太平圣惠方》）；治阴虚血热吐衄，常配伍蒲黄、生地黄等药，见（《千金翼方》）；治肺破嗽血，配人参、天冬、白及等药，如阿胶散（《仁斋直指方》）；也可与熟地黄、当归、芍药等同用，治血虚血寒妇人崩漏下血等，如胶艾汤（《金匮要略》）；若配白术、灶心土、附子等同用，可治脾气虚寒便血或吐血等证，如黄土汤（《金匮要略》）。

3. 肺阴虚燥咳。本品滋阴润肺，常配马兜铃、牛蒡子、杏仁等同用，治疗肺热阴虚，燥咳痰少，咽喉干燥，痰中带血，如补肺阿胶汤（《小儿药证直诀》）；也可与桑叶、杏仁、麦冬等同用，治疗燥邪伤肺，干咳无痰，心烦口渴，鼻燥咽干等，如清燥救肺汤（《医门法律》）。

4. 热病伤阴之心烦失眠及阴虚风动之手足瘛疭等。本品养阴以滋肾水，常与黄连、白芍等同用，治疗热病伤阴，肾水亏而心火亢，心烦不得眠，如黄连阿胶汤（《伤寒论》）；也可与龟甲、鸡子黄等养液息风药同用，用治温热病后期，真阴欲竭，阴虚风动，手足瘛疭，如大、小定风珠（《温病条辨》）。

【用法用量】5～15g。入汤剂宜烊化冲服。

【使用注意】本品黏腻，有碍消化。脾胃虚弱者慎用。

【古籍摘要】

《神农本草经》："主心腹内崩，劳极洒洒如疟状，腰腹痛，四肢酸痛，女子下血，安胎。"

《名医别录》："主丈夫小腹痛，虚劳羸瘦，阴气不足，脚酸不能久立，养肝气。"

【现代研究】

化学成分：阿胶多由骨胶原组成，经水解后得到多种氨基酸，如赖氨酸、精氨酸、组氨酸、胱氨酸、色氨酸、羟脯氨酸、天门冬氨酸、苏氨酸、丝氨酸、谷氨酸、脯氨酸、甘氨酸、丙氨酸等。

药理作用：用放血法，使犬血红蛋白、红细胞下降，结果证明阿胶有强大的补血作用，疗效优于铁剂。服阿胶者血钙浓度有轻度增高，但凝血时间没有明显变化。以Vassili改良法造成家兔慢性肾炎模型，服用阿胶后2周即获正氮平衡，而对照组仍为负平衡。

临床研究：阿胶可治疗失血性贫血、白细胞减少症、因膀胱癌引起的恶性尿血。

大 枣
《神农本草经》

本品为鼠李科植物枣 *Ziziphus jujuba* Mill. 的成熟果实。主产于河北、河南、山东等地。秋季果实成熟时采收，晒干，生用。

【性能】甘，温。归脾、胃、心经。

【功效】补中益气，养血安神。

【应用】

1. 用于脾虚证。本品甘温，能补脾益气，适用于脾气虚弱之消瘦、倦怠乏力、便溏等症。单用有效。若气虚乏力较甚，宜与人参、白术等补脾益气药配伍。

2. 用于脏躁及失眠证。本品能养心安神，为治疗心失充养、心神无主而脏躁的要药。单用有效，如《证治准绳》治脏躁自悲自哭自笑，以红枣烧存性，米饮调下。因其证多与心阴不足、心火浮亢有关，且往往心气亦不足，故常与小麦、甘草配伍，如甘麦大枣汤（《金匮要略》）。《备急千金要方》还用本品治疗虚劳烦闷不得眠者。

此外，本品与部分药性峻烈或有毒的药物同用，有保护胃气、缓和其毒烈药性之效，如十枣汤（《伤寒论》），即用以缓和甘遂、大戟、芫花的烈性与毒性。

【用法用量】劈破煎服，6～15g。

【古籍摘要】

《神农本草经》："安中养脾。"

《名医别录》："补中益气，强力，除烦闷。"

【现代研究】

化学成分：本品含有机酸、三萜苷类、生物碱类、黄酮类、糖类、维生素类、氨基酸、挥发油、微量元素等成分。

药理作用：大枣能增强肌力，增加体重；能增加胃肠黏液，纠正胃肠病损，保护肝脏；有增加白细胞内 cAMP 含量、抗变态反应作用；有镇静催眠作用；还有抑制癌细胞增殖、抗突变、镇痛及镇咳、祛痰等作用。

临床研究：大枣可治疗过敏性紫癜、脾胃虚寒型泻痢、银屑病、再生障碍性贫血、白细胞减少症、慢性萎缩性胃炎、小儿哮喘、更年期综合征等。

蜂 蜜
《神农本草经》

本品为蜜蜂科昆虫中华蜜蜂 *Apis cerana* Fabricius 或意大利蜜蜂 *A. Mellifera* Linnaeus 所酿成的蜜。全国大部分地区均产。春至秋季采收，过滤后供用。

【性能】甘，平。归肺、脾、大肠经。

【功能】补中，润燥，止痛，解毒。

【应用】

1. 脾气虚弱及中虚脘腹挛急疼痛。本品亦为富含营养成分的补脾益气药，宜用于脾气虚弱、营养不良者。可作食品服用。尤多作为补脾益气丸剂、膏剂的赋型剂，或作为炮炙补脾益气药的辅料。对中虚脘腹疼痛，腹痛喜按，空腹痛甚，食后稍安者，本品既可补中，又可缓急止痛，标本兼顾。单用有效。更常与白芍、甘草等补中缓急止痛之品配伍。

2. 肺虚久咳及燥咳证。本品既能补气益肺，又能润肺止咳，还可补土以生金。治虚劳咳嗽日久，气阴耗伤，气短乏力，咽燥痰少者，单用有效。亦可与人参、生地黄等品同用，如琼玉膏（《洪氏集验方》）。燥邪伤肺，干咳无痰或痰少而黏者，亦可用本品润肺止咳。可与阿胶、桑叶、川贝母等养阴润燥、清肺止咳之品配伍。本品用于润肺止咳，尤多作为炮炙止咳药的辅料，或作为润肺止咳类丸剂或膏剂的赋型剂。

3. 便秘证。本品有润肠通便之效，治疗肠燥便秘者，可单用冲服，或随证与生地黄、当归、火麻仁等滋阴、生津、养血、润肠通便之品配伍。亦可将本品制成栓剂，纳入肛内，以通导大便，如蜜煎导（《伤寒论》）。

4. 解乌头类药毒。本品与乌头类药物同煎，可降低其毒性。服乌头类药物中毒者，大剂量服用本品，有一定解毒作用。

此外，本品外用，对疮疡肿毒有解毒消疮之效；对溃疡、烧烫伤有解毒防腐、生肌敛疮之效。

【用法用量】煎服或冲服，15 ～ 30g，大剂量 30 ～ 60g。外用适量，本品作栓剂肛内给药，通便效果较口服更捷。

【使用注意】本品助湿壅中，又能润肠，故湿阻中满及便溏泄泻者慎用。

【古籍摘要】

《神农本草经》："益气补中，止痛，解毒……和百药。"

《本草纲目》："……清热也，补中也，解毒也，润燥也，止痛也。生则性凉，故能清热；熟则性温，故能补中。甘而和平，故能解毒；柔而濡泽，故能润燥。缓可以去急，故能止心腹、肌肉、疮疡之痛……张仲景治阳明结燥，大便不通，蜜煎导法，诚千古神方也。"

【现代研究】

化学成分：本品含糖类、挥发油、蜡质、有机酸、花粉粒、泛酸、乙酰胆碱、维生素、抑菌素、酶类、微量元素等多种成分。

药理作用：蜂蜜有促进实验动物小肠推进运动的作用，能显著缩短排便时间；能增强体液免疫功能；对多种细菌有抑杀作用；有解毒作用，以多种形式使用均可减弱乌头毒性，加水同煎解毒效果最佳；能减轻化疗药物的毒副作用；有加速肉芽组织生长，促进创伤组织愈合作用；还有保肝、抗肿瘤等作用。

临床研究：蜂蜜治疗乌头中毒、烧烫伤、神经衰弱、支气管哮喘、慢性老年性支气管炎、关节炎、口腔炎、肠梗阻等。

龙眼肉（桂圆）
《神农本草经》

本品为无患子科植物龙眼树 *Euphoria longan*（Lour.）Steud. 的假种皮。主产于广东、福建、广西及台湾地区。于夏秋果实成熟时采摘，烘干或晒干，除去壳、核，晒至干爽不黏，贮存备用，鲜品为桂圆。

【性能】甘，温。归心、脾经。

【功效】补益心脾，养血安神。

【应用】

用于思虑过度，劳伤心脾，而致惊悸怔忡，失眠健忘，食少体倦，以及脾虚气弱，便血崩漏等。本品能补心脾、益气血、安神，与人参、当归、酸枣仁等同用，如归脾汤（《济生方》）；用于气血亏虚，可单服本品，如《随息居饮食谱》玉灵膏（一名代参膏），即单用本品加白糖蒸熟，开水冲服。

【用法用量】煎服，10～25g；大剂量30～60g。

【使用注意】湿盛中满或有停饮、痰、火者忌服。

【古籍摘要】

《神农本草经》："主安志，厌食，久服强魂，聪明轻身不老，通神明。"

《本草求真》："龙眼气味甘温，多有似于大枣，但此甘味更重，润气尤多，于补气之中，又更存有补血之力，故书载能益脾长智，养心保血，为心脾要药。是以心思劳伤而见健忘怔忡惊悸及肠风下血，俱可用此为治。"

【现代研究】

化学成分：龙眼肉含水溶性物质、不溶性物质、灰分，可溶性物质含葡萄糖、蛋白质、脂肪以及维生素 B_1、B_2、P、C 等。

药理作用：龙眼肉和蛤蚧提取液可促进生长，增强体质，可明显延长小鼠常压耐缺氧存活时间，减少低温下死亡率。

临床研究：龙眼肉可治疗男性不育症、冠心病心绞痛。

沙　棘
《晶珠本草》

本品为淡胡颓子科植物沙棘 *Hippophae rhamnoides* L. 的成熟果实。主产于西南、华北、西北地区。野生或栽培。秋冬两季果实成熟时或天冷冻硬后采收，除去杂质，晒干或蒸后晒干，生用。

【性能】甘、酸、温。归脾、胃、肺、心经。

【功效】健脾消食，止咳祛痰，活血祛瘀。

【应用】

1. 脾虚食少。本品能温养脾气，开胃消食；其味甘酸，又可化阴生津。治疗脾气虚弱或脾胃气阴两伤，食少纳差，消化不良，脘胀腹痛，体倦乏力等症。如《四部医典》以本品与芫荽子、藏木香、余甘子、石榴子等同用。

2. 咳嗽痰多。本品入于肺经，能止咳祛痰，为藏医和蒙医治疗咳喘痰多较为常用的药物。可以单用，如《四部医典》以沙棘适量，煎煮浓缩为膏（即沙棘膏），主治咳嗽。现代临床报道，以沙棘精口服液治疗慢性支气管炎，能明显缓解咳嗽、咯痰等症状。亦可配伍其他止咳祛痰药，如五味沙棘散（《青海省藏药标准》），将本品与余甘子、白葡萄、甘草等同用。

3. 瘀血证。本品具有活血祛瘀作用，可以治疗胸痹心痛、跌打损伤、妇女月经不调等多种瘀血证。因其较长于活血通脉，故以胸痹瘀滞疼痛者多用。单用有效。现代多提取沙棘总黄酮入药。

【用法用量】煎服，3～9g。

【古籍摘要】

《晶珠本草》："活肺病、喉病……益血。"

《如意宝树》："沙棘果治消化不良、肝病。"

【现代研究】

化学成分：本品含维生素类（维生素 C、维生素 A、维生素 E、维生素 B_1、维生素 B_2、维生素 B_{12}、维生素 K）及叶酸，其中维生素 C 在果实中的平均含量为 178mg%，最高达 900mg%；黄酮类及萜类；蛋白质及多种氨基酸；脂肪及脂肪酸；糖类。此外，尚含生物碱、香豆素及酸性物质，并富含矿物质和微量元素。

药理作用：沙棘黄酮能改善心肌微循环，降低心肌耗氧量，抗血管硬化，抗炎等；沙棘油及其果汁有抗疲劳、降血脂、抗辐射、抗溃疡、保肝及增强免疫功能等作用。

第十节　止血药食

小　蓟
《名医别录》

本品为菊科植物刺儿菜 *Cirsium setosum*（Willd.）MB. 或刻叶刺儿菜 *Cephanoplos setosum*（Willd.）Kitarn. 的地上部分或根。全国大部分地区均产。夏、秋季花期采集。除去杂质，晒干，生用或炒炭用。

【性能】甘、苦，凉。归心、肝经。

【功效】凉血止血，散瘀解毒消痈。

【应用】

1. 血热出血证。本品性属寒凉，善清血分之热而凉血止血，吐咯衄血、便血崩漏等出血由于血热妄行所致者皆可选用。如《卫生易简方》单用本品捣汁服，治九窍出血；《食疗本草》以本品捣烂外涂，治金疮出血；临证治疗多种出血证，常与大蓟、侧柏叶、茅根、茜草等同用，如十灰散（《十药神书》）。因本品兼能利尿通淋，故尤善治尿血、血淋，可单味应用，也可配伍生地黄、滑石、山栀、淡竹叶等，如小蓟饮子（《济生方》）。

2. 热毒痈肿。本品能清热解毒，散瘀消肿，用治热毒疮疡初起肿痛之证。可单用鲜品捣烂敷患处，也可与乳香、没药同用，如神效方（《普济方》）。

【用法用量】煎服，10～15g，鲜品加倍。外用适量，捣敷患处。

【古籍摘要】

《日华子本草》："小蓟根凉，无毒，治热毒风并胸膈烦闷，开胃下食，退热，补虚损。苗，去烦热，生研汁服。小蓟力微只可退热，不似大蓟能补养下气。"

《本草纲目拾遗》："清火、疏风、豁痰，解一切疔疮痈疽肿毒。"

《医学衷中参西录》："鲜小蓟根，味微辛，气微腥，性凉而润。为其气腥与血同臭，且又性凉濡润，故善入血分，最清血分之热，凡咳血、吐血、衄血、二便下血之因热者，服者莫不立愈。又善治肺病结核，无论何期，用之皆宜，即单用亦可奏效。并治一切疮疡肿疼、花柳毒淋、下血涩疼，盖其性不但能凉血止血，兼能活血解毒，是以有以上种种诸效也。其凉润之性，又善滋阴养血，治血虚发热；至女子血崩赤带，其因热者用之亦效。"

【现代研究】

化学成分：主要含生物碱、黄酮、三萜以及简单酚酸。其中，止血活性成分有刺

槐素 –7– 鼠李糖苷、芸香苷、咖啡酸、绿原酸、原儿茶醛以及蒲公英甾醇等。

药理作用：本品能收缩血管，升高血小板数目，促进血小板聚集及增高凝血酶活性，抑制纤溶，从而加速止血。体外实验表明，小蓟煎剂对白喉杆菌、肺炎球菌、溶血性链球菌、金黄色葡萄球菌、绿脓杆菌、变形杆菌、大肠杆菌、伤寒杆菌等有一定的抑制作用。此外，本品尚能降脂、利胆、利尿、强心、升压等。

临床研究：小蓟可预防菌痢，治疗胃切除术后出血、顽固性失眠、高血压、传染性肝炎、外伤感染、麻风性鼻衄、产后子宫收缩不全及血崩等。

槐 米
《日华子本草》

本品为豆科植物槐 *Sophora japonica* L. 的干燥花蕾。全国各地均产，以黄土高原和华北平原为多。夏季花未开放时采收其花蕾，称为"槐米"。

【性能】 苦，微寒。归肝、大肠经。

【功效】 凉血止血，清肝泻火。

【应用】

1. 血热出血证。本品性属寒凉，功能凉血止血，可用治血热妄行所致的各种出血之证。因其苦降下行，善清泻大肠之火热而止血，故对下部血热所致的痔血、便血等最为适宜。用治新久痔血，常配伍黄连、地榆等，如榆槐脏连丸（《成方便读》）；用治便血属血热甚者，常与山栀配伍，如槐花散（《经验良方》）。

2. 目赤、头痛。本品味苦性寒，长于清泻肝火，凡肝火上炎所导致的目赤、头胀头痛及眩晕等症，可用单味煎汤代茶饮，或配伍夏枯草、菊花等同用。

【用法用量】 煎服，10～15g。外用适量。止血多炒炭用，清热泻火宜生用。

【使用注意】 脾胃虚寒及阴虚发热而无实火者慎用。

【鉴别用药】 地榆、槐花均能凉血止血，用治血热妄行之出血诸证，因其性下行，故以治下部出血证为宜。然地榆凉血之中兼能收涩，凡下部之血热出血，诸如便血、痔血、崩漏、血痢等皆宜；槐花无收涩之性，其止血功在大肠，故以治便血、痔血为佳。

【古籍摘要】

《日华子本草》："治五痔，心痛，眼赤，杀腹脏虫及热，治皮肤风，及肠风泻血，赤白痢。"

《本草纲目》："炒香频嚼，治失音及喉痹，又疗吐血衄血，崩中漏下。"

《药品化义》："槐花味苦，苦能直下，且味厚而沉，主清肠红下血，痔疮肿痛，脏毒淋漓，此凉血之功能独在大肠也，大肠与肺为表里，能疏皮肤风热，是泄肺金之气也。"

【现代研究】

化学成分：本品富含芸香苷（Rytub）、槲皮素（Quercetin）、鞣质等。

药理作用：槐花水浸剂能够明显缩短出血和凝血时间，制炭后促进凝血作用更强；其煎液有减少心肌耗氧量，保护心功能的作用。另对堇色毛癣菌、许兰黄癣菌、奥杜盎小芽孢癣菌、羊毛状小芽孢癣菌、星状奴卡菌等皮肤真菌有不同程度的抑制作用。

临床研究：槐花可治疗银屑病、颈淋巴结核、高脂血症、高血压病及毛细血管出血性疾患等。

白茅根（鲜）
《神农本草经》

本品为禾本科植物白茅 *Imperata cylindrica* Beauv. var. *major*（Nees）C. E. Hubb. 的根茎。全国各地均有产，但以华北地区较多。春、秋两季采挖，除去须根及膜质叶鞘，洗净，晒干，切段生用。

【性能】甘，寒。归肺、胃、膀胱经。

【功效】凉血止血，清热利尿，清肺胃热。

【应用】

1. 血热出血证。本品味甘性寒入血分，能清血分之热而凉血止血，可用治多种血热出血之证，且单用有效，或配伍其他凉血止血药同用。如《妇人大全良方》治鼻衄出血，《千金翼方》治吐血不止，皆以茅根煎汁或鲜品捣汁服用；若治咯血，与藕同用，均取鲜品煮汁服，如二鲜饮（《医学衷中参西录》）。本品不仅善治上部火热之出血，又因其性寒降，入膀胱经，能清热利尿，导热下行，故对膀胱湿热蕴结而致尿血、血淋之证，尤为适宜。如《太平圣惠方》治小便出血，单用本品煎服；若血尿时发，属虚而有热者，常配人参、地黄、茯苓同用，如茅根饮子（《外台秘要》）。

2. 水肿、热淋、黄疸。本品能清热利尿，而达利水消肿、利尿通淋、利湿退黄之效。如《肘后备急方》治热淋，《医学衷中参西录》治水肿、小便不利，均单用本品煎服，也可与其他清热利尿药同用；治湿热黄疸，常配茵陈、山栀等同用。

3. 胃热呕吐、肺热咳喘。本品既能清胃热而止呕，又能清肺热而止咳。用治胃热呕吐，常与葛根同用，如茅根汤（《小品方》）；用治肺热咳喘，常配桑白皮同用，如如神汤（《太平圣惠方》）。

【用法用量】煎服，15～30g，鲜品加倍，以鲜品为佳，可捣汁服。多生用，止血亦可炒炭用。

【鉴别用药】白茅根、芦根均能清肺胃热而利尿，治疗肺热咳嗽、胃热呕吐和小便淋痛，且常相须为用。然白茅根偏入血分，以凉血止血见长；而芦根偏入气分，以清热生津为优。

【古籍摘要】

《神农本草经》:"主劳伤虚羸,补中益气,除瘀血,血闭,寒热,利下便。"

《医学衷中参西录》:"中空有节,最善透发脏腑郁热,托痘疹之毒外出;又善利小便淋涩作疼,因热小便短少,腹胀身肿;又能入肺清热以宁嗽定喘;为其味甘,且鲜者嚼之多液,故能入胃滋阴以生津止渴,并治肺胃有热,咳血、吐血、衄血、小便下血,然必用鲜者其效方著。春前秋后剖用之味甘,至生苗盛茂时,味即不甘,用之亦有效验,远胜干者。"

《本草正义》:"白茅根,寒凉而味甚甘,能清血分之热而不伤于燥,又不黏腻,故凉血而不虑其积瘀,以主吐衄呕血。泄降火逆,其效甚捷。"

【现代研究】

化学成分:含糖类化合物,如葡萄糖、蔗糖、果糖、木糖及淀粉;简单酸类及钾盐,如柠檬酸、苹果酸、草酸等;三萜烯,如白茅素、芦竹素、羊齿醇等;5-羟色胺等;其他尚含类胡萝卜素类及叶绿素、维生素、白头翁等。

药理作用:本品能显著缩短出血和凝血时间,其水煎剂和水浸剂有利尿作用,以给药5~10天时作用明显;对肺炎球菌、卡他球菌、流感杆菌、金黄色葡萄球菌及福氏、宋氏痢疾杆菌等有抑制作用,有一定抗HBV病毒能力。

临床研究:白茅根可治疗急性肾炎、乳糜尿、病毒性肝炎、流行性出血热、钩端螺旋体病、紫癜性苔藓样皮炎等。

第十一节　活血化瘀药食

姜　黄
《新修本草》

本品为姜科植物姜黄 *Curcuma longa* L. 的根茎。主产于四川、福建等地。野生或栽培。冬季茎叶枯萎时采挖,除去须根。煮或蒸至透心,晒干,切厚片,生用。

【性能】辛、苦,温。归肝、脾经。

【功效】活血行气,通经止痛。

【应用】

1.气滞血瘀所致的心、胸、胁、腹诸痛。姜黄辛散温通,苦泄,既入血分又入气分,能活血行气而止痛。治胸阳不振、心脉闭阻之心胸痛,可配当归、木香、乌药等药用,如姜黄散(《圣济总录》);治肝胃气滞寒凝之胸胁痛,可配枳壳、桂心、炙甘草,如推气散(《丹溪心法》);治气滞血瘀之痛经、经闭、产后腹痛,常与当归、川芎、红花同用，如姜黄散（《圣济总录》）；治跌打损伤，瘀肿疼痛，可配苏木、乳香、没药，如姜黄汤（《伤科方书》）。

2. 风湿痹痛。本品辛散苦燥温通，外散风寒湿邪，内行气血，通经止痛，尤长于行肢臂而除痹痛，常配羌活、防风、当归等药，如五痹汤（《妇人大全良方》）。

此外，以本品配白芷、细辛为末外用可治牙龈肿胀疼痛，如姜黄散《百一选方》；配大黄、白芷、天花粉等外敷，可用于疮疡痈肿，如如意金黄散（《外科正宗》）；单用本品外敷可用于皮癣痛痒。

【用法用量】煎服，3～10g。外用适量。

【使用注意】血虚无气滞血瘀者慎用，孕妇忌用。

【鉴别用药】郁金、姜黄为同一植物的不同药用部位，均能活血散瘀、行气止痛，用于气滞血瘀之证。但姜黄药用其根茎，辛温行散，祛瘀力强，以治寒凝气滞血瘀之证为好，且可祛风通痹而用于风湿痹痛。郁金药用块根，苦寒降泄，行气力强，且凉血，以治血热瘀滞之证为宜，又能利胆退黄，清心解郁而用于湿热黄疸、热病神昏等证。

【古籍摘要】

《新修本草》："主心腹结积，疰忤，下气，破血，除风热，消痈肿，功力烈于郁金。"

《日华子本草》："治癥瘕血块，痈肿，通月经，治跌仆瘀血，消肿毒，止暴风痛，冷气，下食。"

《本草纲目》："治风痹臂痛。""姜黄、郁金、述药（莪术）三物，形状功用皆相近。但郁金入心治血，而姜黄兼入脾，兼治气；述药则入肝，兼治气中之血，为不同耳。"

【现代研究】

化学成分：本品含有挥发油，主要成分为姜黄酮、芳姜黄酮、姜烯、水芹烯、香桧烯、桉油素、莪术酮、莪术醇、丁香烯龙脑、樟脑等；色素物，主要为姜黄素、去甲氧基姜黄素；以及胭脂树橙、降胭脂树素和微量元素等。

药理作用：姜黄素能抑制血小板聚集，降低血浆黏度和全血黏度；水煎剂、姜黄粉石油醚、乙醇和水提物有抗早孕作用；姜黄素、水提物及有效成分有抗肿瘤作用；姜黄素、醇或醚提取物和挥发油能降血脂；姜黄素又有抗炎作用；姜黄素对细菌有抑制作用，而挥发油则对真菌有强力的抑制作用；姜黄提取物、姜黄素、挥发油、姜黄酮以及姜烯、龙脑和倍半萜烯等都能利胆；姜黄素有短而强烈的降压作用，对离体豚鼠心脏有抑制作用；姜黄素能保护胃黏膜，保护肝细胞。

临床研究：姜黄可治疗慢性胆囊炎、软组织损伤、慢性乙肝、高脂血症等。

西红花

本品为鸢尾科植物番红花 *Crocus sativus* L. 的花柱头。又名"藏红花""番红花"。产于欧洲及中亚地区。以往多由印度、伊朗经西藏输入。现我国已有栽培。常于9～10月选晴天早晨采收花朵，摘下柱头，烘干。性味甘、微寒，归心、肝经。功效与红花相似，临床应用也基本相同，但力量较强，又兼有凉血解毒功效，用治斑疹火热、疹色不红及温病入营血之证。因本品货少价贵，用量宜小，1.5～3g。孕妇忌用。

桃 仁
《神农本草经》

本品为蔷薇科植物桃 *Prunus persica*（L.）Batsch 或山桃 *P. davidiana*（Carr.）Franch. 的成熟种子。桃全国各地均产，多为栽培；山桃主产于辽宁、河北、河南、山东、四川、云南等地，野生。6～7月果实成熟时采摘，除去果肉及核壳，取出种子，去皮，晒干，生用或炒用。

【性能】苦、甘，平。有小毒。归心、肝、大肠经。

【功效】活血祛瘀，润肠通便，止咳平喘。

【应用】

1.瘀血阻滞证。本品味苦，入心、肝血分，善泄血滞，祛瘀力强，又称破血药，为治疗多种瘀血阻滞病证的常用药。治瘀血经闭、痛经，常与红花相须为用，并配当归、川芎、赤芍等，如桃红四物汤（《医宗金鉴》）；治产后瘀滞腹痛，常配伍炮姜、川芎等，如生化汤（《傅青主女科》）；治瘀血蓄积之癥瘕痞块，常配桂枝、丹皮、赤芍等药，如桂枝茯苓丸（《金匮要略》），或配三棱、莪术等药；若瘀滞较重，须破血逐瘀，可配伍大黄、芒硝、桂枝等药，如桃核承气汤（《伤寒论》）；治跌打损伤，瘀肿疼痛，常配当归、红花、大黄等药，如复元活血汤（《医学发明》）。

2.肺痈、肠痈。取本品活血祛瘀以消痈，配清热解毒药，常用治肺痈、肠痈等证。治肺痈可配苇茎、冬瓜仁等药，如苇茎汤（《备急千金要方》）；治肠痈配大黄、丹皮等药，如大黄牡丹汤（《金匮要略》）。

3.肠燥便秘。本品富含油脂，能润燥滑肠，故可用于肠燥便秘证。常配伍当归、火麻仁、瓜蒌仁等，如润肠丸（《脾胃论》）。

4.咳嗽气喘。本品味苦，能降肺气，有止咳平喘之功，治咳嗽气喘，既可单用煮粥食用，又常与杏仁同用，如双仁丸（《圣济总录》）。

【用法用量】煎服，5～10g，捣碎用；桃仁霜入汤剂宜包煎。

【使用注意】孕妇忌用。便溏者慎用。本品有毒，不可过量。

【古籍摘要】

《神农本草经》:"主瘀血,血闭癥瘕,邪气,杀小虫。"

《珍珠囊》:"治血结、血秘、血燥,通润大便,破蓄血。"

《本草经疏》:"桃仁,性善破血,散而不收,泻而无补。过用之及用之不得其当,能使血下行不止,损伤真阴。"

【现代研究】

化学成分:含苦杏仁苷、苦杏仁酶、挥发油、脂肪油,油中主要含有油酸甘油酯和少量亚油酸甘油酯。

药理作用:桃仁提取液能明显增加脑血流量,增加犬股动脉的血流量,降低血管阻力,改善血流动力学状况。提取物能改善动物的肝脏表面微循环,并促进胆汁分泌。桃仁可使小鼠的出血及凝血时间明显延长,煎剂对体外血栓有抑制作用,水煎液有纤维促进作用。桃仁中含 45% 的脂肪油可润滑肠道,利于排便。桃仁能促进初产妇子宫收缩及出血。水煎剂及提取物有镇痛、抗炎、抗菌、抗过敏作用。桃仁中的苦杏仁苷有镇咳平喘及抗肝纤维化的作用。

临床研究:桃仁可治疗血吸虫性肝硬化、气虚血瘀之脑血栓、脉管炎、急性肾功能衰竭、急慢性肾炎、精神病症、肺炎、冠心病等。

不良反应:桃仁中的苦杏仁苷在体内分解出较多的氢氰酸,对中枢神经系统先兴奋后麻痹,其中引起呼吸麻痹是其致死的主要原因。此外,氢氰酸对皮肤有局部麻醉作用,对黏膜有刺激作用。桃仁中毒的主要表现首先是对中枢神经的损害,出现头晕、头痛、呕吐、心悸、烦躁不安,继则神志不清、抽搐,并引起呼吸麻痹而危及生命。也有引起皮肤刺痛,出现红疹块等皮肤过敏的报道。桃仁的毒性反应主要是因口服剂量过大或使用不当。因此,临床用量不宜过大,并应禁止儿童食用。同时,孕妇、血虚血燥及津液亏虚者慎用。桃仁中毒时根据其轻重反应,可用静脉注射硫代硫酸钠、高锰酸钾或双氧水溶液洗胃等方法救治,亦可用甘草、大枣、绿豆等煎汁频服。

第十二节　止咳平喘药食

桔　梗

《神农本草经》

本品为桔梗科植物桔梗 *Platycodong randiflorus*(Jacq.)A. DC. 的根。全国大部分地区均产。以东北、华北地区产量较大,华东地区质量较优。秋季采挖,除去须根,刮去外皮,放清水中浸 2～3 小时,切片,晒干生用或炒用。

【性能】苦、辛，平。归肺经。

【功效】宣肺，祛痰，利咽，排脓。

【应用】

1.咳嗽痰多，胸闷不畅。本品辛散苦泄，宣开肺气，祛痰，无论寒热皆可应用。风寒者，配紫苏、杏仁，如杏苏散（《温病条辨》）；风热者，配桑叶、菊花、杏仁，如桑菊饮（《温病条辨》）；若治痰滞胸痞，常配枳壳。

2.咽喉肿痛，失音。本品能宣肺泄邪以利咽开音。凡外邪犯肺，咽痛失音者，常配甘草、牛蒡子等，如桔梗汤（《金匮要略》）及加味甘桔汤（《医学心悟》）。治咽喉肿痛，热毒盛者，可配射干、马勃、板蓝根等以清热解毒利咽。

3.肺痈吐脓。本品性散上行，能利肺气以排壅肺之脓痰。治肺痈咳嗽胸痛、咯痰腥臭，可配甘草，如桔梗汤（《金匮要略》）；临床上可再配鱼腥草、冬瓜仁等以加强清肺排脓之效。

此外，本品又可宣开肺气而通二便，用治癃闭、便秘。

【用法用量】煎服，3～10g；或入丸、散。

【使用注意】本品性升散，凡气机上逆之呕吐、呛咳、眩晕、阴虚火旺咳血等不宜用，胃及十二指肠溃疡者慎服。用量过大易致恶心呕吐。

【古籍摘要】

《神农本草经》："主胸胁痛如刀刺，腹满肠鸣幽幽，惊恐悸气。"

《珍珠囊药性赋》："其用有四：止咽痛，兼除鼻塞；利膈气，仍治肺痈；一为诸药之舟楫；一为肺部之引经。"

《本草蒙筌》："开胸膈，除上气壅，清头目，散表寒邪，驱胁下刺痛，通鼻中窒塞，咽喉肿痛急觅，逐肺热，住咳，下痰，治肺痈排脓，养血，仍消恚怒，尤却怔忡。"

【现代研究】

化学成分：本品含多种皂苷，主要为桔梗皂苷，多种混合皂苷经完全水解所产生的皂苷元有桔梗皂苷元、远志酸以及少量的桔梗酸，另外还含菊糖、植物甾醇等。

药理作用：所含的桔梗皂苷对口腔、咽喉部位、胃黏膜的直接刺激，反射性地增加支气管黏膜分泌亢进，从而使痰液稀释，易于排出；桔梗有镇咳作用，有增强抗炎和免疫作用，其抗炎强度与阿司匹林相似；水提物能增强巨噬细胞的吞噬功能，增强中性白细胞的杀菌力，提高溶菌酶活性；对应激性溃疡有预防作用。桔梗粗皂苷有镇静、镇痛、解热作用，又能降血糖、降胆固醇，松弛平滑肌。桔梗皂苷有很强的溶血作用，但口服能在消化道中分解破坏而失去溶血作用。

临床研究：桔梗可治疗消化不良性肠炎、黄褐斑等。

不良反应：服后能刺激胃黏膜，剂量过大可引起轻度恶心，甚至呕吐。胃及十二指肠溃疡慎用，剂量也不宜过大。本品有较强的溶血作用，故只宜口服，不能注射。

口服后桔梗皂苷在消化道被水解而破坏，即无溶血作用。

胖大海
《本草纲目拾遗》

本品为梧桐科植物胖大海 *Stereulia lychnophora* Hance 的成熟种子。主产于泰国、柬埔寨、马来西亚、印度尼西亚、越南、印度等国。4～6月果实成熟开裂时，采收种子，晒干。

【性能】甘，寒。归肺、大肠经。

【功效】清肺化痰，利咽开音，润肠通便。

【应用】

1.用于肺热声哑、咽喉疼痛、咳嗽等。本品甘寒质轻，能清宣肺气，化痰利咽开音。常单味泡服，亦可配桔梗、甘草等同用。

2.用于燥热便秘、头痛目赤。本品能润肠通便，清泻火热，可单味泡服，或配清热泻下药以增强药效。

【用法用量】2～4枚，沸水泡服或煎服。

【古籍摘要】

《本草纲目拾遗》："治火闭痘，服之立起，并治一切热证劳伤，吐衄下血，消毒去暑，时行赤眼，风火牙疼……干咳无痰，骨蒸内热，三焦火证，诸疮皆效。"

《本草正义》："善于开宣肺气，并能通泄皮毛，风邪外闭，不问为寒为热，并皆主之。亦能开音治暗，爽嗽豁痰。"

【现代研究】

化学成分：种子外层含胖大海素，果皮含半乳糖、戊糖（主要是阿拉伯糖）。

药理作用：胖大海素对血管平滑肌有收缩作用；能改善黏膜炎症，减轻痉挛性疼痛。水浸液具有促进肠蠕动、缓泻作用，以种仁作用最强。种仁溶液（去脂干粉制成），对猫有降压作用。

临床研究：胖大海可治腹泻、红眼病等。

昆 布
《名医别录》

本品为海带科植物海带 *Laminaria japonica* Aresch. 或翅藻科植物昆布 *Ecklonia kurome* Okam. 的叶状体。主产于山东、辽宁、浙江等地。夏、秋两季采捞，除去杂质，漂净，切宽丝，晒干。

【性能】咸，寒。归肝、肾经。

【功效】消痰软坚，利水消肿。

【应用】同海藻，常与海藻相须而用。

【用法用量】煎服，6～12g。

【古籍摘要】

《名医别录》："主十二种水肿，瘿瘤聚结气，瘘疮。"

崔禹锡《食经》："治九瘘风热，热瘅，手脚疼痹，以生啖之益人。"

《本草经疏》："昆布咸能软坚，其性润下，寒能除热散结，故主十二种水肿，瘿瘤聚结气，瘘疮。东垣云：瘿坚如石者，非此不除。正咸能软坚之功也。详其气味、性能、治疗，与海藻大略相同。"

【现代研究】

化学成分：本品含藻胶酸，昆布素，半乳聚糖等多糖类，海带氨酸、谷氨酸、天门冬氨酸、脯氨酸等氨基酸，维生素 B_1、B_2、C、P 及胡萝卜素，碘、钾、钙等无机盐。

药理作用：含碘和碘化物，有防治缺碘性甲状腺肿的作用；海带氨酸及钾盐有降压作用；藻胶酸和海带氨酸有降血清胆固醇的作用；热水提取物对于体外的人体 KB 癌细胞有明显的细胞毒作用，对 S_{180} 肿瘤有明显的抑制作用，并能提高机体的体液免疫，促进机体的细胞免疫；昆布多糖能防治高血糖。

临床研究：昆布可治疗眼视网膜震荡、玻璃体混浊、便秘等。

苦杏仁
《神农本草经》

本品为蔷薇科植物山杏 *Prunues armeniaca* L. var. *ansu* Maxim.、西伯利亚杏 *P.sibirica* L.、东北杏 *P. mandshurica*（Maxim.）Koehne 或杏 *P. armeniaca* L. 的成熟种子。主产于我国东北、内蒙古、华北、西北、新疆及长江流域。夏季采收成熟果实，除去果肉及核壳，晾干，生用或炒用。

【性能】苦，微温。有小毒。归肺、大肠经。

【功效】止咳平喘，润肠通便。

【应用】

1.咳嗽气喘。本品主入肺经，味苦降泄，肃降兼宣发肺气而能止咳平喘，为治咳喘之要药，随症配伍可治多种咳喘病证。如风寒咳喘，胸闷气逆，配麻黄、甘草，以散风寒宣肺平喘，如三拗汤（《伤寒论》）；若风热咳嗽，发热汗出，配桑叶、菊花，以散风热宣肺止咳，如桑菊饮（《温病条辨》）；若燥热咳嗽，痰少难咯，配桑叶、贝母、沙参，以清肺润燥止咳，如桑杏汤（《温病条辨》）、清燥救肺汤（《医门法律》）；肺热咳喘，配石膏等以清肺泻热、宣肺平喘，如麻杏石甘汤（《伤寒论》）。

2.肠燥便秘。本品质润多脂，味苦而下气，故能润肠通便。常配柏子仁、郁李仁等同用，如五仁丸（《世医得效方》）。

此外，本品外用，可治蛲虫病、外阴瘙痒。

【用法用量】煎服，3～10g，宜打碎入煎，或入丸、散。

【使用注意】阴虚咳喘及大便溏泻者忌用。本品有小毒，用量不宜过大；婴儿慎用。

【古籍摘要】

《本草拾遗》："杀虫，以利喉咽，去喉痹、痰唾、咳嗽、喉中热结生疮。"

《珍珠囊药性赋》："除肺热，治上焦风燥，利胸膈气逆，润大肠气秘。"

《本草便读》："功专降气，气降则痰消嗽止。能润大肠，故大肠气秘者可用之。"

【现代研究】

化学成分：本品含苦杏仁苷、脂肪油、蛋白质、各种游离氨基酸。尚含苦杏仁酶、苦杏仁苷酶、绿原酸、肌醇、苯甲醛、芳樟醇。

药理作用：所含苦杏仁苷口服后，在下消化道分解后产生少量氢氰酸，能抑制咳嗽中枢而起镇咳平喘作用。在生成氢氰酸的同时，也产生苯甲醛，后者可抑制胃蛋白酶的活性，从而影响消化功能。苦杏仁苷及其水解生成的氢氰酸和苯甲酸体外试验均证明有微弱抗癌作用。苦杏仁油对蛔虫、钩虫及伤寒杆菌、副伤寒杆菌有抑制作用，且有润滑通便作用。此外，苦杏仁苷有抗突变作用，所含蛋白质成分还有明显的抗炎及镇痛作用。

临床研究：杏仁可治疗气滞痰郁的慢性咽炎、晚期肺癌、食道癌、何杰金病、支气管癌、梭状细胞肉瘤、精母细胞瘤、慢性髓性白血病、胸膜癌、恶性淋巴瘤、多发性直肠癌、乳癌并发骨转移等。苦杏仁治疗消化道溃疡，效果满意（河南中医，1997，1：56）。苦杏仁火炙或焙后研末，香油调敷，分治小儿脓疮、黄水疮多例均痊愈（山东中医学院学报，1980，3：66）。本品和猪脂共捣为泥，用布包擦患处，治老年性皮肤瘙痒症，效佳（山东中医杂志，1995，10：470）。苦杏仁与醋合煎，涂患处，治足癣效佳（广西中医药，1985，5：45）。

不良反应：苦杏仁的主要成分苦杏仁苷水解后的产物氢氰酸为有效成分，也是中毒成分，误服过量杏仁可产生氢氰酸中毒，使延髓各生命中枢先抑制后麻痹，并抑制细胞色素氧化酶的活性而引起组织窒息。临床表现为眩晕、心悸、恶心、呕吐等中毒反应，重者出现昏迷、惊厥、瞳孔散大、对光反应消失，最后因呼吸麻痹而死亡。中毒的处理：早期可用高锰酸钾或过氧化氢或10%硫代硫酸钠洗胃，然后大量饮糖水，或静脉注射葡萄糖液。严重者立即给氧，静注3%亚硝酸钠溶液10mL。如病情危急时，吸入亚硝酸异戊酯，每隔2分钟吸30秒，反复吸入3次，以代替亚硝酸钠。对于轻症，民间用杏树皮（去粗皮）60g，加水500mL，煮沸20分钟，取汁温服。

附药：甜杏仁

本品为蔷薇科植物杏或山杏的部分栽培种而其味甘甜的成熟种子。性味甘平，功效与苦杏仁类似，药力较缓，且偏于润肺止咳。主要用于虚劳咳嗽或津伤便秘。煎服，5～10g。

紫苏子
《本草经集注》

本品为唇形科植物紫苏 *Perilla frutescens*（ L. ）Britt 的成熟果实。主产于江苏、安徽、河南等地。秋季果实成熟时采收，晒干。生用或微炒，用时捣碎。

【性能】辛，温。归肺、大肠经。

【功效】降气化痰，止咳平喘，润肠通便。

【应用】

1. 咳喘痰多。本品性主降，长于降肺气，化痰涎，气降痰消则咳喘自平。用治痰壅气逆，咳嗽气喘，痰多胸痞，甚则不能平卧之证，常配白芥子、莱菔子，如三子养亲汤（《韩氏医通》）。若上盛下虚之久咳痰喘，则配肉桂、当归、厚朴等温肾化痰下气之品，如苏子降气汤（《太平惠民和剂局方》）。

2. 肠燥便秘。本品富含油脂，能润燥滑肠，又能降泄肺气以助大肠传导。常配杏仁、火麻仁、瓜蒌仁等，如紫苏麻仁粥（《济生方》）。

【用法用量】煎服，5～10g；煮粥食或入丸、散。

【使用注意】阴虚喘咳及脾虚便溏者慎用。

【古籍摘要】

《名医别录》："主下气，除寒温中。"

《药品化义》："苏子主降，味辛气香主散，降而且散，故专利郁痰。咳逆则气升，喘急则肺胀，以此下气定喘。膈热则痰壅，痰结则闷痛，以此豁痰散结。如气郁不舒，乃风寒客犯肺经，久遏不散，则邪气与真气相持，致饮食不进，痰嗽发热，似弱非弱，以此清气开郁，大为有效。"

《本经逢原》："性能下气，故胸膈不利者宜之……为除喘定嗽、消痰顺气之良剂。但性主疏泄，气虚久嗽，阴虚喘逆，脾虚便溏者皆不可用。"

【现代研究】

化学成分：本品含脂肪油（油中主要含不饱和脂肪酸及亚油酸、亚麻酸）及蛋白质、维生素 B_1、氨基酸类等。

药理作用：紫苏油有明显的降血脂作用，给易于卒中的自发性高血压大鼠喂紫苏油可延长其存活率，使生存时间延长。紫苏油还可提高实验动物的学习能力。实验证实其有抗癌作用。

临床研究：紫苏子可治疗肠道蛔虫病、高脂血症等。

【其他】同科植物白苏的果实，与紫苏子功效基本相同，亦入药，名玉苏子。

罗汉果
《岭南采药录》

本品为葫芦科植物罗汉果 *Mormordica grosvenorii* Swingle 的果实。主产于广西。秋季果熟时采摘，用火烘干，刷毛，生用。

【性能】甘，凉。归肺、大肠经。

【功效】清肺利咽，化痰止咳，润肠通便。

【应用】

1.咳喘，咽痛。本品味甘性凉，善清肺热，化痰饮，且可利咽止痛，常用治痰嗽、气喘，可单味煎服，或配伍百部、桑白皮同用；治咽痛失音，可单用泡茶饮。

2.便秘。本品甘润，可生津润肠通便，治肠燥便秘，可配蜂蜜泡饮。

【用法用量】煎服，10～30g；或开水泡服。

【古籍摘要】

《岭南采药录》："理痰火咳嗽。"

【现代研究】

化学成分：果中主要含三萜苷类，包括赛门苷Ⅰ、罗汉果苷ⅡE、Ⅲ、ⅢE、Ⅴ、Ⅵ、罗汉果新苷；黄酮类成分山柰酚-3,7-α-L二鼠李糖苷和罗汉果黄素D-甘露醇；还含大量葡萄糖、果糖；又含锰、铁、镍等20多种无机元素；蛋白质；维生素C、维生素E等。种仁含油脂成分，其中脂肪酸有亚油酸、油酸、棕榈酸等。

药理作用：水提物有较明显的镇咳、祛痰作用，有降低血清谷丙转氨酶活力的作用，能较显著提高实验动物外周血酸性 α-醋酸萘酯酶阳性淋巴细胞的百分率，提示可增强机体的细胞免疫功能，大剂量的罗汉果能提高脾特异性玫瑰花环形成细胞的比率，对外周血中性粒细胞吞噬率无明显作用。

临床研究：罗汉果可治颈淋巴结核等。

白 果
《日用本草》

本品为银杏科植物银杏 *Gimkgo biloba* L. 的成熟种子。全国各地均有栽培。主产于广西、四川、河南、山东、湖北。秋季种子成熟时采收，除去肉质外种皮，洗净，稍蒸或略煮后烘干。用时打碎取种仁，生用或炒用。

【性能】甘、苦、涩，平。有毒。归肺经。

【功效】敛肺化痰定喘，止带缩尿。

【应用】

1. 哮喘痰嗽。本品性涩而收，能敛肺定喘，且兼有一定化痰之功，为治喘咳痰多所常用。治寒喘由风寒之邪引发者，配麻黄辛散，敛肺而不留邪，开肺而不耗气，如鸭掌散（《摄生众妙方》）；如肺肾两虚之虚喘，配五味子、胡桃肉等以补肾纳气，敛肺平喘；若外感风寒而内有蕴热而喘者，则配麻黄、黄芩等同用，如定喘汤（《摄生众妙方》）。若治肺热燥咳、喘咳无痰者，宜配天冬、麦冬、款冬花以润肺止咳。

2. 带下，白浊，尿频，遗尿。本品收涩而固下焦。治妇女带下，属脾肾亏虚，色清质稀者最宜，常配山药、莲子等健脾益肾之品；若属湿热带下，色黄腥臭者，也可配黄柏、车前子等，以化湿清热止带，如易黄汤（《傅青主女科》）。治小便白浊，可单用或与草薢、益智仁等同用。治遗精、尿频、遗尿，常配熟地黄、山萸肉、覆盆子等，以补肾固涩。

【用法用量】煎服，5～10g，捣碎。

【使用注意】本品有毒，不可多用，小儿尤当注意。过食白果可致中毒，出现腹痛、吐泻、发热、紫绀以及昏迷、抽搐，严重者可呼吸麻痹而死亡。

【古籍摘要】

《医学入门》："清肺胃浊气，化痰定喘，止咳。"

《本草纲目》；"熟食温肺益气，定喘嗽，缩小便，止白浊；生食降痰，消毒杀虫；嚼浆涂鼻面手足，去皶疱，皴皱皴皱及疥癣、疳匿、阴虱。""食多则收令太过，令人气壅胪昏顿……《三元延寿书》言昔有饥者，同以白果代饭食饱，次日皆死也。"

《本草便读》："上敛肺金除咳逆，下行湿浊化痰涎。"

【现代研究】

化学成分：种子含蛋白质、脂肪、淀粉、氰苷、维生素 B_2 及多种氨基酸。外种皮含有毒成分白果酸、氢化白果酸、白果酚、白果醇等。肉质外种皮含白果酸、氢化白果酸、氢化白果亚酸、银杏二酚、白果醇和黄酮类化合物。

药理作用：本品能抑制结核杆菌的生长，体外对多种细菌及皮肤真菌有不同程度的抑制作用。乙醇提取物有一定的祛痰作用，对气管平滑肌有微弱的松弛作用。白果二酚有短暂的降压作用，并引起血管渗透性增加。银杏外种皮水溶性成分能清除机体超氧自由基，具有抗衰老作用，还具有免疫抑制及抗过敏作用。

临床研究：白果仁可治疗梅尼埃病、神经性头痛、酒刺。

不良反应：银杏毒性成分为银杏毒及白果中性素（白果酸、白果醇及白果酚等）。银杏毒有溶血作用，服用量过大，易中毒，生品毒性更大，而以绿色胚芽最毒。白果的毒性成分能溶于水，加热可被破坏，故本品熟用毒性小，若作为食品，应去种皮、胚芽，浸泡半天以上，煮熟透后才可食用。一般中毒症状为恶心呕吐，腹痛腹泻，发热，烦躁不安，惊厥，精神萎顿，呼吸困难，紫绀，昏迷，瞳孔对光反应迟钝或消失；严重者可因呼吸中枢麻痹而死亡。解救方法：服后 2 ～ 3 小时内，应洗胃，导泻，利尿，服鸡蛋清或活性炭，以减轻毒素的继续吸收；呼吸困难及紫绀者，给氧，并予呼吸兴奋剂；惊厥抽搐者，给予安定、苯巴比妥等镇静、抗惊厥药，静脉注射高渗葡萄糖及其他对症处理，中药可用甘草 30g 水煎服，或白果壳 30 ～ 60g 水煎服，或取木香适量，用开水磨汁，入麝香少许服之。

第十三节 收涩药食

乌 梅
《神农本草经》

本品为蔷薇科植物梅 *Prunus mume*（Sieb.）Sieb. et Zucc. 的近成熟果实。主产于浙江、福建、云南等地。夏季果实近成熟时采收，低温烘干后焖至皱皮，色变黑时即成。去核生用或炒炭用。

【性能】酸、涩，平。归肝、脾、肺、大肠经。

【功效】敛肺止咳，涩肠止泻，安蛔止痛，生津止渴。

【应用】

1.肺虚久咳。本品味酸而涩，其性收敛，入肺经能敛肺气，止咳嗽。适用于肺虚久咳少痰或干咳无痰之证。可与罂粟壳、杏仁等同用，如一服散（《世医得效方》）。

2.久泻，久痢。本品酸涩入大肠经，有良好的涩肠止泻痢作用，为治疗久泻、久痢之常用药。可与罂粟壳、诃子等同用，如固肠丸（《证治准绳》）。取其涩肠止痢之功，配伍解毒止痢之黄连，亦可用于湿热泻痢、便脓血者，如乌梅丸（《太平圣惠方》）。

3.蛔厥腹痛，呕吐。蛔得酸则静，本品极酸，具有安蛔止痛、和胃止呕的功效，为安蛔之良药。适用于蛔虫所致腹痛、呕吐、四肢厥冷的蛔厥病证，常配伍细辛、川椒、黄连、附子等同用，如乌梅丸（《伤寒论》）。

4.虚热消渴。本品至酸性平，善能生津液，止烦渴。治虚热消渴，可单用煎服，或与天花粉、麦冬、人参等同用，如玉泉散（《沈氏尊生书》）。

此外，本品炒炭后，涩重于酸，收敛力强，能固冲止漏，可用于崩漏不止、便血等；外敷能消疮毒，可治胬肉外凸、头疮等。

【用法用量】煎服，3 ～ 10g，大剂量可用至30g。外用适量，捣烂或炒炭研末外敷。止泻止血宜炒炭用。

【使用注意】外有表邪或内有实热积滞者均不宜服。

【古籍摘要】

《神农本草经》:"下气,除热烦满,安心,止肢体痛,偏枯不仁,死肌,去青黑痔,蚀恶肉。"

《本草纲目》:"敛肺涩肠,止久嗽泻痢,反胃噎膈,蛔厥利。"

《本草求真》:"乌梅酸涩而温,入肺则收,入肠则涩,入筋与骨则软,入虫则伏,入于死肌、恶肉、恶痣则除,刺入肉中则拔,痈毒可敷,中风牙关紧闭可开,蛔虫上攻眩仆可治,口渴可止。宁不为酸涩收敛止一验乎。"

【现代研究】

化学成分:本品主含柠檬酸、苹果酸、琥珀酸、酒石酸、碳水化合物、谷甾醇、蜡样物质及齐墩果酸样物质。

药理作用:本品水煎剂在体外对多种致病性细菌及皮肤真菌有抑制作用;能抑制离体兔肠管的运动;有轻度收缩胆囊作用,能促进胆汁分泌;在体外对蛔虫的活动有抑制作用;对豚鼠的蛋白质过敏性休克及组胺性休克有对抗作用,但对组胺性哮喘无对抗作用;能增强机体免疫功能。

临床研究:乌梅可治疗初期内痔、叶状内痔、花圈状内痔、曲张型混合痔、急性肝炎、慢性肝炎。另外,本药尚用于慢性结肠炎、细菌性痢疾、婴幼儿腹泻、胆道蛔虫症、胆囊炎、胆石症等。

覆盆子
《名医别录》

本品为蔷薇科植物华东覆盆子 *Rubus chingii* Hu 的未成熟果实。主产于浙江、福建等地,夏初果实含青时采收。沸水略烫。晒干生用。

【性能】甘、酸,微温。入肝、肾经。

【功效】固精缩尿,益肝肾,明目。

【应用】

1.遗精滑精、遗尿尿频。本品甘酸微温,主入肝肾,既能收涩固精缩尿,又能补益肝肾。治肾虚遗精、滑精、阳痿、不孕者,常与枸杞子、菟丝子、五味子等同用,如五子衍宗丸(《丹溪心法》);治肾虚遗尿、尿频者,常与桑螵蛸、益智仁、补骨脂等药同用。

2.肝肾不足,目暗不明。本品能益肝肾,明目。治疗肝肾不足,目暗不明者,可单用久服,或与枸杞子、桑椹、菟丝子等药同用。

【用法用量】煎服,5 ～ 10g。

【古籍摘要】

《名医别录》："益气轻身，令发不白。"

《本草备要》："益肾脏而固精，补肝虚而明目，起阳痿，缩小便。"

《本草正义》："覆盆，为滋养真阴之药，味带微酸，能收摄耗散之阴气而生津液，故寇宗奭谓益肾缩小便，服之当覆其溺器，语虽附会，尚为有理。"

【现代研究】

化学成分：覆盆子含有机酸、糖类及少量维生素 C，果实中还含有三萜成分、覆盆子酸、鞣花酸和 β - 谷甾醇。

药理作用：覆盆子对葡萄球菌、霍乱弧菌有抑制作用。同时有雌激素样作用。

莲 子
《神农本草经》

本品为睡莲科植物莲 Nelumbo nucifera gaertn. 的成熟种子。主产于湖南、福建、江苏、浙江及南方各地池沼湖溏中。秋季采收。晒干，生用。

【性能】甘、涩，平。归脾、肾、心经。

【功效】固精止带，补脾止泻，益肾养心。

【应用】

1.遗精，滑精。本品味甘而涩，入肾经而能益肾固精。治肾虚精关不固之遗精、滑精，常与芡实、龙骨等同用，如金锁固精丸（《医方集解》）。

2.带下。本品既补脾益肾，又固涩止带，其补涩兼施，为治疗脾虚、肾虚带下之常用之品。治脾虚带下者，常与茯苓、白术等药同用；治脾肾两虚，带下清稀，腰膝酸软者，可与山茱萸、山药、芡实等药同用。

3.脾虚泄泻。本品甘可补脾，涩能止泻，既可补益脾气，又能涩肠止泻。治脾虚久泻，食欲不振者，常与党参、茯苓、白术等同用，如参苓白术散（《太平惠民和剂局方》）。

4.心悸，失眠。本品甘平，入于心肾，能养心血，益肾气，交通心肾而有安神之功。治心肾不交之虚烦、心悸、失眠者，常与酸枣仁、茯神、远志等药同用。

【用法用量】煎服，10 ～ 15g。去心打碎用。

【古籍摘要】

《神农本草经》："主补中，养神，益气力。"

《本草纲目》："交心肾，厚肠胃，固精气，强筋骨，补虚损……止脾泻久痢，赤白浊，女人带下崩中诸血病。"

《玉楸药解》："莲子甘平，甚益脾胃，而固涩之性，最宜滑泄之家，遗精便溏，极有良效。"

附药：荷叶

本品为莲的叶片。味苦、涩，性平。功能清暑利湿，升阳止血。主治暑热病证、脾虚泄泻和多种出血证。煎服，3～10g。

<h1 style="text-align:center">芡　实</h1>
《神农本草经》

本品为睡莲科植物芡 *Euryale ferox* Salisb. 的成熟种仁。主产于湖南、江西、安徽、山东等地。秋末冬初采收成熟果实，除去果皮，取出种仁，再除去硬壳，晒干。捣碎生用或炒用。

【性能】甘、涩，平。归脾、肾经。

【功效】益肾固精，健脾止泻，除湿止带。

【应用】

1.遗精，滑精。本品甘涩收敛，善能益肾固精。治肾虚不固之腰膝酸软、遗精滑精，常与金樱子相须而用，如水陆二仙丹（《仁存堂经验方》）；亦可与莲子、莲须、牡蛎等配伍，如金锁固精丸（《医方集解》）。

2.脾虚久泻。本品既能健脾除湿，又能收敛止泻。可用治脾虚湿盛，久泻不愈，常与白术、茯苓、扁豆等药同用。

3.带下。本品能益肾健脾、收敛固涩、除湿止带，为治疗带下证之佳品。治脾肾两虚之带下清稀，常与党参、白术、山药等药同用。若治湿热带下，则配伍清热利湿之黄柏、车前子等同用，如易黄汤（《傅青主女科》）。

【用法用量】煎服，10～15g。

【鉴别用药】芡实与莲子，二者同科属，均为甘涩平，主归脾、肾经。均能益肾固精、补脾止泻、止带，其补中兼涩，主治肾虚遗精、遗尿，脾虚食少、泄泻，脾肾两虚之带下等。但芡实益脾肾固涩之中，又能除湿止带，故为治疗虚、实带下证之常用药物。

【古籍摘要】

《神农本草经》："主治湿痹腰脊膝痛，补中，除暴疾，益精气，强志，令耳目聪明。"

《本草纲目》："止渴益肾，治小便不禁，遗精，白浊，带下。"

《本草求真》："味甘补脾，故能利湿，而使泄泻腹痛可治……味涩固肾，故能闭气，而使遗带小便不禁皆愈。"

【现代研究】

化学成分：本品主含淀粉、蛋白质、脂肪、碳水化合物、钙、磷、铁、硫胺素、

· 140 ·

核黄素、尼古酸、抗坏血酸等。

药理作用：本品具有收敛、滋养作用。

临床研究：芡实可治疗慢性肾炎蛋白尿等。

肉豆蔻
《药性论》

本品为肉豆蔻科植物肉豆蔻 *myristica fragrans* Houtt 的成熟种仁。主产于马来西亚、印度尼西亚；我国广东、广西、云南亦有栽培。冬、春两季果实成熟时采收。除去皮壳后，干燥，煨制去油用。

【性能】辛，温。归脾、胃、大肠经。

【功效】涩肠止泻，温中行气。

【应用】

1.虚泻，冷痢。本品辛温而涩，入中焦，能暖脾胃，固大肠，止泻痢，为治疗虚寒性泻痢之要药。治脾胃虚寒之久泻、久痢，常与肉桂、干姜、党参、白术、诃子等药同用；若配补骨脂、五味子、吴茱萸，可治脾肾阳虚、五更泄泻，如四神丸（《证治准绳》）。

2.胃寒胀痛，食少呕吐。本品辛香温燥，能温中理脾、行气止痛。治胃寒气滞、脘腹胀痛、食少呕吐等症，常与木香、干姜、半夏等药同用。

【用法用量】煎服，3～9g；入丸、散服，每次0.5～1g。内服须煨熟去油用。

【使用注意】湿热泻痢者忌用。

【古籍摘要】

《药性论》："能主小儿吐逆不下乳，腹痛。治宿食不消，痰饮。"

《开宝本草》："主温中消食，止泻，治积冷心腹胀痛，霍乱中恶。"

《本草经疏》："肉豆蔻辛味能散能消，温气能和中通畅，其气芬芳，香气先入脾，脾主消化，温和而辛香，故开胃，胃喜暖故也。"

【现代研究】

化学成分：肉豆蔻含挥发油5%～15%。另含肉豆蔻醚、丁香酚、异丁香酚及多种萜烯类化合物。

药理作用：肉豆蔻所含挥发油，少量能促进胃液的分泌及胃肠蠕动，而有开胃和促进食欲、消胀止痛的功效；但大量服用则有抑制作用，且有较显著的麻醉作用；挥发油中的萜类成分对细菌和霉菌均有抑制作用。肉豆蔻醚对正常人有致幻、抗炎作用；肉豆蔻及肉豆蔻醚能增强色胺的作用，体内外试验均对单胺氧化酶有中度的抑制作用。肉豆蔻对MCA和DMBA诱发的小鼠子宫癌及皮肤乳头状瘤有抑制作用。

临床研究：肉豆蔻可治疗慢性腹泻、婴儿腹泻。

不良反应：肉豆蔻所含挥发油中的有效成分肉豆蔻醚具有一定的毒性，动物试验可引起肝变性；肉豆蔻醚对正常人有致幻作用，对人的大脑有中度兴奋作用。在中毒时，轻者出现幻觉，或恶心，眩晕；重者则谵语，昏迷，瞳孔散大，呼吸变慢，反射消失，甚至死亡。中毒原因及预防：肉豆蔻未经炮制去油，或用量过大，可引起中毒。一般不可用生品。

第十四节　润下药食

火麻仁
《神农本草经》

本品为桑科植物大麻 *Cannabis sativa* L. 的干燥成熟果实。全国各地均有栽培。主产于山东、河北、黑龙江、吉林、辽宁、江苏等地。秋季果实成熟时采收，除去杂质，晒干。生用，用时打碎。

【性能】甘，平。归脾、胃、大肠经。

【功效】润肠通便。

【应用】

肠燥便秘。本品甘平，质润多脂，能润肠通便，且又兼有滋养补虚作用。适用于老人、产妇及体弱津血不足的肠燥便秘证。单用有效，如《肘后备急方》用本品研碎，以米杂之煮粥服。临床亦常与郁李仁、瓜蒌仁、苏子、杏仁等润肠通便药同用，或与大黄、厚朴等配伍，以加强通便作用，如麻子仁丸（《伤寒论》）。

【用法用量】煎服，10～15g。

【古籍摘要】

《神农本草经》："补中益气，久服肥健。"

《药品化义》："麻仁，能润肠，体润能去燥，专利大肠气结便秘。凡年老血液枯燥，产后气血不顺，病后元气未复，或禀弱不能运行者皆治。"

【现代研究】

化学成分：主要含脂肪油约30%，油中含有大麻酚、植酸钙镁。

药理作用：本品有润滑肠通的作用，同时在肠中遇碱性肠液后产生脂肪酸，刺激肠壁，使蠕动增强，从而达到通便作用。本品还能降低血压及阻止血脂上升。

临床研究：火麻仁可防止术后大便干燥，治疗神经性皮炎、慢性湿疹、口眼㖞斜。

不良反应：火麻仁食入量大，可引起中毒。症状为恶心、呕吐、腹泻、四肢麻木、烦躁不安、精神错乱、昏迷、瞳孔散大等。

郁李仁
《神农本草经》

　　本品为蔷薇科植物欧李 *Prunus humilis* Bge.、郁李 *P. japonica* Thunb. 或长柄扁桃 *P. pedunculata* Maxim. 的干燥成熟种子。前两种习称"小李仁"，后一种习称"大李仁"。主产于内蒙古、河北、辽宁等地。夏、秋两季采收成熟果实，除去果肉及核壳，取出种子，干燥。生用，去皮捣碎用。

　　【性能】辛、苦、甘，平。归脾、大肠、小肠经。

　　【功效】润肠通便，利水消肿。

　　【应用】

　　1.肠燥便秘。本品质润多脂，润肠通便作用类似火麻仁而较强，且润中兼可行大肠之气滞。常与火麻仁、柏子仁、杏仁等润肠药同用，用于大肠气滞、肠燥便秘之证，如五仁丸（《世医得效方》）。若治产后肠胃燥热，大便秘滞，可与朴硝、当归、生地黄配伍，如郁李仁饮（《圣济总录》）。

　　2.水肿胀满及脚气浮肿。本品能利水消肿，可与桑白皮、赤小豆等利水消肿药同用，如郁李仁汤（《圣济总录》）。

　　【用法用量】煎服，6 ～ 12g。

　　【使用注意】孕妇慎用。

　　【古籍摘要】

　　《神农本草经》："主大腹水肿，面目四肢浮肿，利小便水道。"

　　《用药法象》："专治大肠气滞，燥湿润不通。"

　　《本草纲目》："郁李甘苦而润，其性降，故能下气利水。"

　　【现代研究】

　　化学成分：含苦杏仁苷、脂肪油、挥发性有机酸、皂苷、植物甾醇等。

　　药理作用：本品具润滑性缓泻作用，并对实验动物有显著的降压作用。

第十五节　消食药食

山　楂
《神农本草经集注》

　　本品为蔷薇科植物山里红 *Crataegus pinnatifida* Bge. var. *major* N. E. Br. 或山楂 *C.*

pinnatifida Bge. 的成熟果实。主产于河南、山东、河北等地，以山东产量大、质佳。多为栽培品。秋季果实成熟时采收。切片，干燥。生用或炒用。

【性能】酸、甘，微温。归脾、胃、肝经。

【功效】消食化积，行气散瘀。

【应用】

1. 饮食积滞证。本品酸甘，微温不热，功善消食化积，能治各种饮食积滞，为消化油腻肉食积滞之要药。凡肉食积滞之脘腹胀满、嗳气吞酸、腹痛便溏者，均可应用。如《简便方》即以单味煎服，治食肉不消。若配莱菔子、神曲等，可加强消食化积之功。若配木香、青皮以行气消滞，治积滞脘腹胀痛，如匀气散（《证治准绳》）。

2. 泻痢腹痛，疝气痛。山楂入肝经，能行气散结止痛，炒用兼能止泻止痢。治泻痢腹痛，可单用焦山楂水煎服，或用山楂炭研末服，如《医钞类编》方；亦可配木香、槟榔等同用。治疝气痛，常与橘核、荔枝核等同用。

3. 瘀阻胸腹痛，痛经。本品性温兼入肝经血分，能通行气血，有活血祛瘀止痛之功。治瘀滞胸胁痛，常与川芎、桃仁、红花等同用。若治疗产后瘀阻腹痛、恶露不尽或痛经、经闭，朱丹溪经验方即单用本品加糖水煎服；亦可与当归、香附、红花同用，如通瘀煎（《景岳全书》）。

此外，现代单用本品制剂治疗冠心病、高血压病、高脂血症、细菌性痢疾等，均有较好的疗效。

【用法用量】煎服，10～15g，大剂量30g。生山楂、炒山楂多用于消食散瘀，焦山楂、山楂炭多用于止泻痢。

【使用注意】脾胃虚弱而无积滞者或胃酸分泌过多者均慎用。

【古籍摘要】

《新修本草》："汁服主水利，沐头及洗身上疮痒。"

《日用本草》："化食积，行结气，健胃宽膈，消血痞气块。"

《本草纲目》："化饮食，消肉积、癥瘕、痰饮、痞满、吞酸、滞血胀痛。"

【现代研究】

化学成分：山楂含黄酮类、三萜皂苷类（熊果酸、齐墩果酸、山楂酸等）、皂苷鞣质、游离酸、脂肪酸、维生素C、无机盐、红色素等。

药理作用：所含脂肪酸能促进脂肪消化，并增加胃消化酶的分泌而促进消化，且对胃肠功能有一定调整作用。其提取物能扩张冠状动脉，增加冠脉流量，保护心肌缺血缺氧；并可强心、降血压及抗心律失常；又可降血脂，抗动脉粥样硬化，其降低血清胆固醇及甘油三酯，可能是通过提高血清中高密度胆固醇及其亚组分浓度，增加胆固醇的排泄而实现的。另外，山楂还能抗血小板聚集、抗氧化、增强免疫、利尿、镇静、收缩子宫、抑菌等。

临床研究：山楂可治疗消化不良、小儿厌食症、婴幼儿腹泻、菌痢、腹痛、产后瘀滞、高脂血症、冠心病心绞痛、高血压、高血脂、急慢性肾盂肾炎。此外，还可治疗肝炎、月经逾期不至、下肢软组织损伤、顽固性呃逆、声带息肉、冻疮等。

不良反应：多食山楂可引起胃酸过多，还有因吃山楂过量而造成胃石症和小肠梗阻的报道。市售山楂片对小儿虽有促进食欲、助消化的作用，但因含糖较多，如食用量大，可使血糖维持较高水平，则将影响食欲，久之可造成营养不良、贫血等。

鸡内金
《神农本草经》

本品为雉科动物家鸡 *Gallusgallus domesticus* Brisson 的砂囊内壁。全国各地均产。杀鸡后，取出鸡肫，趁热剥取内壁，洗净，干燥。生用、炒用或醋制入药。

【性能】甘，平。归脾、胃、小肠、膀胱经。

【功效】消食健胃，涩精止遗。

【应用】

1. 饮食积滞，小儿疳积。本品消食化积的作用较强，并可健运脾胃，故广泛用于米面薯芋乳肉等各种食积证。病情较轻者，单味研末服即有效，如《备急千金要方》独用本品治消化不良引起的反胃吐食；若配山楂、麦芽等，可增强消食导滞的作用，治疗食积较重者。若与白术、山药、使君子等同用，可治小儿脾虚疳积。

2. 肾虚遗精、遗尿。本品可固精缩尿止遗。如《吉林中草药》即以鸡内金单味炒焦研末，温酒送服治遗精；若以本品配菟丝子、桑螵蛸等，可治遗尿，如鸡肶胵散（《太平圣惠方》）。

3. 砂石淋证、胆结石。本品入膀胱经，有化坚消石之功。《医林集要》以本品"烧存性"，治小便淋沥，痛不可忍。现常与金钱草等药同用，治砂石淋证或胆结石。

【用法用量】煎服，3 ～ 10g；研末服，每次 1.5 ～ 3g。研末服效果比煎剂好。

【使用注意】脾虚无积滞者慎用。

【古籍摘要】

《神农本草经》："主泄利。"

《日华子本草》："止泄精，并尿血、崩中、带下、肠风泻痢。"

《滇南本草》："宽中健脾，消食磨胃。治小儿乳食结滞，肚大筋青，痞积疳积。"

【现代研究】

化学成分：鸡内金含胃激素、角蛋白、微量胃蛋白酶、淀粉酶、多种维生素与微量元素，以及 18 种氨基酸等。

药理作用：口服粉剂后，胃液分泌量、酸度和消化力均见提高，胃运动机能明显增强；体外实验能增强胃蛋白酶、胰脂肪酶活性。动物实验可加强膀胱括约肌收缩，减少尿量，提高醒觉。鸡内金的酸提取物可加速放射性锶的排泄。

临床研究：鸡内金可治疗消化不良、体虚遗精、无阻力性尿失禁、小儿遗尿、尿频、萎缩性胃炎、胃石症、骨髓前角灰质炎后遗症、扁平疣等疾病。

麦 芽
《药性论》

本品为禾本科植物大麦 *Hordeum vulgare* L. 的成熟果实经发芽干燥而成。全国各地均可生产。将大麦洗净，浸泡 4～6 小时后捞出，保持适宜温、湿度，待幼芽长至约 0.5cm 时，晒干或低温干燥。生用、炒黄或炒焦用。

【性能】甘，平。归脾、胃、肝经。

【功效】消食健胃，回乳消胀。

【应用】

1.米面薯芋食滞证。本品甘平，健胃消食，尤能促进淀粉性食物的消化。主治米面薯芋类积滞不化，常配山楂、神曲、鸡内金同用；治小儿乳食停滞，单用本品煎服或研末服有效；若配白术、陈皮，可治脾虚食少，食后饱胀，如健脾丸（《本草纲目》）。

2.断乳、乳房胀痛。本品有回乳之功。可单用生麦芽或炒麦芽 120g（或生、炒麦芽各 60g），煎服，用治妇女断乳或乳汁郁积之乳房胀痛等。

此外，本品又兼能疏肝解郁，常配川楝子、柴胡等，用治肝气郁滞或肝胃不和之胁痛、脘腹痛等。

【用法用量】煎服，10～15g，大剂量 30～120g。生麦芽功偏消食健胃；炒麦芽多用于回乳消胀。

【使用注意】授乳期妇女不宜使用。

【古籍摘要】

《名医别录》："消食和中。"

《药性论》："消化宿食，破冷气，去心腹胀满。"

《本草纲目》："消化一切米面诸果食积。"

【现代研究】

化学成分：麦芽主要含 α-淀粉酶、β-淀粉酶、催化酶、麦芽糖、大麦芽碱、腺嘌呤、胆碱、蛋白质、氨基酸、维生素 B、维生素 D、维生素 E、细胞色素 C 等。

药理作用：麦芽所含淀粉酶能将淀粉分解成麦芽糖和糊精，其煎剂对胃酸及胃蛋白酶的分泌有轻度促进作用；水煎剂中提取出一种胰淀粉酶激活剂，亦可助消化；因淀粉酶不耐高温，麦芽炒焦及入煎剂将会降低其活力。麦芽浸剂口服可使家兔与正常人的血糖降低；其注射液可使血糖降低 40% 或更多。生麦芽可扩张母鼠乳腺泡及增加乳汁充盈度，炮制后则作用减弱。麦芽回乳和催乳的双向作用关键不在于生用或炒用，而在于剂量大小的差异，即小剂量催乳，大剂量回乳，如用于抑制乳汁分泌（回乳）用量应在 30g 以上。麦芽有类似溴隐亭类物质，能抑制泌乳素分泌。大麦碱的药理作用类似麻黄碱，其中 A 和 B 还有抗真菌作用。

临床研究：麦芽可治疗婴幼儿腹泻、小儿消化不良、回乳、乳溢症、抗精神病药物氯氮平副作用引起的流涎症、急慢性肝炎、盗汗症、糖尿病、浅部真菌感染（包括手足癣、股癣、花斑癣）等。

不良反应：麦芽毒性小，但用作动物饲料大量摄入时，因含有微量麦芽毒素（N-甲基大麦芽碱），属快速去极化型肌松剂，可引起中毒。

莱菔子
《日华子本草》

本品为十字花科植物萝卜 *Raphanus sativus* L. 的成熟种子。全国各地均有栽培。夏季果实成熟时采割植株，晒干，搓出种子，除去杂质，再晒干。生用或炒用，用时捣碎。

【性能】辛、甘，平。归肺、脾、胃经。

【功效】消食除胀，降气化痰。

【应用】

1.食积气滞证。本品味辛行散，消食化积之中，尤善行气消胀。常与山楂、神曲、陈皮同用，治食积气滞所致的脘腹胀满或疼痛，嗳气吞酸，如保和丸（《丹溪心法》）；若再配白术，可攻补兼施，治疗食积气滞兼脾虚者，如大安丸（《丹溪心法》）。

2.咳喘痰多，胸闷食少。本品既能消食化积，又能降气化痰，止咳平喘尤宜。治咳喘痰壅、胸闷兼食积，如《食医心镜》单用本品为末服；或与白芥子、苏子等同用，如三子养亲汤（《韩氏医通》）。

此外，古方中有单用生品研服治涌吐风痰者，但现代临床很少用。

【用法用量】煎服，6～10g。生用吐风痰，炒用消食下气化痰。

【使用注意】本品辛散耗气，故气虚及无食积、痰滞者慎用。不宜与人参同用。

【鉴别用药】莱菔子、山楂均有良好的消食化积之功，主治食积证。但山楂长于消积化滞，主治肉食积滞；而莱菔子尤善消食行气消胀，主治食积气滞证。

【古籍摘要】

《日华子本草》："水研服吐风痰，醋研消肿毒。"

《本草纲目》："下气定喘，治痰，消食，除胀，利大小便，止气痛，下痢后重，发疮疹。"

《医林纂要》："生用，吐风痰，宽胸膈，托疮疹；熟用，下气消痰，攻坚积，疗后重。"

【现代研究】

化学成分：莱菔子含莱菔素、芥子碱、脂肪油（油中含大量芥酸、亚油酸、亚麻酸）、β-谷甾醇、糖类、多种氨基酸、维生素等。

药理作用：莱菔子提取液，实验有缓和而持续的降压作用，且效果稳定，重复性强，亦无明显毒副作用；其注射液的降压作用，与药物浓度有关。莱菔子能增强离体兔回肠节律性收缩和抑制小鼠胃排空。在体外对多种革兰阳性菌和阴性菌均有较强的抗菌活性；莱菔素 1mg/mL 浓度能显著抑制葡萄球菌和大肠杆菌；其水浸剂（1:3）在试管内对同心性毛癣菌等 6 种皮肤真菌有不同程度的抑制作用。莱菔子还有抗菌、祛痰、镇咳、平喘、改善排尿功能、降低胆固醇、防止动脉硬化等作用。莱菔子于体外能中和破伤风毒素与白喉毒素。

临床研究：莱菔子可用于治疗小儿久咳、小儿顽固性哮喘、厌食症、婴幼儿腹泻、高血压病、小儿疳积、膝关节创伤性滑膜炎、老年性便秘、崩漏、急性肠梗阻、湿疹等多种病证。

不良反应：莱菔子毒性较小。但莱菔素静注 100mg，可引起小鼠死亡。古人认为人参不宜与莱菔子同用，恐其消减人参补虚之功，但服人参而引起脘腹胀满时，服莱菔子则能使之缓解。

第十六节　安神药食

酸枣仁
《神农本草经》

本品为鼠李科植物酸枣 *Ziziphus jujuba* Mill. var. *spinosa*（Bunge）Hu ex H. F. Chou 的干燥成熟种子。主产于河北、陕西、辽宁、河南、山西、山东、甘肃等地。秋末冬初采收成熟果实，除去果肉及核壳，收集种子，晒干。生用或炒用，用时捣碎。

【性能】甘、酸，平。归心、肝、胆经。

【功效】养心益肝，安神，敛汗。

【应用】

1. 心悸失眠。本品味甘，入心、肝经，能养心阴，益肝血而有安神之效，为养心安神之要药。主治心肝阴血亏虚，心失所养，神不守舍之心悸、怔忡、健忘、失眠、多梦、眩晕等症，常与当归、白芍、何首乌、龙眼肉等补血、补阴药配伍；若治肝虚有热之虚烦不眠，常与知母、茯苓、川芎等同用，如酸枣仁汤（《金匮要略》）；若心脾气血亏虚，惊悸不安，体倦失眠者，可与黄芪、当归、党参等补养气血药配伍应用，如归脾汤（《校注妇人大全良方》）；若心肾不足，阴亏血少，心悸失眠，健忘梦遗者，又当与麦冬、生地黄、远志等合用，如天王补心丹（《摄生秘剖》）。

2. 自汗，盗汗。本品味酸能敛而有收敛止汗之功效，常用治体虚自汗、盗汗，每与五味子、山茱萸、黄芪等益气固表止汗药同用。

此外，本品味酸，酸能收敛，故有敛阴生津止渴之功，还可用治伤津口渴咽干，可与生地黄、麦冬、天花粉等养阴生津药同用。

【用法用量】煎服，9～15g。研末吞服，每次 1.5～2g。本品炒后质脆易碎，便于煎出有效成分，可增强疗效。

【古籍摘要】

《神农本草经》："主心腹寒热，邪结气聚，四肢酸痛湿痹，久服安五脏，轻身延年。"

《名医别录》："主心烦不得眠……虚汗，烦渴，补中，益肝气，坚筋骨，助阴气。"

《本草纲目》："其仁甘而润，故熟用疗胆虚不得眠，烦渴虚汗之证；生用疗胆热好眠，皆足厥阴、少阳药也。"

【现代研究】

化学成分：本品含皂苷，其组成为酸枣仁皂苷 A 及酸枣仁皂苷 B，并含三萜类化合物及黄酮类化合物。此外，含大量脂肪油和多种氨基酸、维生素 C、多糖及植物甾醇等。

药理作用：酸枣仁皂苷、黄酮苷、水及醇提取物分别具有镇静催眠及抗心律失常作用，并能协同巴比妥类药物的中枢抑制作用；其水煎液及醇提取液还有抗惊厥、镇痛、降体温、降压作用；此外，酸枣仁还有降血脂、抗缺氧、抗肿瘤、抑制血小板聚集、增强免疫功能及兴奋子宫作用。

临床研究：酸枣仁可治疗脏躁、更年期综合征、皮肤瘙痒症、胃肠疾病引起的疼痛等。

不良反应；煎服酸枣仁偶可发生过敏反应，可出现大片荨麻疹、全身皮肤瘙痒。也有表现为恶寒发热、关节疼痛等症者。

第十七节 平肝息风药食

牡 蛎

《神农本草经》

本品为牡蛎科动物长牡蛎 *Ostreagigas* Thunberg、大连湾牡蛎 *Ostrea talienwhanensis*

Crosse 或近江牡蛎 *Ostrea rivularis* Gould 的贝壳。我国沿海一带均有分布。全年均可采收，采得后，去肉，取壳，洗净，晒干。生用或煅用，用时打碎。

【性能】咸，微寒。归肝、胆、肾经。

【功效】重镇安神，潜阳补阴，软坚散结。

【应用】

1.心神不安，惊悸失眠。本品质重能镇，有安神之功效，用治心神不安、惊悸怔忡、失眠多梦等症，常与龙骨相须为用，如桂枝甘草龙骨牡蛎汤（《伤寒论》）。亦可配伍朱砂、琥珀、酸枣仁等安神之品。

2.肝阳上亢，头晕目眩。本品咸寒质重，入肝经，有平肝潜阳、益阴之功。用治水不涵木，阴虚阳亢，头目眩晕，烦躁不安，耳鸣者，常与龙骨、龟甲、白芍等同用，如镇肝息风汤（《医学衷中参西录》）；亦治热病日久，灼烁真阴，虚风内动，四肢抽搐之症，常与生地黄、龟甲、鳖甲等养阴、息风止痉药配伍，如大定风珠（《温病条辨》）。

3.痰核，瘰疬，瘿瘤，癥瘕积聚。本品味咸，软坚散结。用治痰火郁结之痰核、瘰疬、瘿瘤等，常与浙贝母、玄参等配伍，如消瘰丸（《医学心悟》）；用治气滞血瘀的癥瘕积聚，常与鳖甲、丹参、莪术等同用。

4.滑脱诸证。本品煅后有与煅龙骨相似的收敛固涩作用，通过不同配伍可治疗自汗、盗汗、遗精、滑精、尿频、遗尿、崩漏、带下等滑脱之症。用治自汗、盗汗，常与麻黄根、浮小麦等同用，如牡蛎散（《太平惠民和剂局方》），亦可用牡蛎粉扑撒汗处，有止汗作用；治肾虚遗精、滑精，常与沙苑子、龙骨、芡实等配伍，如金锁固精丸（《医方集解》）；治尿频、遗尿，可与桑螵蛸、金樱子、益智仁、龙骨等同用；治疗崩漏、带下证，又常与海螵蛸、山茱萸、山药、龙骨等配伍。

此外，煅牡蛎有制酸止痛作用，可治胃痛泛酸，与乌贼骨、浙贝母共为细末，内服取效。

【用法用量】煎服，9～30g；宜打碎先煎。外用适量。收敛固涩宜煅用，其他宜生用。

【鉴别用药】龙骨与牡蛎均有重镇安神、平肝潜阳、收敛固涩的作用，均可用治心神不安、惊悸失眠、阴虚阳亢、头晕目眩及各种滑脱证。然龙骨长于镇惊安神，且收敛固涩之力优于牡蛎；牡蛎平肝潜阳功效显著，又有软坚散结之功。

【古籍摘要】

《神农本草经》："惊恚怒气，除拘缓，鼠瘘，女子带下赤白。"

《海药本草》："主男子遗精，虚劳乏损，补肾正气，止盗汗，去烦热，治伤寒热痰，能补养安神，治孩子惊痫。"

《本草备要》："咸以软坚化痰，消瘰疬结核，老血疝瘕。涩以收脱，治遗精崩带，止嗽敛汗，固大小肠。"

【现代研究】

化学成分：本品含碳酸钙、磷酸钙及硫酸钙，并含铜、铁、锌、锰、锶、铬等微量元素及多种氨基酸。

药理作用：牡蛎粉末动物实验有镇静、抗惊厥作用，并有明显的镇痛作用；煅牡蛎1号可明显提高抗实验性胃溃疡活性；牡蛎多糖具有降血脂、抗凝血、抗血栓等作用。

临床研究：牡蛎粉可治疗肺结核盗汗、乳癖、慢性肝炎、泄泻、过敏性紫癜等。

第十八节 杀虫药食

榧 子
《名医别录》

本品为红豆杉科植物榧 *Torreyagrandis* Fort. 的干燥成熟种子。主产于安徽、福建、江苏、浙江、湖南、湖北等地。秋季种子成熟时采收，除去肉质假种皮，洗净，晒干。生用或炒用。

【性能】甘，平。归肺、胃、大肠经。

【功效】杀虫消积，润肠通便，润肺止咳。

【应用】

1. 虫积腹痛。本品可杀虫消积，润肠通便，故可不与泻下药同用，又因其甘平而不伤胃，对蛔虫、钩虫、绦虫、姜片虫等多种肠道寄生虫引起的虫积腹痛有效。常与使君子、苦楝皮同用，治蛔虫病；单用或与槟榔、贯众同用，治钩虫病；与槟榔、南瓜子同用，治绦虫病。《实用现代中药》治蛔、蛲、钩、绦等肠道寄生虫病，以本品一两，使君子一两，大蒜一两，水煎去渣，一日三次，食前空腹时服。

2. 肠燥便秘。本品甘润平和，入大肠经，有润肠通便之效。《本草衍义》单用本品炒熟嚼服，治痔疮便秘；亦可与大麻仁、郁李仁、瓜蒌仁等同用，治肠燥便秘。

3. 肺燥咳嗽。本品甘润入肺，能润肺燥、止咳嗽。但力弱，以轻症为宜，可与川贝母、瓜蒌仁、炙桑叶、沙参等养阴润肺止咳药同用。

此外，可治丝虫病，以榧子肉与血余炭调蜜为丸服，4天为1个疗程，经1～2个疗程的治疗，常使微丝蚴转阴。

【用法用量】煎服，10～15g。炒熟嚼服，一次用15g。

【使用注意】入煎服宜生用。大便溏薄、肺热咳嗽者不宜用。服榧子时，不宜食绿豆，以免影响疗效。

【古籍摘要】

《名医别录》："主五痔，去三虫蛊毒。"

《日用本草》："杀腹间大小虫，小儿黄瘦，腹中有虫积者食之即愈。又带壳细嚼食下，消痰。"

《本草备要》："润肺，杀虫。"

【现代研究】

化学成分：种子含 54.3% 的脂肪油，其不饱和脂肪酸含量高达 74.88%；油中主要成分为亚油酸、硬脂酸、油酸，并含麦朊、甾醇、草酸、葡萄糖、多糖、挥发油、鞣质等。

药理作用：榧子有驱除猫绦虫的有效成分；浸膏体外对猪蛔、蚯蚓、蚂蟥有毒性作用；5% 煎剂 2 小时可杀死血吸虫尾蚴；榧实油有驱钩虫作用。

临床研究：榧子可治疗小儿蛲虫病、钩虫病、丝虫病、蛔虫性肠梗阻等。

常见药食同源品种简表

序号	物质名称	植物名/动物名	拉丁学名	所属科名	使用部分
1	丁香	丁香	*Eugenia caryophyllata* Thunb.	桃金娘科	花蕾
2	八角茴香	八角茴香	*Illicium verum* Hook.f.	木兰科	成熟果实
3	刀豆	刀豆	*Canavaliagladiata*（Jacq.）DC.	豆科	成熟种子
4	小茴香	茴香	*Foeniculum vulgare* Mill.	伞形科	成熟果实
5	小蓟	刺儿菜	*Cirsium setosum*（Willd.）MB.	菊科	地上部分
6	山药	薯蓣	*Dioscorea opposita* Thunb.	薯蓣科	根茎
7	山楂	山里红	*Crataegus pinnatifida* Bge.var.major N.E.Br.	蔷薇科	成熟果实
		山楂	*Crataegus pinnatifida* Bge.	蔷薇科	
8	马齿苋	马齿苋	*Portulaca oleracea* L.	马齿苋科	地上部分
9	乌梅	梅	*Prunus mume*（Sieb.）Sieb.et Zucc.	蔷薇科	近成熟果实
10	木瓜	贴梗海棠	*Chaenomeles speciosa*（Sweet）Nakai	蔷薇科	近成熟果实
11	火麻仁	大麻	*Cannabis sativa* L.	桑科	成熟果实
12	代代花	代代花	*Citrus aurantium* L.var. *amara* Engl.	芸香科	花蕾

序号	物质名称	植物名/动物名	拉丁学名	所属科名	使用部分
13	玉竹	玉竹	*Polygonatum odoratum*（Mill.）Druce	百合科	根茎
14	甘草	甘草	*Glycyrrhiza uralensis* Fisch.	豆科	根和根茎
		胀果甘草	*Glycyrrhiza inflata* Bat.	豆科	
		光果甘草	*Glycyrrhizaglabra* L.	豆科	
15	白芷	白芷	*Angelica dahurica*（Fisch.ex Hoffm.）Benth.et Hook.f.	伞形科	根
		杭白芷	*Angelica dahurica*（Fisch.ex Hoffm.）Benth. et Hook.f.var. *formosana*（Boiss.）Shan et Yuan	伞形科	
16	白果	银杏	*Ginkgo biloba* L.	银杏科	成熟种子
17	白扁豆	扁豆	*Dolichos lablab* L.	豆科	成熟种子
18	白扁豆花	扁豆	*Dolichos lablab* L.	豆科	花
19	龙眼肉（桂圆）	龙眼	*Dimocarpus longan* Lour.	无患子科	假种皮
20	决明子	决明	*Cassia obtusifolia* L.	豆科	成熟种子
		小决明	*Cassia tora* L.	豆科	
21	百合	卷丹	*Lilium lancifolium* Thunb.	百合科	肉质鳞叶
		百合	*Lilium brownie* F.E.Brown var. *viridulum Baker*	百合科	
		细叶百合	*Lilium pumilum* DC.	百合科	
22	肉豆蔻	肉豆蔻	*Myristica fragrans* Houtt.	肉豆蔻科	种仁、种皮
23	肉桂	肉桂	*Cinnamomum cassia* Presl	樟科	树皮
24	余甘子	余甘子	*Phyllanthus emblica* L.	大戟科	成熟果实
25	佛手	佛手	*Citrus medica* L.var.*sarcodactylis* Swingle	芸香科	果实

续表

序号	物质名称	植物名/动物名	拉丁学名	所属科名	使用部分
26	杏仁（苦、甜）	山杏	*Prunus armeniaca* L.var.ansu Maxim	蔷薇科	成熟种子
		西伯利亚杏	*Prunus sibirica* L.	蔷薇科	
		东北杏	*Prunus mandshurica*（Maxim）Koehne	蔷薇科	
		杏	*Prunus armeniaca* L.	蔷薇科	
27	沙棘	沙棘	*Hippophae rhamnoides* L.	胡颓子科	成熟果实
28	芡实	芡	*Euryale ferox* Salisb.	睡莲科	成熟种仁
29	花椒	青椒	*Zanthoxylum schinifolium* Sieb.et Zucc.	芸香科	成熟果皮
		花椒	*Zanthoxylum bungeanum* Maxim.	芸香科	
30	赤小豆	赤小豆	*Vigna umbellata* Ohwi et Ohashi	豆科	成熟种子
		赤豆	*Vigna angularis* Ohwi et Ohashi	豆科	
31	麦芽	大麦	*Hordeum vulgare* L.	禾本科	成熟果实经发芽干燥的炮制加工品
32	昆布	海带	*Laminaria japonica* Aresch.	海带科	叶状体
		昆布	*Ecklonia kurome* Okam.	翅藻科	
33	枣（大枣、黑枣）	枣	*Ziziphus jujuba* Mill.	鼠李科	成熟果实
34	罗汉果	罗汉果	*Siraitia grosvenorii*（Swingle.）C.Jeffrey ex A.M.Lu et Z.Y.Zhang	葫芦科	果实
35	郁李仁	欧李	*Prunus humilis* Bge.	蔷薇科	成熟种子
		郁李	*Prunus japonica* Thunb.	蔷薇科	
		长柄扁桃	*Prunus pedunculata* Maxim.	蔷薇科	
36	金银花	忍冬	*Lonicera japonica* Thunb.	忍冬科	花蕾或带初开的花
37	青果	橄榄	*Canarium album* Raeusch.	橄榄科	成熟果实

序号	物质名称	植物名/动物名	拉丁学名	所属科名	使用部分
38	鱼腥草	蕺菜	*Houttuynia cordata* Thunb.	三白草科	新鲜全草或干燥地上部分
39	姜（生姜、干姜）	姜	*Zingiber officinale* Rosc.	姜科	根茎（生姜所用为新鲜根茎，干姜为干燥根茎）
40	枳椇子	枳椇	*Hovenia dulcis* Thunb.	鼠李科	药用为成熟种子；食用为肉质膨大的果序轴、叶及茎枝
41	枸杞子	宁夏枸杞	*Lycium barbarum* L.	茄科	成熟果实
42	栀子	栀子	*Gardenia jasminoides* Ellis	茜草科	成熟果实
43	砂仁	阳春砂	*Amomum villosum* Lour.	姜科	成熟果实
		绿壳砂	*Amomum villosum* Lour.var. *xanthioides* T.L.Wu et Senjen	姜科	
		海南砂	*Amomum longiligularg* T.L.Wu	姜科	
44	胖大海	胖大海	*Sterculia lychnophora* Hance	梧桐科	成熟种子
45	茯苓	茯苓	*Poria cocos*（Schw.）Wolf	多孔菌科	菌核
46	香橼	枸橼	*Citrus medica* L.	芸香科	成熟果实
		香橼	*Citrus wilsonii* Tanaka	芸香科	
47	香薷	石香薷	*Mosla chinensis* Maxim.	唇形科	地上部分
		江香薷	*Mosla chinensis* jiangxiangru	唇形科	
48	桃仁	桃	*Prunus persica*（L.）Batsch	蔷薇科	成熟种子
		山桃	*Prunus davidiana*（Carr.）Franch.	蔷薇科	
49	桑叶	桑	*Morus alba* L.	桑科	叶
50	桑椹	桑	*Morus alba* L.	桑科	果穗

续表

序号	物质名称	植物名/动物名	拉丁学名	所属科名	使用部分
51	橘红	橘及其栽培变种	*Citrus reticulata* Blanco	芸香科	外层果皮
52	桔梗	桔梗	*Platycodon grandiflorum*（Jacq.）A.DC.	桔梗科	根
53	益智仁	益智	Alpinia oxyphylla Miq.	姜科	去壳之果仁，而调味品为果实
54	荷叶	莲	*Nelumbo nucifera* Gaertn.	睡莲科	叶
55	莱菔子	萝卜	*Raphanus sativus* L.	十字花科	成熟种子
56	莲子	莲	*Nelumbo nucifera* Gaertn.	睡莲科	成熟种子
57	高良姜	高良姜	*Alpinia officinarum* Hance	姜科	根茎
58	淡竹叶	淡竹叶	*Lophatherum gracile* Brongn.	禾本科	茎叶
59	淡豆豉	大豆	*Glycine max*（L.）Merr.	豆科	成熟种子的发酵加工品
60	菊花	菊	*Chrysanthemum morifolium* Ramat.	菊科	头状花序
61	菊苣	毛菊苣	*Cichoriumglandulosum* Boiss.et Huet	菊科	地上部分或根
		菊苣	*Cichorium intybus* L.	菊科	
62	黄芥子	芥	*Brassica juncea*（L.）Czern.et Coss	十字花科	成熟种子
63	黄精	滇黄精	*Polygonatum kingianum* Coll.et Hemsl.	百合科	根茎
		黄精	*Polygonatum sibiricum* Red.	百合科	
		多花黄精	*Polygonatum cyrtonema* Hua	百合科	
64	紫苏	紫苏	*Perilla frutescens*（L.）Britt.	唇形科	叶（或带嫩枝）
65	紫苏子（籽）	紫苏	*Perilla frutescens*（L.）Britt.	唇形科	成熟果实
66	葛根	野葛	*Pueraria lobata*（Willd.）Ohwi	豆科	根
67	黑芝麻	脂麻	*Sesamum indicum* L.	脂麻科	成熟种子

续表

序号	物质名称	植物名/动物名	拉丁学名	所属科名	使用部分
68	黑胡椒	胡椒	*Piper nigrum* L.	胡椒科	近成熟或成熟果实
69	槐花、槐米	槐	*Sophora japonica* L.	豆科	花及花蕾
70	蒲公英	蒲公英	*Taraxacum mongolicum* Hand.-Mazz.	菊科	全草
		碱地蒲公英	*Taraxacum borealisinense* Kitam.	菊科	
71	榧子	榧	*Torreyagrandis* Fort.	红豆杉科	成熟种子
72	酸枣、酸枣仁	酸枣	*Ziziphus jujuba* Mill.var.spinosa（Bunge）Hu ex H.F.Chou	鼠李科	果肉、成熟种子
73	鲜白茅根（或干白茅根）	白茅	*Imperata cylindrical* Beauv.var.major（Nees）C.E.Hubb.	禾本科	根茎
74	鲜芦根（或干芦根）	芦苇	*Phragmites communis* Trin.	禾本科	根茎
75	橘皮（或陈皮）	橘及其栽培变种	*Citrus reticulata* Blanco	芸香科	成熟果皮
76	薄荷	薄荷	*Mentha haplocalyx* Briq.	唇形科	地上部分叶、嫩芽
		薄荷	*Mentha arvensis* L.	唇形科	
77	薏苡仁	薏苡	*Coix lacryma-jobi* L.var.mayuen（Roman.）Stapf	禾本科	成熟种仁
78	薤白	小根蒜	*Allium macrostemon* Bge.	百合科	鳞茎
		薤	*Allium chinenseg* Don.	百合科	
79	覆盆子	华东覆盆子	*Rubus chingii* Hu	蔷薇科	果实
80	藿香	广藿香	*Pogostemon cablin*（Blanco）Benth.	唇形科	地上部分
81	乌梢蛇	乌梢蛇	*Zaocys dhumnades*（Cantor）	游蛇科	剥皮、去除内脏的整体

序号	物质名称	植物名/动物名	拉丁学名	所属科名	使用部分
82	牡蛎	长牡蛎	*Ostreagigas* Thunberg	牡蛎科	贝壳
		大连湾牡蛎	*Ostrea talienwhanensis* Crosse	牡蛎科	
		近江牡蛎	*Ostrea rivularis* Gould	牡蛎科	
83	阿胶	驴	*Equus asinus* L.	马科	干燥皮或鲜皮经煎煮、浓缩制成的固体胶
84	鸡内金	家鸡	*Gallusgallus domesticus* Brisson	雉科	沙囊内壁
85	蜂蜜	中华蜜蜂	*Apis cerana* Fabricius	蜜蜂科	蜂所酿的蜜
		意大利蜂	*Apis mellifera* Linnaeus	蜜蜂科	
86	蕲蛇（蝮蛇）	五步蛇	*Agkistrodon acutus*（Güenther）	蝰科	去除内脏的整体
87	人参	人参	*Panaxginseng* C.A.Mey	五加科	根和根茎
88	山金银花	华南忍冬	*Lonicera confuse* DC.	忍冬科	花蕾或带初开的花
		红腺忍冬	*Lonicera hypoglauca* Miq.		
		灰毡毛忍冬	*Lonicera macranthoides* Hand.-Mazz.		
		黄褐毛忍冬	*Lonicera fulvotomentosa* Hsu et S.C.Cheng		
89	芫荽	芫荽	*Coriandrum sativum* L.	伞形科	果实、种子
90	玫瑰花	玫瑰	*Rosa rugosa* Thunb 或 *Rose rugosa* cv. Plena	蔷薇科	花蕾
91	松花粉	马尾松	*Pinus massoniana* Lamb.	松科	干燥花粉
		油松	*Pinus tabuliformis* Carr.		
92	粉葛	甘葛藤	*Pueraria thomsonii* Benth.	豆科	根
93	布渣叶	破布叶	*Microcos paniculata* L.	椴树科	叶
94	夏枯草	夏枯草	*Prunella vulgaris* L.	唇形科	果穗
95	当归	当归	*Angelica sinensis*（Oliv.）Diels.	伞形科	根

续表

序号	物质名称	植物名/动物名	拉丁学名	所属科名	使用部分
96	山奈	山奈	*Kaempferia galanga* L.	姜科	根茎
97	西红花	藏红花	*Crocus sativus* L.	鸢尾科	柱头
98	草果	草果	*Amomum tsao-ko* Crevost et Lemaire	姜科	果实
99	姜黄	姜黄	*Curcuma Longa* L.	姜科	根茎
100	荜茇	荜茇	*Piper longum* L.	胡椒科	果实或成熟果穗

第四章　各种常用食物简介

第一节　水、谷等主食调料类

一、水类

天地间，未有万物先有水，水为万物之源。古人云："水为万化之源，土为万物之母，饮资于水，食之于土，饮食者，人之命脉也，而营为赖之。"

水是生命的基础，水是人体内含量最多的成分，体液占人体重的 70% 左右，是维持正常生理机能所必需的物质。只要失掉 15% 的水，生命就有危险。水在人体的生理作用主要有：帮助消化、排泄废物、润滑关节、平衡体温、维持细胞等。

冰

【基原】为水凝成的无色透明的固体。

【异名】凌、夏冰。

【性味归经】甘、大寒。

【功效】祛热消暑，解渴除烦。

【应用】

1. 高热。

2. 酒后烦渴。

【使用注意】不可过食，以免伤脾胃。

雪

【基原】为冬季及寒带天空落下的白色冰的结晶体。

【异名】腊雪。

【性味归经】甘、冷。

【功效】清热解毒，解酒止咳。

【应用】

1. 发热口渴。

2. 天行时气瘟疫。

3. 酒后暴热、黄疸。

井　水

【基原】为井中之水。

【异名】井泉水、井华水。

【性味归经】甘、平。

【功效】清热解毒、利水。

【应用】

1. 小便赤热。

2. 烧酒醉死。

【使用注意】不可过食，以免伤脾胃。

泉　水

【基原】为山岩土石间所流出之水。

【异名】山岩泉水。

【性味归经】甘、平。

【功效】和胃止呕。

【应用】霍乱烦闷，呕吐腹空，转筋恐入腹。

【使用注意】身冷力弱者不宜服。

常见食物简表

食物	性味归经	功效	应用	使用注意
冰	甘、大寒	祛热消暑、解渴除烦	高热、酒后烦渴	不可过食，以免伤脾胃
雪	甘、冷	清热解毒、解酒止咳	发热口渴、天行时气瘟疫、酒后暴热、黄疸	不可过食，以免伤脾胃
井水	甘、平	清热解毒、利水	小便赤热、烧酒醉死	不可过食，以免伤脾胃
泉水	甘、平	和胃止呕	霍乱烦闷、呕吐腹空、转筋恐入腹	身冷力弱者不宜服

二、谷类

俗话说，"民以食为天"。粮食是人类的主食，是人类生存最基本的营养物质，也是人体营养成分的主要来源。饮食要做到精粗、荤素、粮菜的合理搭配，才能保证人体健康所需营养的全面供应，才能强体健身、益寿延年。

粳　米

【基原】为禾本科植物稻的种仁。

【异名】大米、粳米。

【性味归经】甘、平。入脾、胃经。

【功效】补中益气，健脾和胃，除烦渴。

【应用】

1. 婴儿吐奶。

2. 霍乱狂闷，烦渴，吐泻无度。

【使用注意】粳米营养丰富，并大多存在于谷皮中，故平时不宜多食细粮，以免由于谷皮的丢失，而减少无机盐和维生素的摄入。此外，粥饭虽是补人之物，但是过量与偏食也不适宜。

糯　米

【基原】为禾本科植物稻（糯稻）的种仁。

【异名】元米、江米。

【性味归经】甘、温。入脾、胃、肺经。

【功效】补中益气，健脾止泻。

【应用】

1. 三消渴利。

2. 自汗不止。

3. 脾虚泄泻。

4. 虚劳不足。

【使用注意】糯米中含有脂肪油、淀粉、糊精等物质，其中磷的含量比粳米低。

小　麦

【基原】为禾本科植物小麦的种子。

【异名】淮小麦。

【性味归经】甘、凉。入心、脾、肾经。

【功效】养心益肾，除热止渴，通淋止泻。

【应用】

1. 脏躁、心神不宁。

2. 心悸失眠。

3. 老人五淋。

4. 肠胃不固之慢性泄泻。

玉蜀黍

【基原】为禾本科植物玉蜀黍的种子。

【异名】玉米、苞米。

【性味归经】甘、平。入大肠、胃经。

【功效】调中和胃，利尿排石，降脂，降压，降血糖。

【应用】

1. 尿路结石或慢性肾炎水肿。

2. 高血压、高脂血症。

3. 糖尿病。

4. 小便不利、水肿。

【使用注意】脾胃虚弱者，食后易腹泻。

薏苡仁

【基原】为禾本科植物薏苡的种仁。

【异名】米仁、六谷子、解蠡、起实。

【性味归经】甘、淡、凉。入脾、肺、肾经。

【功效】利水渗湿，健脾止泻。

【应用】

1. 风湿痹痛。

2. 脾虚泄泻。

3. 水肿喘急。

4. 肠痈。

5. 脾肺虚弱。

【使用注意】大便燥结、滑精、孕妇及精液不足、小便多者不宜食用。

常见食物简表

食物	性味归经	功效	应用	使用注意
粳米	甘、平，入脾、胃经	补中益气，健脾和胃，除烦渴	婴儿吐奶，霍乱狂闷，烦渴，吐泻无度	不宜多食细粮
糯米	甘、温，入脾、胃、肺经	补中益气，健脾止泻	三消渴利，自汗不止，脾虚泄泻，虚劳不足	本品黏滞、难于消化，老人、小孩少食或不食；肥胖、糖尿病、高血压者不宜食用
小麦	甘、凉，入心、脾、肾经	养心益肾，除热止渴，通淋止泻	脏躁，心神不宁，心悸失眠，老人五淋，慢性泄泻	不要把小麦碾磨得太精细；麦吃陈，米吃新
玉蜀黍	甘、平，入大肠、胃经	调中和胃，利尿排石，降脂，降压，降血糖	尿路结石或慢性肾炎水肿、高血压、高血脂、糖尿病	脾胃虚弱者，食后易腹泻；不宜长期单独食用；千万不要食用发霉的玉米
薏苡仁	甘、淡、凉，入脾、肺、肾经	利水渗湿，健脾止泻	风湿痹痛，脾虚泄泻，水肿喘急，脾肺虚弱	大便燥结、滑精、孕妇及精液不足、小便多者不宜食用

三、其他主食及调料类

（一）豆类

绿　豆

【基原】为豆科植物绿豆的种子。

【异名】青小豆。

【性味归经】甘、凉。入心、胃经。

【功效】清热解毒，消暑利水。

【应用】

1. 暑热。

2. 消渴。

3. 小便不通、淋漓。

4. 黄药子等植物中毒。

【使用注意】脾胃虚寒滑泻者忌食。

绿豆芽

【**基原**】为豆科植物绿豆的种子浸罨后发出的嫩芽。

【**异名**】豆芽菜。

【**性味归经**】甘、寒。归心、胃经。

【**功效**】清热解毒。

【**应用**】解酒毒、热毒。

【**使用注意**】脾胃虚寒者不宜久食。

蚕 豆

【**基原**】为豆科植物蚕豆的种子。

【**异名**】胡豆。

【**性味归经**】甘，平。入脾、胃经。

【**功效**】健脾利湿。

【**应用**】

1. 膈食。

2. 水胀。

【**使用注意**】老蚕豆多食易腹胀，需煮烂食用。少数人食入蚕豆后，可发生急性溶血性贫血。

豌 豆

【**基原**】为豆科植物豌豆的种子。

【**异名**】寒豆、青豆。

【**性味归经**】甘，平。入脾、胃经。

【**功效**】补中益气，利小便。

【**应用**】

1. 中气不足。

2. 糖尿病。

3. 气虚血亏、尿少。

白扁豆

【**基原**】为豆科植物扁豆的白色种子。

【异名】蛾眉豆、小刀豆。

【性味归经】甘、淡，平。入脾、胃经。

【功效】健脾，化湿，消暑。

【应用】身面浮肿、暑湿泄泻、赤白带下。

豆　腐

【基原】为豆浆用盐或石膏点后，凝成豆腐花，再用布包裹，滤去部分水分即成。

【性味归经】甘、凉。入脾、胃、大肠经。

【功效】生津润燥，清热解毒，催乳。

【应用】下痢、小儿夏季发热不退、口渴多饮、产后乳少，也可用于小儿麻疹出齐后清热用。

豆　浆

【基原】为黄大豆或黑大豆加工而成。先以水浸一天左右，将浸胖之豆，带水磨碎，滤去渣，入锅煮沸即成。

【性味归经】甘、平。入肺、胃经。

【功效】补虚、清火、化痰。

【应用】虚证、痰火吼喘。

常见食物简表

食物	性味归经	功效	应用	使用注意
豆腐	甘、平，入肺、胃经	补虚、清火、化痰	虚证、痰火吼喘	老年人、痛风和肾病患者不宜过食
绿豆	甘、凉，入心、胃经	清热解毒，消暑利水	暑热、消渴、小便不通、淋漓	脾胃虚寒滑泻者忌食；服温补药时不要食用
蚕豆	甘、平，入脾、胃经	健脾利湿	水胀	多食易腹胀，需煮烂食用；有致敏物质
豌豆	甘、平，入脾、胃经	补中益气，利小便	中气不足、糖尿病、气虚血亏、尿少	豌豆不宜多食，否则会引起腹胀
白扁豆	甘、淡、平，入脾、胃经	健脾，化湿，消暑	身面浮肿、暑湿泄泻、赤白带下	腹胀者不宜食用；脾胃虚寒者应少食；煮熟食用，否则可中毒

（二）调料类

红　糖

【基原】为禾本科植物甘蔗的茎叶经提取炼制而成的赤色结晶体。

【性味归经】甘，温。入脾、胃、肝经。

【功效】补中缓肝，和血化瘀，调经，和胃降逆。

【应用】

1. 噤口痢。

2. 上气喘嗽烦热。

3. 食蒜口臭。

4. 妇人血虚，月经不调。

【使用注意】内热者不宜多食红糖，痰湿者忌服。

白　糖

【基原】为禾本科植物甘蔗的茎叶经提取精制而成的乳白色结晶体。

【性味归经】甘，平。入脾经。

【功效】润肺生津，补益中气。

【应用】

1. 肺之气阴两虚。

2. 中虚脘痛。

3. 盐卤中毒。

【使用注意】痰湿中满者不宜食。过多食糖会引起食欲减退、消化不良、肥胖症。老年人及高血压、动脉硬化、冠心病患者不宜多食。

冰　糖

【基原】为禾本科植物甘蔗的茎叶经提取精制而成的冰块状结晶。

【性味归经】甘，平。入脾、肺经。

【功效】补中益气，和胃润肺，止咳化痰，养阴止汗。

【应用】

1. 噤口痢。

2. 小儿未能食谷，久疟不瘥。

3. 小儿盗汗。

4. 阴虚久咳。

食 盐

【基原】为海水或盐井、盐池、盐泉中的盐水经煎晒而成的结晶。

【性味归经】咸，寒。入胃、肾、大肠、小肠经。

【功效】清火，凉血，解毒，涌吐。

【应用】

1. 血痢不止。

2. 贪食，食多不消，心腹坚满痛。

3. 习惯性便秘。

【使用注意】水肿及咳嗽病人忌服。

酱 油

【基原】系用面粉或豆类，经蒸煮或发酵，加盐、水后制成酱的上层液体物质。

【性味归经】咸，寒。入胃、脾、肾经。

【功效】解热除烦，解毒。

【应用】

1. 汤火烧灼未成疮。

2. 妊娠尿血。

【使用注意】多食则生痰动气。

醋

【基原】以米、麦、高粱或酒、酒糟等酿制而成的含有乙酸的液体。

【性味归经】酸、苦，温。入肝、胃经。

【功效】活血散瘀，消食化积，消肿软坚，解毒疗疮。

【应用】

1. 疝气疼痛。

2. 过食鱼腥。

3. 呃逆。

【使用注意】多食易伤脾胃。

酒

【基原】以米、麦、高粱等和曲酿成的一种饮品。

【性味归经】甘、苦、辛，温。入心、肝、肺、胃经。

【功效】通血脉，御寒气，行药势。

八角茴香

【基原】为木兰科植物八角茴香的果实。

【性味归经】辛、甘，温。入脾、肾经。

【功效】温阳散寒，理气止痛。

胡　椒

【基原】为胡椒科植物胡椒的果实。

【性味归经】辛，热。入胃、大肠经。

【功效】温中下气，消痰，解毒，和胃。

花　椒

【基原】为芸香科植物花椒的果皮。

【性味归经】辛，温。入脾、肺、肾经。

【功效】温中散寒，除湿，止痛，杀虫，解鱼腥毒。

茶　叶

【基原】为山茶科植物茶的叶。

【性味归经】苦、甘，凉。入心、肺、胃经。

【功效】生津止渴，清热解毒，祛湿利尿，消食止泻，清心提神。

蜂　蜜

【基原】为蜜蜂科昆虫中华蜜蜂等所酿的蜜糖。

【性味归经】甘，平。入肺、脾、大肠经。

【功效】补中润燥，缓急解毒，降压通便。

黑芝麻

【基原】为胡椒科植物脂麻的种子。

【性味归经】甘，平。入肝、肾经。

【功效】滋养肝肾，润燥滑肠。

麻　油

【基原】为胡椒科植物脂麻的种子榨取之脂肪油。

【性味归经】甘，凉。入大肠经。

【功效】润肠通便，解毒生肌。

菜子油

【基原】为十字花科植物油菜的种子的脂肪油。

【性味归经】辛，温。入肝、肺、脾经。

【功效】通便，解毒。

花生油

【基原】为豆科植物落花生的种子榨取出之脂肪油。

【性味归经】辛，平。入脾、肺经。

【功效】滑肠下积。

玫瑰花

【基原】为蔷薇科植物玫瑰初放的花。

【性味归经】甘、微苦，温。入肝、脾经。

【功效】理气解郁，和血散瘀。

茉莉花

【基原】为木犀科植物茉莉的花。

【性味归经】辛、甘，温。

【功效】理气开郁，辟秽和中。

桂　花

【基原】为木犀科植物木犀的花。

【性味归经】辛，温，无毒。

【功效】化痰散瘀，温中散寒，暖胃止痛。

常见食物简表

食物	性味归经	功效	应用	使用注意
红糖	甘、温，入脾、胃、肝经	补中缓肝，和血化瘀，调经，和胃降逆	噤口痢、上气喘嗽烦热、食蒜口臭、妇人血虚、月经不调	内热者不宜多食红糖，痰湿者忌服；糖尿病病人应多控制吃糖
食盐	咸、寒，入胃、肾、大肠、小肠经	清火，凉血，解毒，涌吐	血痢不止、贪食、食多不消、心腹坚满痛、习惯性便秘	水肿及咳嗽病人忌服；肾炎、肾功能不全的水肿病人应限量
酱油	咸、寒，入胃、脾、肾经	解热除烦，解毒	汤火烧灼未成疮、妊娠尿血	多食则生痰动气，皮肤破损者不宜多食；肾炎患者不宜食；酱油与鲤鱼同食生口疮
醋	酸、苦、温，入肝、胃经	活血散瘀，消食化积，消肿软坚，解毒疗疮	疝气冲痛、过食鱼腥、呃逆	感染性疾病、发烧、抽搐等症应忌食；脾胃较弱、胃酸过多者少食
茶	苦、甘、凉，入心、肺、胃经	生津止渴，清热解毒，祛湿利尿，消食止泻，清心提神	提神醒脑、利尿强心、杀菌消炎、消食、解毒	浸泡时间不宜过长；饮茶不宜过浓；不宜用茶水送服药物

第二节　蔬菜类

　　早在两千多年前，我们的祖先就已经提出了合理的膳食结构："五谷为养，五果为助，五畜为益，五菜为充，气味合而服之，以补中益气。"这里的五菜，泛指所有蔬菜。蔬菜作为主要的副食，在膳食中占有十分重要的地位，对丰富餐桌，调剂饮食，预防疾病，增进健康，促进儿童生长发育，确有不可低估的作用。

一、叶、茎、苔类

水 芹

【基原】为伞形科植物水芹的茎。

【异名】芹菜、水英。

【性味归经】甘、辛，凉。入肺、胃经。

【功效】清热利水，止血止带。

【应用】小便淋痛、小便出血、小儿发热、白带。

旱 芹

【基原】为伞形科植物旱芹的全草。茎供食用。

【异名】药芹、香芹。

【性味归经】甘、苦，凉。入肝经。

【功效】平肝清热，利湿治淋。

【应用】高血压、乳糜尿。

苋 菜

【基原】为苋科植物苋的茎叶。

【异名】苋。

【性味归经】甘，凉。入大肠、小肠经。

【功效】清热利尿、透疹。

【应用】产前后赤白痢、麻疹不透、尿道炎、膀胱炎。

白 菜

【基原】为十字花科植物白菜及其变种山东大白菜、浙江黄芽菜的叶球。

【异名】菘菜。

【性味归经】甘，平。入胃、大肠、小肠、肝、肾、膀胱经。

【功效】清热除烦，通利肠胃，利尿。

【应用】发热口渴、发背。

菠　菜

【基原】为藜科植物菠菜的带根全草。

【异名】赤根菜、波斯菜。

【性味归经】甘，凉。入大肠、小肠、胃经。

【功效】清热除烦，解渴，通便。

【应用】消渴引饮、夜盲、小便不通、肠胃积热、胸膈烦闷、便秘。

茼　蒿

【基原】为菊科植物茼蒿的茎叶。

【异名】蒿子秆。

【性味归经】辛、甘，平。入肝、肺经。

【功效】消痰饮、降压。

【应用】咳嗽痰稠、高血压、头昏脑胀。

洋　葱

【基原】为百合科植物洋葱的鳞茎。

【异名】洋葱头、玉葱、球葱。

【性味归经】辛，温。入肺经。

【功效】清热化痰。

【应用】胸闷脘痞。

金针菜

【基原】为百合科植物萱草、黄花萱草或小萱草的花蕾。

【异名】黄花菜、萱草花、忘忧草。

【性味归经】甘，凉。入肝、肾经。

【功效】养血止血。

【应用】血痔、月经量少、贫血、胎动不安、老年性头晕、耳鸣、营养不良性水肿。

常见食物简表

食物	性味归经	功效	应用
水芹	甘、辛，凉，入肺、胃经	清热利水、止血止带	小便淋痛、小便出血、小儿发热、白带
旱芹	甘、苦，凉，入肝经	平肝清热、利湿治淋	高血压、乳糜尿
苋菜	甘，凉，入大肠、小肠经	清热利尿、透疹	产前后赤白痢、麻疹不透、尿道炎、膀胱炎
白菜	甘，平，入胃、大肠、小肠、肝、肾、膀胱经	清热除烦，通利肠胃，利尿	发热口渴，发背
菠菜	甘，凉，入大肠、小肠、胃经	清热除烦，解渴，通便	消渴引饮、夜盲、小便不通、肠胃积热、胸膈烦闷、便秘
茼蒿	辛、甘，平，入肝、肺经	消痰饮、降压	咳嗽痰稠、高血压、头昏脑胀
洋葱	辛，温，入肺经	清热化痰	胸闷脘痞
金针菜	甘，凉，入肝、肾经	养血止血	血痔、月经量少、贫血、胎动不安、老年性头晕、耳鸣、营养不良性水肿

二、根茎类

白萝卜

【基原】为十字花科植物莱菔的根。

【异名】萝卜、芦菔、温菘、土酥。

【性味归经】辛、甘，凉。入肺、胃经。

【功效】消食化痰，下气宽中。

【应用】反胃吐食、鼻衄、食既饱胀、咳嗽痰多。

胡萝卜

【基原】为伞形科植物胡萝卜的根。

【异名】红萝卜。

【性味归经】甘，平。入肺、脾经。

【功效】健脾化滞，润燥明目。

【应用】小儿消化不良、夜盲症。

藕

【基原】为睡莲科植物莲的肥大根茎。

【异名】莲藕。

【性味归经】甘，寒。入心、脾、胃经。

【功效】清热润肺，凉血行瘀。熟用，健脾开胃，止泻固精。

【应用】上焦痰热、红白痢、霍乱吐不止、肺胃出血、脾虚泄泻。

百　　合

【基原】为百合科植物百合等同属多种植物的鳞茎。

【性味归经】甘、微苦，平。入心、肺经。

【功效】润肺止咳，清心安神。

【应用】咳嗽不已、肺脏壅热烦闷、百合病。

生　　姜

【基原】为多年生草本植物姜的新鲜根茎。

【异名】嫩者名紫姜、子姜；宿根名母姜；干燥根茎名干姜。

【性味归经】辛、温。入脾、胃、肺经。

【功效】发表散寒，健脾止呕，解毒。

【应用】风寒感冒、呕吐不止、半夏中毒、中寒水泻。

甘　　薯

【基原】为薯科植物甘薯的块茎。

【异名】山芋、红薯、白薯。

【性味归经】甘，平。入脾、肾经。

【功效】健脾益气。

【应用】酒湿入脾、湿热黄疸、小儿疳积。

山　　药

【基原】为薯蓣科植物薯蓣的块茎。

【异名】薯药、土薯。

【**性味归经**】甘，平。入肺、脾、肾经。

【**功效**】健脾补肺，止渴，益精固肾。

【**应用**】虚劳咳嗽、小便多、滑数不禁、消渴。

常见食物简表

食物	性味归经	功效	应用
白萝卜	辛、甘，凉，入肺、胃经	消食化痰，下气宽中	反胃吐食、鼻衄、食既饱胀、咳嗽痰多
胡萝卜	甘，平，入肺、脾经	健脾化滞，润燥明目	小儿消化不良、夜盲症
百合	甘、微苦，平，入心、肺经	润肺止咳，清心安神	咳嗽不已、肺脏壅热烦闷、百合病
生姜	辛、温，入脾、胃、肺经	发表散寒，健脾止呕，解毒	风寒感冒、呕吐不止、半夏中毒、中寒水泻
甘薯	甘，平，入脾、肾经	健脾益气	酒湿入脾、湿热黄疸、小儿疳积
山药	甘，平，入肺、脾、肾经	健脾补肺，止渴，益精固肾	虚劳咳嗽、小便多、滑数不禁、消渴

三、瓜茄类

冬　瓜

【**基原**】为葫芦科植物冬瓜的果实。

【**异名**】白瓜、白冬瓜、东瓜、水芝。

【**性味归经**】甘、淡，凉。入肺、大肠、膀胱经。

【**功效**】清热利水，消肿解毒，生津除烦。

【**应用**】浮肿喘满、消渴、暑热。

黄　瓜

【**基原**】为葫芦科植物黄瓜的果实。

【**异名**】王瓜。

【**性味归经**】甘，寒。入胃、小肠经。

【**功效**】清热止渴，利水解毒。

【**应用**】小儿热痢、四肢浮肿。

南 瓜

【基原】为葫芦科植物南瓜的果实。

【异名】饭瓜、北瓜。

【性味归经】甘，温。入脾、胃经。

【功效】温中平喘，杀虫解毒。

【应用】哮喘冬季严重者、肺痈、蛔虫病。

苦 瓜

【基原】为葫芦科植物苦瓜的果实。

【异名】凉瓜、花姑娘、菩达、癞瓜。

【性味归经】苦，寒。入心、脾、胃经。

【功效】清暑祛热，明目解毒。

【应用】中暑发热、小儿痢疾、眼疼。

番 茄

【基原】为茄科植物番茄的果实。

【异名】西红柿。

【性味归经】甘、酸，微寒。入肝、脾、胃经。

【功效】生津止渴。

【应用】热病口渴、高血压、眼底出血。

辣 椒

【基原】为茄科植物辣椒的果实。

【异名】辣茄、番椒。

【性味归经】辛，热。入心、脾经。

【功效】温中散寒，开胃除湿。

【应用】痢疾水泻、食欲不振、疟疾。

四、野菜类

马齿苋

【基原】为马齿苋科植物马齿苋的全草。

【异名】马齿草、瓜仁菜、瓜子菜。

【性味归经】酸，寒。入大肠、肝、脾经。

【功效】清热祛湿，散血消肿，利尿通淋。

【应用】肠炎痢疾、尿血、尿道炎、小便热淋。

枸杞菜

【基原】为茄科植物枸杞的嫩苗。

【异名】枸杞头、枸杞苗、枸杞叶。

【性味归经】苦、甘，凉。入肝、肾经。

【功效】清热补虚，养肝明目，止带。

【应用】阳气衰弱，腰脚疼痛，五劳七伤，视力减弱，年少妇人白带。

荠　菜

【基原】为十字花科植物荠菜的茎叶。

【异名】护生草、沙荠。

【性味归经】甘，凉。入肝、肾、脾经。

【功效】和脾，利水，止血。

【应用】阳证水肿，内伤吐血。

刺儿菜

【基原】为菊科植物小蓟的全草或根。

【异名】小蓟。

【性味归经】甘、苦，凉。入肝、脾经。

【功效】凉血止血，清热解毒。

【应用】心热吐血口干、舌上出血、妊娠胎坠后出血不止。

常见食物简表

食物	性味归经	功效	应用
冬瓜	辛、甘，凉，入肺、胃经	清热利水，消肿解毒，生津除烦	浮肿喘满、消渴、暑热
胡萝卜	甘，寒，入胃、小肠经	清热止渴，利水解毒	小儿热痢、四肢浮肿
南瓜	甘，温，入脾、胃经	温中平喘，杀虫解毒	哮喘冬季严重者、肺痈、蛔虫病
苦瓜	苦，寒，入心、脾、胃经	清暑祛热，明目解毒	中暑发热、小儿痢疾、眼疼
番茄	甘、酸，微寒，入肝、脾、胃经	生津止渴	热病口渴、高血压、眼底出血
辣椒	辛，热，入心、脾经	温中散寒，开胃除湿	痢疾水泻、食欲不振、疟疾
马齿苋	酸，寒，入大肠、肝、脾经	清热祛湿，散血消肿，利尿通淋	肠炎痢疾、尿血、尿道炎、小便热淋
枸杞菜	苦、甘，凉，入肝、肾经	清热补虚，养肝明目，止带	阳气衰弱，腰脚疼痛，五劳七伤，视力减弱，年少妇人白带
荠菜	甘，凉，入肝、肾、脾经	和脾，利水，止血	阳证水肿、内伤吐血
刺儿菜	甘、苦，凉，入肝、脾经	凉血止血，清热解毒	心热吐血口干、舌上出血、妊娠胎坠后出血不止

五、食用菌类

木　耳

【基原】为木耳科植物木耳的子实体。

【异名】黑木耳、树鸡。

【性味归经】甘，平。入胃、大肠经。

【功效】凉血止血，和血养荣，止泻痢。

【应用】血痢日夜不止、内外痔、新久泄泻、贫血、眼流冷泪。

白木耳

【基原】为银耳科植物银耳的子实体。

【异名】银耳、雪耳。

【性味归经】甘、淡，平。入肺、胃、肾经。

【功效】滋阴润肺。

【应用】肺阴虚咳嗽，虚劳咳嗽，痰中带血，阴虚口渴。

蘑　菇

【基原】为黑伞科植物蘑菇的子实体（菌盖及柄）。

【异名】蘑菇覃、蘑菰、肉覃。

【性味归经】甘，凉。入肠、胃、肺经。

【功效】补益肠胃，化痰散寒。

【应用】急性肝炎、慢性肝炎、咳嗽气逆。

常见食物简表

食物	性味归经	功效	应用
木耳	甘，平，入胃、大肠经	凉血止血，和血养荣，止泻痢	血痢日夜不止、内外痔、新久泄泻、贫血、眼流冷泪
白木耳	甘、淡，平，入肺、胃、肾经	滋阴润肺	肺阴虚咳嗽，虚劳咳嗽，痰中带血，阴虚口渴
蘑菇	甘，凉，入肠、胃、肺经	补益肠胃，化痰散寒	急性肝炎、慢性肝炎、咳嗽气逆

第三节　果品类

果品，品种繁多，营养丰富，从种类上大体可分为鲜果类、干果类和瓜果类。用果品防病、治病，从古到今不仅得到了历代医学家的重视与肯定，而且积累了相当丰富的经验。如苹果、石榴止泻止痢；橘子、梨止咳润肺；山楂开胃消食；香蕉降压通便等。

一、鲜果类

甘　蔗

【基原】为禾本植物甘蔗的新鲜茎秆。

【异名】薯蔗、糖梗。

【性味归经】甘，寒。入肺、脾、胃经。

【功效】清热生津，润燥和中，解毒。

【应用】热病口渴、肺燥咳嗽、痔疮。

柿 子

【基原】为柿科植物柿的果实。

【异名】米果、猴枣。

【性味归经】甘、涩，寒。入心、肺、大肠经。

【功效】清热，润肺，止咳，消瘿。

【应用】地方性甲状腺肿、肺燥干咳、咳血。

香 蕉

【基原】为芭蕉科植物甘薯的果实。

【异名】焦子、蕉果。

【性味归经】甘，寒。入脾、胃经。

【功效】清热，润肠，解毒，止痛。

【应用】痔疮及便后出血、牙痛。

李 子

【基原】为蔷薇科植物李的果实。

【异名】李实、嘉庆子。

【性味归经】甘、酸，平。入肝、肾经。

【功效】清肝涤热，生津，利水。

【应用】骨蒸劳热或消渴引饮，肝硬化腹水。

山 楂

【基原】为蔷薇科植物山楂或野山楂的果实。

【异名】山里红果、赤枣子。

【性味归经】酸、甘，微温。入脾、胃、肝经。

【功效】消食积，消瘀血，利尿，止泻。

【应用】食肉不消，产妇恶露不尽、腹中疼痛或儿枕作痛，高血压，小儿脾虚久泻。

橙 子

【基原】为芸香科植物香橙的果实。

【异名】橙。

【性味归经】酸，凉。入肺经。

【功效】和中开胃，宽膈健脾，醒酒。

【应用】痔疮肿痛、肝郁气滞、腹胀嗳气。

柚

【基原】为芸香科植物柚的果实。

【异名】柚子、文旦。

【性味归经】甘、酸，寒。入脾、肝经。

【功效】消食下痰，理气平喘。

【应用】痰气咳嗽、咳嗽气喘。

梨

【基原】主要为蔷薇科植物白梨、沙梨、秋子梨等栽培种的果实。

【异名】快果。

【性味归经】甘、微酸，凉。入肺、胃经。

【功效】生津润燥，清热化痰。

【应用】太阴温病口渴甚者、消渴、咳嗽痰多、小儿心脏风热。

桃 子

【基原】为蔷薇科植物桃或山桃的成熟果实。

【异名】桃实。

【性味归经】甘、酸，温。入肝、大肠经。

【功效】生津，润燥，活血，止喘，降压。

【应用】夏日口渴、虚劳喘咳、高血压。

桑 椹

【基原】为桑科植物桑的果穗。

【异名】桑实。

【性味归经】甘，寒。入肝、肾经。

【功效】补肝益肾，息风滋阴，养血，消瘰疬。

【应用】心肾衰弱不寐，或习惯性便秘，贫血，血虚生风，血痹，肝肾两亏，淋巴结核，血虚腹痛，神经痛。

苹 果

【基原】为蔷薇科植物苹果的果实。

【异名】奈子、起凡子。

【性味归经】甘，凉。

【功效】生津润肺，消炎止渴。

【应用】慢性腹泻、结肠炎。

樱 桃

【基原】为蔷薇科植物樱桃的果实。

【异名】荆桃。

【性味归经】甘，温。

【功效】祛风湿，透疹。

【应用】冻疮、瘫痪、疹发不出、烧烫伤。

葡 萄

【基原】为葡萄科植物葡萄的果实。

【异名】山葫芦。

【性味归经】甘、酸，平。入肺、脾、肾经。

【功效】补气血，强筋骨，利小便，安胎，除烦止渴。

【应用】发热口渴、血小板减少或粒细胞减少症、胎气上逆。

荔 枝

【基原】为无患子科植物荔枝的果实。

【异名】离支、丹荔、火山荔、丽支、勒荔。

【性味归经】甘、酸，温。入脾、肝经。

【功效】生津益血，健脾止泻，温中理气，降逆。

【应用】脾虚久泻、老人五更泻、呃逆不止、妇女虚弱、气虚胃寒。

罗汉果

【基原】为葫芦科植物罗汉果的果实。

【异名】拉汉果、假苦瓜。

【性味归经】甘，凉，无毒。入肺、脾经。

【功效】清肺，润肠，止咳。

【应用】百日咳、喉痛失音。

常见食物简表

食物	性味归经	功效	应用
甘蔗	甘，寒，入肺、脾、胃经	清热生津，润燥和中，解毒	热病口渴、肺燥咳嗽、痔疮
柿子	甘，涩，寒，入心、肺、大肠经	清热，润肺，止咳，消瘿	地方性甲状腺肿、肺燥干咳、咳血
香蕉	甘，寒，入脾、胃经	清热，润肠，解毒，止痛	痔疮及便后出血、牙痛
柚	甘，酸,寒，入脾、肝经	消食下痰，理气平喘	痰气咳嗽、咳嗽气喘
桑椹	甘，寒，入肝、肾经	补肝益肾，息风滋阴，养血，消瘰疬	心肾衰弱不寐，或习惯性便秘，贫血，血虚生风，血痹，肝肾两亏，淋巴结核、血虚腹痛、神经痛
梨	甘，微酸，凉，入肺、胃经	生津润燥，清热化痰	太阴温病口渴甚者、消渴、咳嗽痰多、小儿心脏风热
罗汉果	甘，凉，无毒，入肺、脾经	清肺，润肠，止咳	百日咳、喉痛失音
橙子	酸，凉，入肺经	和中开胃，宽膈健脾，醒酒	痔疮肿痛、肝郁气滞、腹胀嗳气
苹果	甘，凉	生津润肺，消炎止渴	慢性腹泻、结肠炎
李子	甘、酸，平，入肝、肾经	清肝涤热，生津，利水	骨蒸劳热或消渴引饮，肝硬化腹水
葡萄	甘、酸，平，入肺、脾、肾经	补气血，强筋骨，利小便，安胎，除烦止渴	发热口渴、血小板减少或粒细胞减少症、胎气上逆
桃子	甘、酸，温，入肝、大肠经	生津，润燥，活血，止喘，降压	夏日口渴、虚劳喘咳、高血压

续表

食物	性味归经	功效	应用
山楂	酸、甘，微温，入脾、胃、肝经	消食积，消瘀血，利尿，止泻	食肉不消、产妇恶露不尽、腹中疼痛、高血压、小儿脾虚久泻
樱桃	甘，温	祛风湿，透疹	冻疮、瘫痪、疹发不出、烧烫伤
荔枝	甘，酸，温，入脾、肝经	生津益血，健脾止泻，温中理气，降逆	脾虚久泻、老人五更泻、呃逆不止、妇女虚弱、气虚胃寒

二、干果类

白　果

【基原】为银杏科植物银杏的种子。

【异名】银杏。

【性味归经】甘、涩、苦，平。入肺、肾经。

【功效】敛肺气，定喘咳，止带浊，缩小便，驱虫。

【应用】赤白带下、肺结核、梦遗、小儿腹泻、支气管哮喘。

大　枣

【基原】为李科植物枣的成熟果实。

【异名】干枣、美枣、良枣、红枣。

【性味归经】甘，温。入脾、胃经。

【功效】补脾和胃，益气生津，调营卫，降血脂，抗癌。

【应用】脾胃虚弱、虚劳烦闷不得眠、过敏性紫癜、急慢性肝炎、高胆固醇血症、脱肛日久不愈。

松　子

【基原】为松科植物红松的种子。

【异名】海松子、松子仁、新罗松子。

【性味归经】甘，温。入肝、肺、大肠经。

【功效】润肺，滑肠。

【应用】肺燥咳嗽、老人虚秘。

南瓜子

【**基原**】为葫芦科植物南瓜的种子。

【**异名**】南瓜仁、白瓜子、金瓜米。

【**性味归经**】甘，平。入脾、胃经。

【**功效**】驱虫，止咳。

【**应用**】蛔虫病、绦虫病、营养不良、血吸虫病、小儿咽喉痛。

常见食物简表

食物	性味归经	功效	应用
白果	甘、涩、苦，平，入肺、肾经	敛肺气，定喘咳，止带浊，缩小便，驱虫	赤白带下、肺结核、梦遗、小儿腹泻、支气管哮喘
大枣	甘，温，入脾、胃经	补脾和胃，益气生津，调营卫，降血脂，抗癌	脾胃虚弱、虚劳烦闷不得眠、过敏性紫癜、急慢性肝炎、高胆固醇血症、脱肛日久不愈
松子	甘，温，入肝、肺、大肠经	润肺，滑肠	肺燥咳嗽、老人虚秘
南瓜子	甘，平，入脾、胃经	驱虫，止咳	蛔虫病、绦虫病、营养不良、血吸虫病、小儿咽喉痛

三、瓜果类

西　瓜

【**基原**】为葫芦科植物西瓜的果实。

【**异名**】寒瓜、天生白虎汤。

【**性味归经**】甘，寒。入心、胃、膀胱经。

【**功效**】清热解暑，除烦止渴，利小便，降血压。

【**应用**】急慢性肾炎、糖尿病、高血压、热性哮喘、阳明热甚。

甜　瓜

【**基原**】为葫芦科植物甜瓜的果实。

【**异名**】甘瓜、香瓜、果瓜、熟瓜。

【**性味归经**】甘，寒。入心、胃经。

【**功效**】清暑热，解烦渴，利小便。

【应用】暑热烦渴，小便不利。

常见食物简表

食物	性味归经	功效	应用
西瓜	甘，寒，入心、胃、膀胱经	清热解暑，除烦止渴，利小便，降血压	急慢性肾炎、糖尿病、高血压、热性哮喘、阳明热甚
甜瓜	甘，寒，入心、胃经	清暑热，解烦渴，利小便	暑热烦渴，小便不利

第四节　肉　类

畜肉类、禽肉类、水产品类和奶蛋类是人体饮食构成的重要组成部分。该类食品营养价值极高。畜肉类是指猪、牛、羊等牲畜的肌肉、内脏、头、蹄、骨、血及其制品；禽肉类包括鸡、鸭、鹅、鸽、鹌鹑等的肌肉、内脏及制品；水产品类包括鱼、虾等；奶蛋类是指奶类食品和蛋类食品的总称，营养成分齐全，营养价值高，易消化吸收。

一、畜肉类

猪　肉

【基原】为猪科动物猪的肉。

【性味归经】甘、咸，平。入脾、胃、肾经。

【功效】滋阴，润燥，益气。

【应用】疫证邪火已衰、液干难产、体质虚弱。

猪　蹄

【基原】为猪科动物猪的蹄。

【异名】猪脚爪。

【性味归经】甘、咸，平。入胃经。

【功效】补血，通乳，托疮。

【应用】产后无乳、痈疽发背或发乳初起微赤。

牛　肉

【基原】为牛科动物黄牛的肉。

【**性味归经**】甘，平。入脾、胃经。

【**功效**】补脾胃，益气血，强筋骨。

【**应用**】虚弱少气、脾虚等症，大病后极度虚弱。

羊　肉

【**基原**】为牛科动物山羊的肉。

【**性味归经**】甘，温。入脾、肾经。

【**功效**】益气补虚，温中暖下。

【**应用**】肾阳不足、五劳七伤虚冷、反胃。

狗　肉

【**基原**】为犬科动物狗的肉。

【**异名**】犬肉。

【**性味归经**】咸，温。入脾、胃、肾经。

【**功效**】补中益气，温肾助阳，理气利水。

【**应用**】脾胃冷弱，肠中积冷；气水鼓胀浮肿；老年体弱，腰痛足冷。

驴　肉

【**基原**】为马科动物驴的肉。

【**异名**】毛驴肉。

【**性味归经**】甘、酸，平。

【**功效**】补血，益气。

【**应用**】心烦风狂，忧愁不乐。

常见食物简表

食物	性味归经	功效	应用
猪肉	甘、咸，平，入脾、胃、肾经	滋阴，润燥，益气	疫证邪火已衰、液干难产、体质虚弱
猪蹄	甘、咸，平，入胃经	补血，通乳，托疮	产后无乳、痈疽发背或发乳初起微赤
牛肉	甘，平，入脾、胃经	补脾胃，益气血，强筋骨	虚弱少气、脾虚等症，大病后极度虚弱
羊肉	甘，温，入脾、肾经	益气补虚，温中暖下	肾阳不足、五劳七伤虚冷、反胃

续表

食物	性味归经	功效	应用
狗肉	咸，温，入脾、胃、肾经	补中益气，温肾助阳，理气利水	脾胃冷弱，肠中积冷；气水鼓胀浮肿；老年体弱，腰痛足冷
驴肉	甘、酸，平	补血，益气	心烦风狂，忧愁不乐

二、禽肉类

鸡　肉

【基原】为锥科动物家鸡的肉。

【性味归经】甘、温。入脾、胃经。

【功效】温中，益气，补精，填髓，降逆。

【应用】反胃、中风湿痹、肾虚耳聋。

鸭　肉

【基原】为鸭科动物家鸭的肉。

【性味归经】甘、咸，平。归脾、胃、肺、肾经。

【功效】滋阴养胃，利水消肿，健脾补虚。

【应用】大腹水病、脾胃虚弱、阴虚水肿。

鹅　肉

【基原】为鸭科动物鹅的肉。

【性味归经】甘，平。归脾、肺经。

【功效】益气补虚，和胃止咳。

【应用】中气不足之消瘦乏力、食少；气阴不足之口干思饮。

鹌　鹑

【基原】为锥科动物鹌鹑的肉或全体。

【异名】鹑鸟。

【性味归经】甘、平。

【功效】健脾消积，滋补肝肾。

【应用】小儿疳积；肝肾阴虚之腰膝酸痛；泻痢。

常见食物简表

食物	性味归经	功效	应用
鸡肉	甘、温，入脾、胃经	温中，益气，补精，填髓，降逆	反胃、中风湿痹、肾虚耳聋
鸭肉	甘、咸，平，归脾、胃、肺、肾经	滋阴养胃，利水消肿，健脾补虚	大腹水病、脾胃虚弱、阴虚水肿
鹅肉	甘，平，归脾、肺经	益气补虚，和胃止咳	中气不足之消瘦乏力、食少；气阴不足之口干思饮
鹌鹑	甘，平	健脾消积，滋补肝肾	小儿疳积；肝肾阴虚之腰膝酸痛；泻痢

三、水产品类

海 参

【基原】为刺参科动物刺参或其他种海参的全体。

【性味归经】咸，温。入心、肾经。

【功效】补肾益精，养血润燥，止血消炎，和胃止渴。

【应用】

1. 肺结核病咳血。

2. 再生障碍性贫血。

3. 胃酸上犯。

4. 糖尿病。

【使用注意】《本草求原》："泻痢遗滑人忌之，宜配涩味而用。"《随息居饮食谱》："脾弱不运，痰多便滑，客邪未尽者均不可食。"

海 蜇

【基原】为海蜇科动物海蜇的口腕部。

【性味归经】咸，平。入肝、肾经。

【功效】化痰软坚，平肝解毒，止咳，降压，养阴，消疡。

【应用】

1. 痰多咳嗽。

2. 高血压。

3. 急慢性气管炎、肺脓肿、支气管扩张、痰多咳嗽。

4. 阴虚久咳。

5. 溃疡病。

【使用注意】《本草求原》："脾胃寒弱，勿食。"食用海蜇应忌一切辛热发物。

虾

【基原】为长臂虾科动物青虾等多种淡水虾的全体或肉。

【性味归经】甘，温。入肝、肾经。

【功效】补肾壮阳，通乳，托毒，祛风痰。

【应用】

1. 风痰壅塞。

2. 无乳及乳病。

3. 肾阳虚衰。

【使用注意】《食疗本草》："动风，发疮疥。"瘰疬宿疾、阴虚火旺者忌食。

对　虾

【基原】为对虾科动物对虾的全体或肉。

【性味归经】甘，咸。入肝、肾经。

【功效】补肾壮阳，益气开胃，祛风通络。

【应用】

1. 肾阳不足，脾虚食少。

2. 中风后半身不遂，筋骨疼痛。

【使用注意】食对虾后风火易动，故阴虚火旺者尤忌。

蟹

【基原】为方蟹科动物中华绒螯蟹的肉和内脏。

【性味归经】咸，寒。入肝、胃经。

【功效】益阴补髓，清热，散血，续绝伤，利湿。

【应用】

1. 跌打骨折筋断。

2. 湿热黄疸。

3. 妇人产后儿枕痛。

【使用注意】外邪未清、脾胃虚寒及宿患风疾者慎用。

鲍　鱼

【基原】为鲍科动物九孔鲍的肉。

【性味归经】咸，温。入肝经。

【功效】养血柔肝，滋阴清热，益精明目，行痹通络，下乳汁。

【应用】

1. 痨疾。

2. 血枯经闭，乳汁不足。

【使用注意】外邪未清、脾胃虚寒及宿患风疾者慎用。

螺　蛳

【基原】为田螺科动物方形环棱螺或其他同属动物的全体。

【性味归经】甘，寒。入膀胱经。

【功效】清热，利水，明目，止淋浊。

【应用】

1. 黄疸、酒疸。

2. 黄疸吐血。

3. 五淋、白浊。

【使用注意】凡无风热实邪者忌用，脾虚便溏者宜少食。

蚶

【基原】为蚶科动物魁蚶、泥蚶、毛蚶等的肉。

【性味归经】甘，温。

【功效】补血，温中，起阳。壳能制酸。

【应用】贫血无力。

【使用注意】《随息居饮食谱》："湿热盛者忌之。"

蛏

【基原】为竹蛏科动物缢蛏的肉。

【性味归经】甘、咸，寒。入心、肾、肝经。

【功效】清热，除烦，利湿，通乳，清暑止痢。

【应用】

1.湿热水肿。

2.中暑血痢。

3.产后虚烦，少乳。

【使用注意】本品性寒，不宜生食，令人作呕。

淡 菜

【基原】为贻贝科动物厚壳贻贝及其他贻贝类的肉。

【性味归经】咸，温。入肝、肾经。

【功效】补肝肾，益精血，消瘿瘤，止血，壮阳。

【应用】

1.功能性子宫出血。

2.头晕及盗汗。

3.神经衰弱。

4.甲状腺癌。

【使用注意】湿热者忌服，包括肝胆湿热、膀胱湿热、肠道湿热。

蛤 蜊

【基原】为蛤蜊科动物四角蛤蜊或其他种蛤蜊的肉。

【性味归经】咸，寒。入胃经。

【功效】滋阴，利水，退黄，止淋。

【应用】

1.气虚水肿。

2.白浊遗精。

3.雀目、青盲。

【使用注意】脾胃虚寒者忌食。

田 螺

【基原】为田螺科动物中国圆田螺或同属其他动物的全体。

【性味归经】甘、咸，寒。入膀胱、大肠、小肠、胃、肝、脾经。

【功效】清热，利水，退黄，止血。

【应用】

1. 黄疸病。

2. 酒毒肠风下血。

【使用注意】本品性寒，脾胃虚弱者不宜食。

带　鱼

【基原】为带鱼科动物带鱼的肉。

【性味归经】甘、温。入胃经。

【功效】养肝补血，和中开胃，消瘿瘤。

【应用】

1. 肝炎。

2. 瘿瘤。

【使用注意】带鱼古称发物，过敏体质者应慎用。

石首鱼

【基原】为石首科动物大黄鱼或小黄鱼的肉。

【性味归经】甘、平。入胃、脾经。

【功效】健脾开胃，填精壮阳。

【应用】

1. 胃气虚。

2. 体虚纳呆。

【使用注意】黄鱼古称发物，《本草汇言》："动风发气，起痰助毒。"《随息居饮食谱》："多食发疮助热。"

银　鱼

【基原】为银鱼科动物银鱼的全体。

【性味归经】甘、平。入脾、胃经。

【功效】补虚，健脾，益肺，利水，消积。

【应用】

1. 脾胃虚弱，食欲不振。

2. 小儿疳积，面黄肌瘦。

【使用注意】银鱼为开胃佳品，凡胃寒者宜加葱、姜同炒食。

鲳　鱼

【基原】为鲳科动物银鲳的肉。

【性味归经】甘、淡，平。入胃经。

【功效】补胃，益血，充精，利骨，壮阳。

【应用】

1. 体虚精肉，阳痿早泄。

2. 筋骨疼痛，足软无力。

3. 消化不良。

【使用注意】鲳鱼子一般不吃。《本草拾遗》谓："腹中子有毒，令人下痢。"

鲫　鱼

【基原】为鲫科动物鲫鱼的肉或全体。

【性味归经】甘，平。入脾、大肠经。

【功效】健脾胃，止消渴，理疝气。

【应用】

1. 脾胃气冷。

2. 消渴饮水。

3. 疝气。

鲤　鱼

【基原】为鲤科动物鲤鱼的肉或全体。

【性味归经】甘，平。入脾、肾经。

【功效】利水，消肿，下气，通乳，止咳，安胎，退黄，镇惊。

【应用】

1. 咳嗽气喘。

2. 癫痫。

3. 肿满。

4. 黄疸。

【使用注意】《食疗本草》："鲫鱼，可去脊上两筋及黑血，毒故也。"

鲢 鱼

【基原】为鲢科动物鲢鱼的肉。

【性味归经】甘，温。入脾、肺经。

【功效】温中益气，利水，止咳。

【应用】

1. 水肿。

2. 咳嗽。

【使用注意】补益时用鲢鱼，利水时选鲤鱼。

常见食物简表

食物	性味归经	功效	应用	使用注意
海参	咸，温，入心、肾经	补肾益精，养血润燥，止血消炎，和胃止渴	肺结核病咳血、再生障碍性贫血、胃酸上犯、糖尿病	泻痢遗滑人忌之，宜配涩味而用；脾弱不运，痰多便滑，客邪未尽者均不可食
带鱼	甘、温，入胃经	养肝补血，和中开胃，消瘿瘤	肝炎、瘿瘤	带鱼古称发物，过敏体质者应慎用
鲍鱼	咸，温，入肝经	养血柔肝，滋阴清热，益精明目，行痹通络，下乳汁	痨疾、血枯经闭、乳汁不足	外邪未清、脾胃虚寒及宿患风疾者慎用
蟹	咸，寒，入肝、胃经	益阴补髓，清热，散血，续绝伤，利湿	跌打骨折筋断、湿热黄疸、妇人产后儿枕痛	外邪未清，脾胃虚寒及宿患风疾者慎用
淡菜	咸，温，入肝、肾经	补肝肾，益精血，消瘿瘤，止血，壮阳	功能性子宫出血、头晕盗汗、神经衰弱、甲状腺癌	湿热者忌服，包括肝胆湿热、膀胱湿热、肠道湿热

四、奶蛋类

牛 乳

【基原】为牛科动物黄牛的乳汁。

【性味归经】甘，平。入心、肺经。

【功效】补虚损，益肺胃，生津润肠。

【应用】

1. 大病后不足，万病虚劳。

2. 反胃。

【使用注意】脾胃虚寒作泻，中有痰湿积饮者慎用。《本草拾遗》："与酸物相反，令人腹中癥结。"

羊　乳

【基原】为牛科动物山羊或绵羊的乳汁。

【性味归经】甘，温。入心、肺经。

【功效】润燥补虚。

【应用】

1. 肾虚，中风。

2. 干呕。

3. 小儿口疮。

【使用注意】有痰湿积饮者慎服。

鸡　蛋

【基原】为雉科动物家鸡的卵。

【性味归经】蛋清甘，凉。蛋黄甘，平。入心、肾经。

【功效】鸡蛋滋阴润燥，养心安神。蛋清清肺利咽，清热解毒。蛋黄滋阴养血，润燥息风，健脾和胃。

【应用】

1. 产后血晕，身痉直，带眼，口角与目外眦向上牵急，不知人。

2. 产后血闭。

3. 干呕不息。

4. 小儿惊痫。

5. 小儿消化不良。

【使用注意】脾胃虚弱者不宜多食，多食则令人闷满。

鹌鹑蛋

【基原】为雉科动物鹌鹑的卵。

【性味归经】甘，平。

【功效】补五脏，益中续气，实筋骨。

【应用】

1.肺结核。

2.小儿营养不良。

【使用注意】鹌鹑蛋有补益作用，凡外感未清、痰热、痰湿甚者不宜进食。

鸭　蛋

【基原】为鸭科动物家鸭的卵。

【性味归经】甘，凉。入心、肺经。

【功效】滋阴，清肺，止咳，止痢。

【应用】

1.妇人胎前产后赤白痢。

2.阴虚肺燥之咳嗽、痰少咽干。

【使用注意】脾阳不足，寒湿下痢，以及食后气滞痞闷者不宜食。

雀　蛋

【基原】为文鸟科动物麻雀的卵。

【性味归经】甘、咸，温。入肾经。

【功效】补肾阳，益精血，调冲任。

【应用】

1.女子带下，便溺不利，痈肿。

2.男子阳痿。

【使用注意】阴虚火盛者忌之。

鸽　蛋

【基原】为鸠鸽科动物原鸽或家鸽的卵。

【性味归经】甘，平。

【功效】补肾益气。

【应用】

1.治肾气虚。

2.预防麻疹。

常见食物简表

食物	性味归经	功效	应用	使用注意
牛乳	甘，平，入心、肺经	补虚损，益肺胃，生津润肠	大病后不足、万病虚劳、反胃	脾胃虚寒作泻，中有痰湿积饮者慎用；《本草拾遗》云"与酸物相反，令人腹中癥结"
羊乳	甘，温，入心、肺经	润燥补虚	肾虚中风、干呕、小儿口疮	有痰湿积饮者慎服
鸡蛋	蛋清甘，凉；蛋黄甘，平；入心、肾经	滋阴润燥，养心安神	产后血晕、产后血闭、干呕不息、小儿惊痫、小儿消化不良	脾胃虚弱者不宜多食，多食则令人闷满
鸭蛋	甘，凉，入心、肺经	滋阴，清肺，止咳，止痢	妇人胎前产后赤白痢、阴虚肺燥之咳嗽、痰少咽干	脾阳不足，寒湿下痢，以及食后气滞痞闷者不宜食
鹌鹑蛋	甘，平	补五脏，益中续气，实筋骨	肺结核、小儿营养不良	鹌鹑蛋有补益作用，凡外感未清、痰热、痰湿甚者不宜进食

第五节　蛇蛙类

蛇　肉

【基原】为蟒蛇科动物蟒蛇的肉。

【性味归经】甘，温。

【功效】祛风，杀虫。

【应用】

1. 诸风瘫痪，筋挛骨痛，痹木瘙痒，疠风疥癣恶疮。

2. 狂犬咬伤。

青　蛙

【基原】为蛙科动物黑斑青蛙或金线蛙等的全体。

【性味归经】甘，凉。入膀胱、大肠、小肠、胃经。

【功效】补虚，利水消肿，和胃降逆。

【应用】

1. 浮肿。

2. 噎膈反胃。

3. 骨结核。

【使用注意】多食会助湿生热，故有湿热、痰热病症时不宜食。

哈士蟆

【基原】为蛙科动物中国林蛙或黑龙江林蛙的除去内脏的全体。

【性味归经】咸，凉。入肺、肾经。

【功效】养肺滋肾。

【应用】虚劳咳嗽。

【使用注意】湿痰咳嗽及便溏者忌用。

哈蟆油

【基原】为蛙科动物中国林蛙或黑龙江林蛙的雌性干燥输卵管。

【性味归经】甘、咸，平。入肺、肾经。

【功效】补肾益精，润肺养阴，安神，止血。

【应用】

1. 肺痨咳血。

2. 神经衰弱。

3. 病后失调，盗汗不止。

【使用注意】外感初起及纳少便溏者慎用。

下 篇

药食同源的应用

第五章　药食同源与中医体质

体质，是人体生命过程中在先天禀赋和后天调养的基础上（受生活方式、生活环境等多种因素的影响），所形成的形态结构、生理机能和心理状态等方面综合的相对稳定的固有特性。

体质可决定人们对某些疾病的易感性、症状表现、治疗反映以及预后和转归等，是产生不同疾病的决定因素之一，也是辨证施治、辨体施养、辨残康复的前提。因此，对于体质的正确认识和把握，是养生康复和疾病治疗的关键之一。

合理的饮食不仅可以强身健体，还可有效地改善偏颇体质，起到调整体质、防病治病的作用。虽然全面膳食、荤素搭配是饮食营养的基础，但并不是一个饮食模式。如今科学饮食健康观念所提倡的是：饮食保健个性化，膳食保健看体质，做到"辨体施膳"。所以，膳食的选择应与体质状态相一致，方能起到强身健体、平衡阴阳的目的。中医体质学将不同人的体质分为平和体质、气虚体质、血虚体质、阴虚体质、阳虚体制、痰湿体质、湿热体质、气郁体质、血瘀体质和特禀体质十种类型，以下就不同体质的调养作简单介绍。

第一节　平和体质的食养调补

一、平和体质的表现

平和体质，是中医所说的阴阳平和的健康体质，多见于青春期健康者。

形体特征多表现为体形匀称健壮。

其常见表现可见面色、肤色润泽，头发稠密，睡眠安和，胃纳良好，二便正常，舌色淡红，苔薄白，脉和有神。

心理特征为性格随和开朗。这种体质平素患病较少，对自然环境和社会环境的适应能力较强。

平和体质先天禀赋良好，后天调养得当，故其神、色、形、态、局部特征等方面表现良好，性格随和开朗，平素患病较少，对外界环境的适应能力较强。

二、平和体质的饮食保健

饮食调养，以清淡为宜，忌五味偏嗜，太过或不及都会影响阴阳平和的状态。故应力求五味调和，温凉适中，采用平补阴阳之法，选择多种食物来调养体内阴阳。

在调养的同时，还需顺应自然界的四时阴阳变化，以保持人体与自然的整体阴阳平和。这也就是《黄帝内经》中所说的"和于阴阳，调于四时"。

凡有缓补肾阴肾阳作用的食物，平和体质者不论男女老少均可酌量选食，以达到强身的效果。

"天人相应，顺应自然"的养生方法是中医的一大特色，"春夏养阳，秋冬养阴"，乃是顺应四时阴阳变化的养生之道，在常人的体质调补中也应该充分注意。春季阳气初生，宜食辛甘发散之品，如麦、枣、豆豉、葱、香菜，而不宜食酸收之味，酸收之品不利于阳气升发和肝气的疏泄，且足以影响脾胃的运化功能。夏季心火当令，心火过旺则克肺金，另外，夏季汗出过多，则盐分损失比较多，所以宜多食酸味以固表，多食咸味以补心，例如西瓜、绿豆汤、乌梅小豆汤等。秋季宜收不宜散，所以要尽量少食葱、姜等辛味之品。另外，秋燥伤津液，故饮食以滋阴润肺为佳，例如芝麻、糯米、枇杷等。冬季饮食对正常人来说应遵循"无扰乎阳"的原则，既不宜生冷，也不宜燥热，最宜食用滋阴潜阳、热量较高的膳食为主。冬季重于养"藏"，是进补的最好时机。

1. 主食的选择

中国传统的主食是"五谷杂粮"，它包括所有种类的粮食，可分为谷类、豆类和薯类。谷类包括稻米（大米、糯米、籼米）、小米、大麦、小麦、玉米、高粱和薏苡仁；豆类包括大豆（黄豆、黑豆和青豆）和豆类蔬菜（扁豆、蚕豆、绿豆、刀豆、赤豆、豌豆等）；薯类包括番薯（又称甘薯、红薯）、芋头和土豆。

所有谷类均有健脾益胃的功效，适合四季食用。唯有糯米、高粱性微温，不宜经常服食；大麦、小麦性微凉，常佐粳米同食。

大多数豆类也均具有补益气血、健脾和胃之功效，适合长期食用。此外，绿豆能清热解毒，夏季食用最宜；白扁豆和蚕豆均能健脾利湿，夏秋两季食用最宜；黑豆和刀豆均有益肾之功，冬季食用最宜。

薯类同谷类一样具有健脾功效，适合长期食用。

2. 肉食的选择

《黄帝内经》中所提到的"五畜为益"，指的是狗、羊、牛、鸡、猪五畜。狗肉和羊肉性温能补阳，冬季食用最宜；鸡肉性温能补气，适合冬季食用；猪肉和牛肉为平补之物，可以长期食用。此外，鸭肉为清补之品，夏冬两季食用均宜。

3. 蔬菜的选择

蔬菜的种类很多，由于生长的四时不同，产地的旱、水差异，所以蔬菜亦有其对应的四时五味。如韭菜、茼蒿、香菜为辛散之物，与春天阳气上升相对应，故适合春季食用；菠菜、壅菜、黄瓜、丝瓜和冬瓜为性凉之品，适合夏季食用；银耳性润，有润肺滋阴之功，适合秋季食用；大白菜"凌冬不凋"，适合冬季抗寒食用。

4. 水果的选择

"五果为助"，五果为李、杏、枣、桃、栗。桃、李能生津，适合夏季食用；杏能润肺，适合秋季食用；枣为温补之品，春、秋、冬三季食用均适宜；栗能补肾健脾，尤适合冬季食用。

判定方法：

回答《中医体质分类与判定表》中的全部问答，每一问题按 5 级评分，计算原始分及转化分，依标准判定体质类型。

原始分 = 各个条目分值相加

转化分数 = $[($原始分 $-$ 条目数$) / ($条目数 $\times 4)] \times 100$

判定标准：

平和体质为正常体质，其他 8 种体质为偏颇体质，判定标准见下表。

平和体质与偏颇体质的判定标准

体质类型	条件	判定结果
平和体质	转化分 ≥ 60 分	是
	其他 8 种体质转化分均 < 30 分	
	转化分 ≥ 60 分	基本是
	其他 8 种体质转化分均 < 40 分	
	不满足上述条件者	否
偏颇体质	转化分 ≥ 40 分	是
	转化分 30 ~ 39 分	倾向是
	转化分 < 30 分	否

中医体质分类与判定表：平和体质

请根据近一年的体验和感受，回答以下问题	没有（根本不）	很少（有一点）	有时（有些）	经常（相当）	总是（非常）
您精力充沛吗？	1	2	3	4	5
您容易疲乏吗？ *	5	4	3	2	1
您说话声音低弱无力吗？ *	5	4	3	2	1
您感到闷闷不乐、情绪低沉吗？ *	5	4	3	2	1

续表

请根据近一年的体验和感受，回答以下问题	没有（根本不）	很少（有一点）	有时（有些）	经常（相当）	总是（非常）
您比一般人耐受不了寒冷（冬天的寒冷，夏天的冷空调、电扇等）吗？*	5	4	3	2	1
您能适应外界自然和社会环境的变化吗？	1	2	3	4	5
您容易失眠吗？*	5	4	3	2	1
您容易忘事（健忘）吗？*	5	4	3	2	1
判定结果：□是　　□基本是　　□否					

（注：标有 * 的条目需先逆向计分，即：1→5，2→4，4→2，5→1，再用公式转化分数）

第二节　气虚体质的食养调补

一、气虚体质的表现

气虚体质是中医的虚证之一。元气不足，以疲乏、气短、自汗等气虚表现为主要特征。

其形体特征表现为肌肉松软。

常见主要表现是平素气短懒言，语言低怯，精神不振，肢体容易疲乏，易出汗，舌淡红、胖嫩、边有齿痕，脉象虚缓。

其心理特征：性格内向，情绪不稳定，胆小，不喜欢冒险。发病倾向常是平素体质虚弱，卫表不固，易患感冒；或病后抗病能力弱，易迁延不愈；易患内脏下垂、虚劳等病。

气虚卫外失固，对外界环境的适应能力表现为不耐受寒邪、风邪、暑邪。

二、气虚体质的饮食保健

饮食调养可食用具有健脾益气作用的食物。如小米、粳米、糯米、莜麦、扁豆、红薯、牛肉、兔肉、猪肚、鸡肉、鸡蛋、鲢鱼、鲨鱼、刀鱼、黄鱼、比目鱼、菜花、胡萝卜、香菇、豆腐、马铃薯等，亦可选用补气药膳调养身体。

气虚体质者一般在饮食上不宜过食油腻厚味，注意节食。

1. 主食的选择

粳米、糯米、燕麦、荞麦、大麦等谷类食物的性味大多甘平，入脾、胃经，其制成的食品多可用于治疗脾胃病。中医理论认为，脾胃为后天之本，气血生化之源，脾胃功能正常则人体正气足，所以，谷类食品一般能起到强壮益气的功效。另外，谷类产品作为我国人民的主食，是人们日常所需的大部分热能以及相当数量的 B 族维生素和矿物质的来源，其制成的膳食既经济又利于健康。

2. 肉食的选择

畜肉性味多甘、咸、温，其中甘能补，助阳益气，适用于先天、后天不足或诸虚百损之人。禽肉性味甘平较多，甘温次之。甘平益气，甘温助阳，其补益作用毫不逊色于畜肉，病后、产后以及老幼皆宜。部分水产品也具有助阳益气的作用。

肉食类食物属"血肉有情之品"，对人体具有很强的补益作用，但毕竟属于"膏粱厚味"，易生痰生湿，脾虚、脾湿之人不可多食。肉食中所含的嘌呤碱在代谢过程中产生尿酸，可以引起痛风等疾病，而且过食某些畜肉类食物可以引起高血脂、糖尿病等所谓的"富贵病"。

3. 蔬菜的选择

蔬菜类食品大多性味寒凉，但亦有不少可以用于调补气虚体质的，如山药、土豆、胡萝卜、南瓜、甘薯、猴头菇、蘑菇、香蕈、萝卜、芡实、蚕豆、豇豆、扁豆等。同其丰富的色彩一样，蔬菜所包含的营养价值也非常丰富。

食用蔬菜要讲究科学、均衡。研究发现，蔬菜的营养价值含量与本身的颜色有密切的关系，因此，除了绿叶蔬菜外，红、黄、白各色蔬菜要搭配食用，以使蔬菜中的营养素得到互补。

4. 水果的选择

水果性味偏于平、凉或甘、酸，偏于滋阴生津，但部分干果具有健脾补肾的作用，甚至代谷充饥。其中，可以用于气虚体质的有樱桃、荔枝、椰子、葡萄、大枣、菱角、落花生、栗子等。

中医体质分类与判定表：气虚体质

请根据近一年的体验和感受，回答以下问题	没有（根本不）	很少（有一点）	有时（有些）	经常（相当）	总是（非常）
您容易疲乏吗？					
您容易气短（呼吸短促，接不上气）吗？					
您容易心慌吗？					
您容易头晕或站起时晕眩吗？					
您比别人容易患感冒吗？					

续表

请根据近一年的体验和感受，回答以下问题	没有（根本不）	很少（有一点）	有时（有些）	经常（相当）	总是（非常）
您喜欢安静、懒得说话吗？					
您说话声音低弱无力吗？					
您活动量稍大就容易出虚汗吗？					

判定结果：□是　　　□基本是　　　□否

三、补气精选菜肴膳食配方

大枣人参汤

【配方】人参 9g，大枣 5 枚。

【制备方法】用上两味炖服。

【功效】大补元气，固脱生津，养血安神。

【适应证】适用于体虚气弱或失血过多者。

第三节　血虚体质的食养调补

一、血虚体质的临床表现

若血虚，不能充养机体，则出现面色无华、视物不明、四肢麻木、皮肤干燥等病理变化。血虚体质之人，临床常易表现为面色苍白无华，口唇淡白，头晕眼花，舌质淡白，脉细无力，妇女月经量少、延期，甚至闭经等症状。

血虚体质的临床分型：血虚体质的人以血虚证候为特征表现。血虚证，是血液亏虚，脏腑百脉失养，以体表肌肤黏膜组织呈现淡白及全身虚弱为特征的证候。人体脏腑组织，赖血液之濡养，血盛则肌肤红润，体壮身强，血虚则肌肤失养，面唇爪甲舌体皆呈淡白色。血虚脑髓失养，目睛失去滋养，所以头晕眼花。心主血脉而藏神，血虚心失所养则心悸，神失滋养则失眠。经络失滋则手足发麻，脉道失充则脉细无力。女子以血为用，血液充盈，月经按期而至，血液不足，经血乏源，故经量减少，经色变淡，经期迁延，甚至闭经。以脏腑划分，血虚体质有以下几种临床证候分型，分别是心血虚证、肝血虚证、脾血虚证。

二、血虚体质的饮食保健

中医学认为，血的生成是"中焦受气取汁，变化而赤，是谓血"。可见，人体之血源于水谷精微，因此，对于血虚体质的人进行科学合理的饮食保健是很有价值的。应选用具有补血养血功效的食物。

1. 主食的选择

应选择紫米、黑米等高铁、黏多糖丰富的食物。

2. 肉食的选择

应选择猪肉、羊肉、牛肉、猪肝、羊肝、牛肝、猪血、鹅血、甲鱼、鲳鱼、鳜鱼、黄鱼、章鱼、海鳗、胡子鲶、鳝鱼、乌贼、海参、蛤肉、带鱼等富含蛋白、生物碱的食物。

3. 蔬菜的选择

应选择黑木耳、地耳、黄花菜、菠菜、小白菜、苋菜、油菜、鲜柿椒、胡萝卜、番茄、藕、发菜等富含黏多糖、叶酸、生物碱的食物。

4. 水果的选择

应选择桑椹、荔枝、松子、莲子、龙眼肉、大枣、花生、樱桃、葡萄、葡萄干等叶酸、烟酸、黄酮类丰富的食物。

三、血虚体质调补分型举例

1. 心血虚证

心血虚证是心血不足、心失濡养所表现的证候，以心悸怔忡，失眠多梦，健忘，眩晕，面色淡白或萎黄，唇舌色淡，脉细弱为临床表现。常由久病耗伤阴血；或失血过多；或情致不遂，气火内郁，暗耗阴血等所致。

2. 肝血虚证

肝血虚证是因肝血亏虚而相关组织器官失养所表现的证候，以眩晕耳鸣，面白无华，视物模糊或夜盲，爪甲不荣；或肢体麻木，关节拘急不利，手足震颤，肌肉眴动；妇女月经量少色淡，甚则经闭；舌淡、脉细为临床表现。常由肾精亏虚，精不化血；或脾胃虚弱，化源不足；或久病耗伤阴血；或失血过多等原因所致。

3. 脾血虚证

脾血虚证是因后天脾胃虚弱，化源不足而致血虚的证候，以体倦乏力，纳差食少，心悸气短，健忘，失眠，面色萎黄，舌淡，苔薄白，脉细缓为临床表现。常由久病体虚，或劳倦过度，或饮食不节所致。

四、补血精选菜肴膳食配方

归参炖母鸡

【配方】母鸡1只，党参、当归各15g。

【制备方法】母鸡去毛及内脏，洗净，腹腔内装当归、党参、葱、姜、黄酒、精盐少量。把鸡放在沙锅或铝锅中，加水小火煨炖，熟烂即可。

【适应证】益气养血，适用于久病体虚，反胃少食者。

第四节 阳虚体质的食养调补

一、阳虚体质的表现

阳气不足，以畏寒怕冷、手足不温等虚寒表现为主要特征。

形体特征多形体白胖，肌肉松软，肌肉不健壮。

常见表现主要是平素畏冷，手足不温，喜热饮食，清神晦暗，口唇色淡，毛发易落，易出汗，大便溏薄，小便清长。

心理特征多为性格沉静、内向。发病多为寒证，或易从寒化，易病痰饮、肿胀、泄泻、阳痿。对外界环境的适应能力是不耐受寒邪，耐夏不耐冬，易感湿邪。

二、阳虚体质的饮食保健

温补阳气有温阳、壮阳、通阳的区分。温阳指温补全身的阳气，可以包括温肾阳、心阳、脾阳以及温中散寒等；壮阳一般指提高性机能；通阳指温通阳气，适用于肢体经脉寒冷疼痛。阳虚体质在饮食调补时也可以从这三个方面着手，辨证施膳。比如，需要温阳以使机体达到阴平阳秘的状态时，可以选用胡桃肉、肉桂、附子、杜仲等作为膳食的佐料；需要壮阳以提高机体阳气的功能时，可以选用羊肾、海狗肾、猪腰、雀肉、韭菜等食物制作的菜肴；需要通阳以改善机体四肢经脉寒冷的状态时，可以选用桂枝、狗骨、羊骨等；而当机体中焦虚寒的时候，则可以选用一些温中散寒的食物，例如荜茇、小茴香、丁香等。

调补阳虚体质的食物大多有助于生火，可以改善阳虚畏寒的体质，补五脏，填精髓，强壮身体，但不宜为阴虚体质人多食，多吃会加重内热；在饮食习惯上，阳虚体质多畏寒、脾胃虚弱，因此不宜过食生冷、油腻之品。

1. 主食的选择

主食中用于补阳的食物并不多，可选用黑米、紫米等食物。

2. 肉食的选择

肉食中，例如狗肉、羊肉、羊肝、羊肾、羊鞭、牛鞭、鹿肉、猪肾、雀肉、鸽肉、鹌鹑、海马、海狗肾、鳝鱼、鲳鱼、鳗鱼、泥鳅、青虾、海虾、黄花鱼（石首鱼）等食物，性味甘温或咸，具有温中散寒、补肾壮阳的作用，可以在阳虚体质的膳食调补中选用。

3. 蔬菜的选择

蔬菜类食物性味多寒凉，善于清热解毒除烦等，但有少部分蔬菜性味温暖，可以温中散寒，温补肾阳，例如香菜、刀豆、枸杞头、枸杞子、豇豆、韭菜、小茴香等食物。

4. 水果或干果的选择

许多水果或干果具有健脾补肾的作用，例如核桃仁、栗子、菠萝、荔枝、芡实、橘子、龙眼肉等食物。

中医体质分类与判定表：阳虚体质

请根据近一年的体验和感受，回答以下问题	没有（根本不）	很少（有一点）	有时（有些）	经常（相当）	总是（非常）
您手脚发凉吗？					
您胃脘部、背部或腰膝部怕凉吗？					
您感到怕冷、衣服比别人穿得多吗？					
您冬天更怕冷，夏天不喜欢吹电扇、空调吗？					
您比别人容易患感冒吗？					
您喜欢安静、懒得说话吗？					
您说话声音低弱无力吗？					
您活动量稍大就容易出虚汗吗？					

判定结果：□是　　　□基本是　　　□否

三、补阳精选菜肴膳食配方

益智仁粥

【配方】益智仁 5g，糯米 50g，食盐适量。

【功效】温补脾肾，固精止泻。

【适应证】适用于脾肾阳气亏虚所致的泄泻、腹痛、阳痿、遗精、夜尿多以及小儿流涎等。

第五节　阴虚体质的食养调补

一、阴虚体质的临床表现

阴虚体质的形体特征多为体形瘦长。常见表现主要是手足心热，平素易口燥咽干，鼻微干，口渴喜冷饮，大便干燥，舌红少津少苔。副项：面色潮红，有烘热感，两目干涩，视物模糊，唇红微干，皮肤偏干，易生皱纹，眩晕耳鸣，睡眠差，小便短，脉象细弦或数。心理特征多为性情急躁，外向好动，活泼。发病倾向常患有阴亏燥热的病变，或病后易表现为阴亏症状。对外界环境的适应能力表现为平素不耐热邪，耐冬不耐夏，不耐受燥邪。

二、阴虚体质的饮食保健

阴虚体质的饮食调理原则是滋阴潜阳。常选择的食物如芝麻、糯米、绿豆、乌贼、龟、鳖、海参、鲍鱼、螃蟹、牛奶、牡蛎、蛤蜊、海蜇、鸭肉、猪皮、豆腐、甘蔗、桃子、银耳等。这些食品性味多甘寒性凉，皆有滋补机体阴精的功效，特别是一些血肉有情之品，滋补阴血的功效更好。

1. 主食的选择

选小麦、黑芝麻等矿物质丰富的食物。

2. 肉食的选择

选猪肉、猪皮、猪髓、鸭肉、鸭蛋、甲鱼、龟肉、墨鱼、乌贼鱼、泥鳅、海参、兔肉、蛤蜊肉、哈士蟆等动物胶、优质蛋白质丰富的食物。

3. 蔬菜的选择

选银耳、黑木耳、白菜、番茄、菠菜等有机酸、微量元素丰富的食物。

4. 水果的选择

选梨、葡萄、桑椹、荔枝、黑芝麻、甘蔗、桃子、松子等维生素、矿物质丰富的食物。

中医体质分类与判定表：阴虚体质

请根据近一年的体验和感受，回答以下问题	没有（根本不）	很少（有一点）	有时（有些）	经常（相当）	总是（非常）
您感到手脚心发热吗？					
您感觉身体、脸上发热吗？					
您皮肤或嘴唇干吗？					
您口唇的颜色比一般人红吗？					
您容易便秘或大便干燥吗？					
您面部两颧潮红或偏红吗？					
您感到眼睛干涩吗？					
您感到口干咽燥、总想喝水吗？					

判定结果：□是　　　□基本是　　　□否

三、补阴精选菜肴膳食配方

生地粥

【配方】生地黄 25g，米 75g。

【制备方法】生地黄切细，水煎煮，煎煮液浓缩至 100mL；将米淘洗，煮成白粥后，趁热掺入生地黄汁搅匀，食用时可加白糖少许。

【适应证】滋阴。

第六节　痰湿体质的食养调补

一、痰湿体质的表现

痰湿凝聚，以形体肥胖、腹部肥满、口黏苔腻等痰湿表现为主要特征。

形体特征多见体形肥胖，腹部肥满松软。

常见的主要表现为面部皮肤油脂较多，多汗且黏，胸闷，痰多。有的还可见到面色黄胖而暗，眼胞微浮，容易困倦，平素舌体胖大，舌苔白腻，口黏腻或甜，身重不爽，脉滑，喜食肥甘，大便正常或不实，小便不多或微混。

心理特征常表现为性格偏温和，稳重恭谦，和达，多善于忍耐。平常发病易患消渴、中风、胸痹等病证。

对外界环境的适应能力表现为对梅雨季节及潮湿环境的适应能力差，易患湿证。

二、痰湿体质的饮食保健

痰湿体质之人多属阳虚，即肺、脾、肾三脏阳气不足，所以在膳食调补上以温暖肺、脾、肾为主。脾为生痰之源，痰湿体质之人膳食上应温脾健脾，多用扁豆、蘑菇、猪肚、鲫鱼、荔枝、砂仁、桂枝、干姜、红糖等。肺为贮痰之器，通调水道，所以调补痰湿体质也应该注意温肺，多用生姜、杏仁、猪肺、羊肺、胡桃仁、陈皮、半夏等。肾主水液，对于体内津液的输布和排泄，维护体内津液代谢的平衡，起着极为重要的调节作用，所以温肾也有利于调补痰湿体质，多用羊肉、桑椹、栗子、猪肾、羊肾等食物。痰湿体质之人在膳食上还应该多选用具有理气、顺气作用的食物，例如橘红、桔梗、白萝卜等，气行则痰湿易于消散。选择膳食要富于营养又容易消化的清淡食品，忌用肥甘油腻煎炸等不易消化的食品，多食则助湿生痰。痰湿体质之人在饮食上也不宜贪凉饮冷，过食生冷瓜果或燥热的食品。多食寒凉则损伤脾胃的运化功能，助纣为虐。多食燥热则可使痰湿凝结难化。

痰湿体质之人在日常生活中还应该注意，不宜长期居于潮湿之地，或冒雨涉水，或劳倦、纵欲太过，要保持良好乐观的心态，使心情舒畅，以提高饮食调补的疗效。

1. 主食的选择

可以选择一些具有健脾作用的主食，如薏苡仁、粳米、糯米、高粱、玉米、粟米等，以健脾化湿祛痰。

2. 肉食的选择

痰湿体质之人本已多痰多湿，不宜再过多食用肥厚肉食，可以适量选择猪肚、火腿、牛肉、兔肉、鸡肉、海蜇、银鱼、鲫鱼、鳢鱼、青鱼、白鱼等具有健脾、利水、化痰作用的肉食。

3. 蔬菜的选择

痰湿体质者的饮食要清淡，所以可供选择的蔬菜比较多，例如山药、柚子、砂仁、生姜、茼蒿、蘑菇、木瓜、紫菜、海带、莴笋、冬瓜等，都可以用于痰湿体质的调补。

4. 水果的选择

例如杏仁、荸荠、梅子、胡桃仁、向日葵子、桑椹等都可以食用，但不宜过于寒凉。

中医体质分类与判定表：痰湿体质

请根据近一年的体验和感受，回答以下问题	没有（根本不）	很少（有一点）	有时（有些）	经常（相当）	总是（非常）
您感到胸闷或腹部胀满吗？					
您感到身体沉重不轻松或不爽快吗？					
您腹部肥满松软吗？					
您有额部油脂分泌多的现象吗？					
您上眼睑比别人肿（上眼睑有轻微隆起的现象）吗？					
您嘴里有黏黏的感觉吗？					
您平时痰多，特别是感到咽喉部总有痰堵着吗？					
您舌苔厚腻或者有舌苔厚厚的感觉吗？					

判定结果：□是　　　□基本是　　　□否

三、调养药膳

（一）痰湿困于全身

1. 精选菜肴膳食配方

姜桂炖猪肚

【配方】猪肚 150g，生姜 30g，桂枝 3g，胡椒面、食盐、味精各适量。

【功用】发散表邪，健脾化湿。

【适应证】适用于身体困重疼痛，气喘咳嗽，口不渴，舌淡苔白，脉弦紧。

薏苡仁饭

【配方】薏苡仁 30g，大米 30g。

【功用】健脾利湿。

【适应证】适用于脾虚而痰湿溢于四肢所致的身体疼痛困重等。

2.常用汤、羹、粥配方

五神汤

【配方】荆芥 6g，苏叶 6g，茶叶 6g，生姜 6g，冰糖 25g。

【功用】发表化饮。

【适应证】适用于痰湿溢于肢体所致的身体疼痛而困重、浮肿、神倦乏力等。

（二）痰湿停于胸肺

咳逆喘息不得平卧，身体浮肿，颜面部多见，痰多泡沫色白。往往多年不愈，遇寒即发。甚至发则寒热，喘满咳吐，腰背疼痛，目泣自出，舌淡苔白，脉多弦紧。

1.精选菜肴膳食配方

柚子炖鸡

【配方】新鲜柚子 1 个，新鲜鸡肉 500g，姜片、葱白、百合、味精、食盐各适量。

【功用】健脾消食，化痰止咳。

【适应证】适用于肺部疾病的痰多咳嗽、胸闷、脘腹胀满、食积停滞等症。

葶苈汁煮鸡蛋

【配方】葶苈子 15g，鸡蛋 2 个。

【功用】滋肺祛痰。

【适应证】适用于痰湿停于胸肺所致的咳逆喘息、浮肿等症。

2.常用汤、羹、粥配方

鲤鱼赤小豆汤

【配方】鲤鱼 1 条，赤小豆 30g。

【功用】消肿除满。

【适应证】适用于胸中或腹内痰饮水湿为病、咳嗽、腰疼背痛等。

橘红汤

【配方】橘红 60g，蜂蜜 200g，生姜 30g。

【功用】健脾化湿祛痰。

【适应证】咳嗽痰多，痰白而稠或稀，胸闷脘痞，神疲体倦，食少纳呆，舌苔白腻，脉滑。

风栗猪瘦肉汤

【配方】风栗子 250g，猪瘦肉 200g，食盐、味精少许。

【功用】健脾祛湿。

【适应证】同上。

（三）痰湿蒙蔽头目

痰湿蒙蔽头目可见眩晕，头痛昏蒙，失眠，健忘，耳鸣，嗜睡倦怠，平素痰多，胸脘痞闷，头沉，舌质淡红，边有齿痕，舌苔白腻，脉濡滑等，甚至精神抑郁。

1. 精选菜肴膳食配方

石菖蒲拌猪心

【配方】猪心半个，石菖蒲 10g，陈皮 2g，料酒、食盐、味精、姜片等各适量。

【功用】化浊开窍，宁心安神。

【适应证】适用于痰浊内扰所致的失眠心悸，头晕头重，胸脘满闷，或呕吐痰沫，甚则突然昏倒，喉有痰声等。

樟茶鸭子

【配方】肥鸭 1 只，樟木屑 100g，茶叶 50g，川贝目 10g，花椒粉、生姜、食盐、味精、葱、植物油各适量。

【功用】健脾化湿，祛痰宽胸。

【适应证】适用于失眠，眠而不安，痰多，口苦，胸闷，舌质淡红，苔黄腻，脉弦滑。

天麻陈皮炖猪脑

【配方】天麻 10g，陈皮 10g，猪脑 1 个。

【功用】健脾化痰，止痛。

【适应证】适用于头痛头胀，眩晕，痰多或常吐痰涎，胸闷纳差等症。

扶中糕

【配方】面粉 100g，白术 20g，茯苓 20g，党参 10g，陈皮 5g，白扁豆 20g，薏苡仁 15g，白糖适量。

【功用】健脾益气，和胃祛湿。

【适应证】适用于小儿和老年因体内多痰湿所致的嗜睡倦怠、四肢困重等。

2.常用汤、羹、粥配方

山药冬瓜汤

【配方】冬瓜 150g，山药 50g。

【功用】健脾益气利湿。

【适应证】二味相得益彰，适用于脾虚而痰湿所致的嗜睡倦怠等症。

薏苡仁菖蒲粥

【配方】薏苡仁 30g，石菖蒲 15g，淀粉少许，砂糖、桂花适量。

【功用】健脾豁痰，化湿开窍。

【适应证】对体胖痰多、胸闷体倦之多寐者尤为适宜。

半夏山药粥

【配方】怀山药 30g，清半夏 30g。

【功用】燥湿化痰，降逆止呕。

【适应证】适用于痰浊头痛兼见咳嗽、恶心呕吐者服用。

荷叶薏苡汤

【配方】荷叶 10g，炒薏苡仁 30g。

【功用】健脾祛湿，化痰。

【适应证】适用于心悸，胸腹肿胀，恶心纳呆，头晕头重，痰多咳喘，苔白，边有齿痕，脉滑等症。

3. 常用饮料类配方

萝卜姜汁饮

【配方】鲜萝卜 250g，生姜汁少许。

【功用】下气消痰，温散寒湿。

【适应证】适用于痰湿所致的精神抑郁。

橘皮茶

【配方】干橘皮 6g，茶叶少许。

【功用】理气化痰祛湿。

【适应证】精神抑郁、咽中如物梗塞者，用之尤为适宜。

（四）痰湿阻滞下焦

痰湿阻滞下焦可见小便不畅或混浊，或者尿频、尿急、尿痛，腰部沉痛，疼痛面积局限，缠绵日久不愈，也可兼见胸闷泛恶，纳呆，苔白腻，脉沉滑。

1. 精选菜肴膳食配方

胡椒炖蛇肉

【配方】胡椒根 40 ～ 60g，蛇肉 250g。

【功用】祛湿化痰。

【适应证】适用于腰部沉痛，阴雨为甚，或见便溏，苔白腻，脉滑等症。

西瓜薏苡泥

【配方】西瓜 1500g，薏苡仁 250g，白糖 200g。

【功用】清热利湿，通利小便。

【适应证】适用于夏季湿热蕴结下焦所致的小便不利等症。

2.常用汤、羹、粥配方

车前茯苓汤

【配方】车前子 10g，茯苓 20g，生薏苡仁 30g，白糖或食盐适量。

【功用】清利湿热，健脾化痰。

【适应证】可用于尿热赤而臭，时有自遗或不禁者。

利尿王瓜汤

【配方】黄瓜 30g，萹蓄 15g，瞿麦 10g，味精、盐、香油适量。

【功用】清热利尿。

【适应证】本品有较强的清热祛湿作用。

蘑菇导痰汤

【配方】蘑菇 10g，陈皮 10g，云苓 10g，枳实 6g，羊肾 250g，酱油、葱、姜、盐、植物油各适量。

【功用】化痰散结，理气止痛。

【适应证】对痰湿腰痛重者尤为适宜。

橘皮栗子粥

【配方】橘皮 15g，栗子（去壳切片晒干，研为粉末）30g，糯米 50g，红糖 10g。

【功用】补脾肾，壮腰府，理气化痰。

【适应证】适用于痰湿所致的腰痛兼脾肾虚弱者。便秘者不宜食用。

3.常用饮料类配方

猕猴桃车前子饮

【配方】猕猴桃 40g，车前子 15g，滑石 10g，甘草 6g。

【功用】利尿，清下焦湿热。

【适应证】适用于癃闭由湿热蕴结所致者。

黄花菜饮

【配方】黄花菜鲜根 30g，生蚬 500g，佐料适量。
【功用】清热利湿化浊。
【适应证】适用于湿热蕴蒸而致精浊之症。

第七节　湿热体质的食养调补

一、湿热体质的表现

湿热体质，在表现上较之单纯湿邪或热邪为患更为复杂，但以脾胃为中心，中焦之湿热，既可熏蒸上焦，又可波及下焦，具有弥漫性和广泛性，从而影响多个脏腑的功能，造成一身表里上下交相为患。形体特征常表现为形体偏胖。常见主要的表现为平素面垢油光，易生痤疮粉刺，舌质偏红，苔黄腻，容易口苦口干，身重困倦。有的还可见到心烦懈怠，眼筋红赤，大便燥结或黏滞，小便短赤，男性易阴囊潮湿，女性易带下量多，脉象多见滑数。心理特征多是性格急躁易怒。平常患病容易患疮疖、黄疸、火热等病证。对外界环境的适应能力表现为对湿环境或气温偏高环境的不适应，尤其是夏末秋初，湿紫交蒸气候较难适应。

二、湿热体质的饮食保健

湿热体质的饮食调养可选用具有清热利湿作用的食物。食物宜清淡，易于消化，常食解毒、健脾、利湿、清火之品，如大麦、荞麦、薏苡仁、绿豆、冬瓜、丝瓜、莴苣、苦瓜、绿豆芽、荠菜、荸荠、马齿苋等。《素问·生气通天论》曰："膏粱之变，足生大丁。"即常食膏粱厚味，以致湿热内蕴，从而易患疔疮之病。故在日常饮食中应注意纠正不良的饮食习惯，如忌食辛辣、厚味、甜腻之品，忌烟酒。改变平时高热量、高蛋白、高脂肪的膳食结构，以及多饮多食的饮食习惯。膳食烹制少用烧烤、煎炸、辛辣火锅等方法，不妄用保健食品，以防其中温阳益气之品以助热，滋阴养血之品以生湿。同时，也要依据湿热体质的不同类型而分别采用饮食保健方法，湿热蕴脾者宜用清热健脾化湿之品，如荸荠汤；肝胆湿热者宜用清利肝胆湿热之品，如茵陈米饭；膀胱湿热者宜用清热利湿通淋之品，如车前饮；大肠湿热者宜用清利大肠湿热之品，如马齿苋粥。

1. 主食的选择

宜选用小麦、大麦、荞麦、粟米、薏苡仁、绿豆、小米、赤小豆、蚕豆等谷类食物，其性大多偏凉，可清热、除湿健脾。如常食绿豆粥、薏苡仁粥等。

2. 肉食的选择

因证属湿热，故忌食肥甘厚味，以防其助湿生热。宜选用既可清热，又可健脾、利湿而不燥之品，如猪瘦肉、鸭肉、鸽肉、兔肉、鹌鹑等性质偏凉之品；田螺、蛏、蛤蜊、泥鳅、海带等咸寒、清热利湿之品。

3. 蔬菜的选择

应多食一些具有清热祛湿作用的蔬菜，如绿豆芽、油菜、苦瓜、莴苣、丝瓜、芹菜、马齿苋、小白菜、芹菜、冬瓜等。

4. 水果的选择

应食用性质偏寒凉，具有清热利湿作用之品，如荸荠、哈密瓜、海棠、梨、枇杷、橙子等水果。

三、调养药膳

（一）湿热蕴脾证

以脾胃湿热困阻中焦为主要临床表现。常见脘腹痞闷，纳呆呕恶，大便溏泻而不爽，肢体困重，渴不多饮，身热不扬，汗出不解，或见身目鲜黄，或皮肤发痒，舌质红，苔黄腻，脉濡数。

1. 精选菜肴膳食配方

炒绿豆芽

【配方】绿豆芽 250g，食油及调味品适量。

【功效】解热毒，利三焦。

【适应证】适用于热毒疔疮，伴小便赤热不利者。

炒香椿叶

【配方】鲜香椿叶 250g（洗净），食盐适量，素油 500g。

【功效】清热利湿，利尿解毒。

【适应证】用于泌尿系感染，肠炎腹泻，疮疡疔肿者。

口蘑烧茭白

【配方】茭白1500g，干口蘑10g，精盐5g，料酒5g，味精、白糖适量，葱、姜各5g。

【功效】清热除烦，利湿。

【适应证】烦热口渴、目赤、黄疸、痢疾等。

泥鳅炖豆腐

【配方】泥鳅（去内脏）100g，鲜豆腐100g。

【功效】健脾益气，利湿热。

【适应证】适宜于湿邪偏盛而兼脾虚者。

凉拌翡翠

【配方】芹菜250g，苦瓜250g，白糖适量，麻油、味精少许。

【功效】清热解毒，利湿消肿。

【适应证】肾炎水肿经常疮疡泛发、咽喉肿痛者常服。脾胃虚寒者忌食。

2. 常用汤、羹、粥配方

马齿苋薏苡仁粥

【配方】马齿苋30g，薏苡仁30g，红糖适量。

【功效】清热解毒，健脾除湿。

【适应证】适于湿热内蕴的带状疱疹者。

绿豆海带汤

【配方】绿豆100g，海带50g，芸香10g，红糖50g。

【功效】清热解毒利水。

【适应证】用于中焦湿热型的寻常痤疮。

玉米须粥

【配方】玉米须 15g，红豆 15g，薏苡仁 30g。

【功效】清热利湿解毒。

【适应证】长期食用可预防湿疹的发生。

荠菜粥

【配方】新鲜荠菜 250g，粳米 100 ～ 150g。

【功效】清热利湿。

【适应证】用于湿热内蕴型浮肿。

3. 常用饮料类配方

三豆汤

【配方】绿豆、赤小夏、黑豆各 15g，生甘草适量。

【功效】清热解毒，消肿利湿。

【适应证】适用于各期痈疮。

荸荠汤

【配方】荸荠 500g 煮汤。

【功效】清热化湿。

【适应证】对湿热黄疸、小便不利、腹满胀大、咽喉肿痛者有效。

（二）肝胆湿热证

肝胆湿热证的临床表现为右胁肋部胀痛，纳呆，尿黄，舌红苔黄，脉弦数；或阴囊湿疹，瘙痒难忍，或睾丸肿胀热痛，或带下黄臭，外阴瘙痒等。

1. 精选菜肴膳食配方

茵陈米饭

【配方】茵陈 25g，粳米 100g，大枣 15g。

【功效】清热利湿，平肝利胆。

【适应证】适用于急性传染性黄疸型肝炎。

泥鳅炖豆腐

【配方】泥鳅、豆腐按 2∶1 备料；食盐、葱、姜、白酒、清水各适量。

【功效】暖中益气。

【适应证】用于湿热黄疸、小便不利、水肿等症。

垂盆金佛钦

【配方】垂盆草 30g，郁金 10g，佛手 10g，金钱草 12g，田螺 50 个，生姜 10g，大枣 10 枚。

【功效】清热利湿，理气止痛。

【适应证】适用于肝胆湿热者，症见胁痛口苦，胸闷纳呆，恶心呕吐，目赤耳胀，小便赤黄，舌红，苔黄稍腻，脉弦滑数。

2. 常用汤、羹、粥配方

水蛇薏苡仁粥

【配方】水蛇肉 200g，薏苡仁 50g，粳米 50g。

【功效】清热利湿。

【适应证】适用于肝癌属于肝胆湿热者；对于皮肤癌、大肠癌、鼻咽癌、乳腺癌、宫颈癌等属于湿热内阻者，亦可用本方。

车前草粥

【配方】新鲜车前草 60g，葱白 1 茎，粳米 50g。

【功效】清泻肝胆实火，清利下焦湿热。

【适应证】用于肝胆火盛所致的头痛、目赤、两胁痛、耳聋、耳肿等，以及肝胆湿热下注所引起的外阴瘙痒、肿痛、小便淋浊、妇女带下等症而津液未伤者。

龙胆苦参汤

【配方】鸡蛋 2 个，红糖、苦参各 60g，龙胆草 10g。

【功效】清热、利湿、解毒。

【适应证】适用于湿疹下半身偏重者，尤适用于阴囊湿疹患者。

玉米须白茅根汤

【配方】玉米须 30g，白茅根 30g，红枣 8 个。

【功效】清热利胆排石。

【适应证】可用于胆石症，往来寒热或高热，胁痛胁胀，口苦恶心，脘腹胀满，大便秘结，小便赤黄等症。

3.常用饮料类配方

苦瓜茶

【配方】鲜苦瓜 1 条，绿茶、茶叶各适量。

【功效】清热除烦利水。

【适应证】湿热、烦渴、小便不利等。

茭白饮

【配方】鲜茭白 30g。

【功效】清热、利湿、退黄。

【适应证】湿热黄疸。

（三）膀胱湿热证

膀胱湿热证，以湿热下注膀胱为主证。症见尿频尿急，小腹胀痛，尿道灼痛，小便黄赤短少，或浑浊，或尿血，或有砂石，可伴有发热，腰部胀痛，舌红，苔黄腻，脉滑数。

1.精选菜肴膳食配方

鱼腥草拌莴笋

【配方】鲜鱼腥草 100g，莴笋 500g，食盐、酱油、味精、香油、醋、姜末、蒜泥各适量。

【功效】清热解毒，利湿排尿。

【适应证】适用于带下量多、膀胱湿热、小便黄少等。

紫苏炒田螺

【配方】田螺 250g，紫苏叶 5～8 片。

【功效】利尿通淋，清热化湿。

【适应证】适用于膀胱湿热型尿路感染，小便不利，尿频，尿急，尿痛，或有浮肿。

西瓜薏苡仁泥

【配方】西瓜 1500g，薏苡仁 250g，白糖 200g。

【功效】清热利湿，通利小便。

【适应证】适宜于夏季湿热蕴结所致的小便失节患者。

2. 常用汤、羹、粥配方

黄豆芽汤

【配方】黄豆芽 500g，食盐、猪油各适量。

【功效】清热利湿。

【适应证】本方为民间清热除湿习用方，可以用于因湿热所致病症的佐餐佳品。

苋菜汤

【配方】苋菜（已结子的老根）50g，生甘草 10g。

【功效】清热利湿。

【适应证】适应于尿路感染导致的小便涩痛。

利尿王瓜汤

【配方】黄瓜 30g，萹蓄 15g，瞿麦 10g，味精、盐、香油各适量。

【功效】清热利尿。

【适应证】用于湿热蕴结所致的小便短赤、灼热，甚则点滴不通等症。

金石赤豆粥

【配方】金钱草 50g，石韦 30g，赤小豆 30g，粳米 50g。

【功效】清热化湿，利尿排石。

【适应证】尿路感染、湿热型石淋。

芹菜粥

【配方】鲜芹菜 100g，粳米 50g，食盐少许。

【功效】清热利湿凉血。

【适应证】适用于湿热内蕴之小便赤浊患者。

3.常用饮料类配方

车前饮

【配方】车前子 30g，包煎取汁，代茶饮。

【功效】清利湿热。

【适应证】对湿热下注之小便不禁有效。

冬瓜薏苡仁水

【配方】冬瓜 450g，薏苡仁 40g。

【功效】清热解暑，健脾利尿。

【适应证】小儿热痱多、膀胱湿热、小便短赤。

竹茅饮

【配方】淡竹叶、白茅根各 10g。

【功效】清热止血利尿。

【适应证】用于急性肾炎尿血。

黄花菜饮

【配方】黄花菜根 30g，生蚬 500g，佐料适量。

【功效】清热利湿化浊。

【适应证】适用于湿热熏蒸而致的精浊之症，例如小便短赤，尿后尿道口流出物丝状混浊，滴沥不断，阴茎中有痒痛感，口渴口苦等症。

（四）大肠湿热证

大肠湿热证，可见腹痛，下利赤白黏冻，里急后重，或暴注下泻，色黄而臭，伴见肛门灼热，小便短赤，口渴，或有恶寒发热，但热而不寒等症，舌红，苔黄腻，脉濡数或滑数等。

1.精选菜肴膳食配方

无花果炖瘦肉

【配方】瘦猪肉100g，干无花果30g。

【功效】清利湿热，健脾胃。

【适应证】慢性结肠炎，食欲不振，大便不爽，脘腹不适。

荷叶梗煎

【配方】荷叶连梗60g，饴糖（麦芽糖）适量。

【功效】清暑辟秽，升清醒脾，化湿止泻。

【适应证】对于暑湿或湿热泄泻，疗效较佳。

扁豆花煎鸡蛋

【配方】扁豆花30g，鸡蛋2个，盐少许。

【功效】解暑化湿，清热解毒。

【适应证】适用于暑湿发热、泄泻等症。

2.常用汤、羹、粥配方

马齿苋粥

【配方】鲜马齿苋250g（或干品60g），大米适量。

【功效】清热解毒，凉血止痢。

【适应证】适用于热痢脓血。

荞麦粥

【配方】荞麦粉 100g，黄芽白 100g，水发香菇 50g，调味品适量。
【功效】下气利肠，清热解毒。
【适应证】用于湿热毒盛的疔疮红肿疼痛。

丝瓜粥

【配方】鲜嫩丝瓜 1 条，粳米 50g，白糖适量。
【功效】清热利肠，凉血解毒。
【适应证】适用于热毒炽盛、脓肿未溃者，亦可用于湿热痢疾。

3. 常用饮料类配方

薏苡仁银菊饮

【配方】金银花 15g，野菊花 15g，蒲公英 15g，甘草 9g，薏苡仁 20g。
【功效】清热解毒利湿。
【适应证】用于湿热型臁疮的治疗。

苦瓜饮

【配方】鲜苦瓜适量。
【功效】和胃解毒。
【适应证】消痈肿，亦可用于湿热痢疾的治疗。

扁豆花茶

【配方】扁豆花 60g，茶叶 12g。
【功效】消暑化湿止泻。
【适应证】本方对暑湿泄泻的疗效较好。

中医体质分类与判定表：湿热体质

请根据近一年的体验和感受，回答以下问题	没有（根本不）	很少（有一点）	有时（有些）	经常（相当）	总是（非常）
您面部或鼻部有油腻感或者油亮发光吗？					
您脸上容易生痤疮或皮肤容易生疮疖吗？					
您容易口苦或嘴里有异味吗？					
您大便黏滞不爽、有解不尽的感觉吗？					
您小便时尿道有发热感、尿色浓（深）吗？					
您带下色黄（白带颜色发黄）吗？（限女性回答）					
您阴囊潮湿吗？（限男性回答）					
判定结果：□是 □基本是 □否					

第八节 气郁体质的食养调补

一、气郁体质的表现

形体特征多为形体偏瘦。常见的主要表现是平素忧郁面貌，神情多烦闷不乐。兼见胸胁胀满，或走窜疼痛，多伴善太息，或嗳气呃逆，或咽间有异物感，或乳房胀痛，睡眠较差，食欲减退，惊悸怔忡，健忘，痰多，大便偏干，小便正常，舌淡红，苔薄白，脉象弦细。心理特征多为性格内向，忧郁脆弱，敏感多疑。发病倾向多见郁证、脏躁、百合病、不寐、梅核气、惊恐等病证。对外界环境的适应能力表现为对精神刺激的适应能力较差，不喜欢阴雨天气。

二、气郁体质的食养调补

气郁体质之人易于精神抑郁、食欲不振等，所以在饮食调补上应该多选择清淡爽口为宜，选择多种的色香味来变化饮食结构以增进食欲，不宜食油腻厚味之品，以防气机壅滞，而蔬菜大多清淡疏利，可以多食用。肉类、蛋类等补益作用较好的食物可以调节气郁体质之人的正气，但在调补时要随证选用，不可过量，还要注意补中有疏。原则上，气郁体质之人，应该忌食辛辣助热之品，以防诱使气郁化火，或痰结。脾主运化，但肝病易传脾土，所以在调补中应该注意加用调理脾胃功能的食物。日常饮食习惯上，气郁之人不宜多用烟、酒、浓茶、咖啡等兴奋之品，以防加重失眠等症状。

1. 主食的选择

小麦、荞麦、高粱、粳米、糯米、粟米、绿豆等食物，可以健脾胃，在气郁体质的膳食调补中选用，既可以防治因气郁所致的食欲不振等症，同时又可以增强脾胃运化功能，使气机舒畅。另外，小麦等食物还可以清心除烦，可以用于气郁化火所致的失眠等症中。

2. 肉食的选择

火腿、猪肝、瘦肉、鸡肉、蛋类、牛奶等食物营养丰富，易于吸收，适当选用可以调补气郁体质之人的营养不良，增强体质，从而有利于气郁体质的改善。临睡前喝一杯牛奶，有助于提高失眠患者的睡眠质量。

3. 蔬菜的选择

蔬菜中诸如芹菜、白菜、金针菜、莴苣、茴香菜、白萝卜、百合、冬瓜、苦瓜、荠菜等气味芳香，清淡疏利作用明显，适宜于气郁体质的调补。有些食用菌类更是味道鲜美，营养丰富。

4. 水果的选择

佛手、橙子、橘皮等果品可以疏理气机，开胃消食，适用于气郁体质者食用。尤其是女性因肝经气滞引起的乳房胀痛、梅核气、偏头痛、痛经者，平时宜常食用。

最后，对于气郁体质之人，利用调补花卉和适量使用药食两用的药物、均有很大的益处。例如，郁金、玫瑰花、菊花、合欢花、夏枯草花、梅花、佛手花、代代花、扁豆花等花卉，有理气疏肝、和中下气、清热化痰、解郁安神等作用，在日常可以制成花茶，有利于气郁体质的调补。部分中药如陈皮、半夏、佛手、香橼、柴胡等，可以针对不同的症状适当选用，增强膳食调补的效果。

中医体质分类与判定表：气郁体质

请根据近一年的体验和感受，回答以下问题	没有（根本不）	很少（有一点）	有时（有些）	经常（相当）	总是（非常）
您感到闷闷不乐、情绪低落吗？					
您精神紧张、焦虑不安吗？					
您多愁善感、感情脆弱吗？					
您容易感到害怕或受到惊吓吗？					
您胸肋部或乳房胀痛吗？					
您无缘无故叹气吗？					
您咽喉部有异物感，且吐之不出，咽之不下吗？					

判定结果：□是　　□基本是　　□否

三、调养药膳

（一）肝气郁结证

精神抑郁，易怒，胸胁胀痛或窜痛，胸闷不舒，喜叹息，纳呆嗳气，脘腹胀满，或咽部有梗阻感，妇女月经失调，痛经或经前乳房胀痛，少腹胀痛，苔薄白，脉弦。

1.精选菜肴膳食配方

炒猪肝萝卜

【配方】鲜猪肝250g，白萝卜250g，植物油、香油、食盐、大葱、味精、淀粉各适量。

【功用】补肝清热，宽中下气。

【适应证】适用于肝气郁结患者，可见胸闷食少，嗳气，胁肋胀痛，舌质赤，苔薄，脉弦等。

青萝卜菜

【配方】青萝卜250g。

【功用】理气降气，宽中利胆。

【适应证】适用于肝胆气郁之胁痛，胃脘疼痛或胀满，口苦，善太息，舌红，苔薄白，脉弦等症。

茴香饼

【配方】鲜茴香250g，面粉、花生油适量。

【功用】疏肝利胆，理气和胃降逆。

【适应证】适用于肝胆气郁所致的胃脘胀痛或胀满等症。可以用于胆石症的日常膳食调补。

陈皮鸽

【配方】活母鸽1只，鸽蛋2个，鲜橘皮10g，葱、姜、食盐、料酒各少许。

【功用】疏肝和胃，补中气。

【适应证】适用于肝胃气滞所致的恶心呕吐、上腹疼痛等症。

什锦蛋糕（饼）

【配方】鸡蛋 3 个，砂仁面 1g，香菇 10g，虾仁 20g，火腿 50g，豌豆 10g，胡椒粉 1g，白面粉 250g，盐少许。

【功用】行气导滞，健脾开胃。

【适应证】适用于肝郁脾虚所致的脘腹胀满、腹痛便溏、中阳被困之人。

2. 常用汤、羹、粥配方

梅花粥

【配方】红梅花 5 ～ 10g，粳米 50 ～ 100g。

【功用】清肝解郁，平肝止痛。

【适应证】适用于肝气郁结所致的两胁疼痛，走窜不定，并且胸闷不适，多与情志不舒有关。可兼见食少、嗳气等。

化瘀止痛粥

【配方】薤白 15g，丹参 20g，桃仁 20g，粳米 100g，冰糖适量。

【功用】活血理气止痛。

【适应证】适用于气滞血瘀型痛经。宜在痛前服用。

莱菔金银花粥

【配方】莱菔子 3g，金银花 5g，粳米 50g。

【功用】行气导致，清热解毒。

【适应证】适用于肝郁气滞所致的脘腹胀满而有热者，可以常服。

青皮莲子羹

【配方】青皮 15g，莲子肉 50g，鲜山药 50g，山楂 24g。

【功用】疏肝行气，健脾消导。

【适应证】适用于肝胃气滞所致的上腹阵痛，腹部拘急拒按，恶心欲吐或呕吐，便秘，尿黄等症。

果楂肉汤

【配方】瘦肉末 50g，草果 10g，橘皮 15g，鲜山楂 10g，葱、姜、盐、味精少许。

【功用】疏肝理气，芳香化浊，健脾消食。

【适应证】适用于肝郁脾虚所致的头身困重，口淡不渴，腹部隐痛或胀痛，食欲不振，消瘦，倦怠乏力，大便溏泻等症。

冬瓜鲫鱼汤

【配方】活鲫鱼 1 尾（约 500g），冬瓜 250g，鲜香橼 2 片，鲜蘑菇 50g，葱、姜、盐、黄酒各适量。

【功用】疏肝行气，益胃调中，健脾利湿。

【适应证】适用于肝郁脾虚所致的头身困重、消化不良、大便溏泻等症。

3.常用饮料类配方

麦芽青皮饮

【配方】生麦芽 30g，青皮 6g，奶粉 20g。

【功用】疏肝和胃，理气止痛。

【适应证】凡肝胃气滞引起的胃痛、呕吐较为适宜。可以少量频服。

砂仁藕粉

【配方】砂仁 0.5g，木香 1g，藕粉 20g。

【功用】疏肝行气，和胃降逆。

【适应证】本方对于肝郁气滞、肝气横逆犯胃所致的气逆呕吐者更为适合。

加减甘露茶

【配方】橘皮 120g，乌药、炒枳壳、冬葵子各 50g，茶叶适量。

【功用】理气疏肝，利尿通淋。

【适应证】适用于肝郁气滞所致的小便涩滞，淋漓不畅，遇怒易发，情志抑郁，少腹或两胁胀痛，口苦纳差，或频频嗳气等症。

三花金钱茶

【配方】玫瑰花 15g，厚朴花 30g，绿萼梅 15g，金钱草 30g，茶叶适量。

【功用】疏肝理气，通淋。

【适应证】适用于肝气不舒，情志抑郁，两胁胀痛，口苦纳差，小便淋沥不畅等症。

茉莉花糖水

【配方】茉莉花 3～5g，白砂糖适量。

【功用】理气，疏肝，解郁。

【适应证】适用于肝气郁结所致的精神抑郁，情绪不宁，善太息，胸胁胀痛，痛无定处，腹胀纳呆，大便不调，女子月事不行，苔薄白，脉弦等症。

香附佛手酒

【配方】香附 30g，佛手 20g，米酒 500g。

【功用】疏肝理气止痛。

【适应证】适用于气滞引起的月经后期患者，对肝气犯胃引起之胃脘头痛亦有良效。

（二）气郁化火证

气郁化火，火随气窜，上攻于头，所以患者表现出急躁易怒、面红耳赤、口苦咽干、头晕、眼花等症状，血热妄行可致吐血、咯血等失血诸症。

1. 精选菜肴膳食配方

凉拌芹菜藕片

【配方】芹菜 250g，藕 200g，盐、白糖、味精、菜油适量。

【功用】平肝清热。

【适应证】适用于气郁化火所致的急躁易怒、头痛、目赤、口苦咽干等症。

金钱银花炖瘦肉

【配方】金钱草鲜品 200g 或干品 80g，金银花鲜品 150g 或干品 60g，瘦肉 1kg，黄酒 2 匙。

【功用】清胆解毒，利胆化石。

【适应证】适用于胆石症并发慢性胆囊炎者食用。症见胁肋胀痛，口苦口臭，心烦易怒，便秘溲赤等。

猪胆绿豆粉

【配方】猪胆汁 120g，绿豆粉 80g。

【功用】清肝降火。

【适应证】适用于气郁化火之情绪急躁不宁，口苦咽干，大便秘结，或头痛，目赤等症。

柴芍丹皮炖瘦肉

【配方】柴胡 6g，丹皮 6g，白芍 10g，瘦猪肉 30g，佐料适量。

【功用】疏肝解郁，柔肝清热。

【适应证】适用于肝郁发热、口苦口干、烦躁易怒等症。

橘叶丹皮肝

【配方】橘叶 10g，丹皮 10g，羊肝 60g，佐料适量。

【功用】疏肝理气，清热凉血。

【适应证】适用于肝郁发热、胁痛、乳胀、月经不调、痛经等症。

2. 常用汤、羹、粥配方

菊花鸡肝汤

【配方】水发银耳 15g，鸡肝 100g，菊花 10g，茉莉花 24 朵，料酒、姜汁、食盐、味精适量。

【功用】疏肝清热，健脾宁心。

【适应证】用于肝郁化热、肝脾失调之发热、心烦、腹满食少、夜卧不安等症。

柴胡枸杞叶粥

【配方】柴胡 15g，鲜枸杞叶 100g，糯米 50g，白糖适量。

【功用】疏肝泻热。

【适应证】适用于肝郁发热，兼见肝肾精亏之烦渴、头晕等症。

3. 常用饮料类配方

草决明菊花茶

【配方】草决明10g，菊花10g。

【功用】泻肝降火通便。

【适应证】本方对肝郁化火之性情急躁易怒、头痛、目赤、口苦咽干、大便秘结者最为适宜。若大便泄泻者则忌用。

夏枯草代代花膏

【配方】夏枯草100g，代代花20g，蜂蜜200g。

【功用】清肝火，散郁结。

【适应证】适用于肝郁化火所致的情绪急躁，胸闷胁胀，嘈杂吞酸，口苦咽干，大便秘结，或头痛，目赤，耳中轰鸣，舌质红，苔黄，脉弦数等症。

菊明茶

【配方】菊花100g，钩藤50g，决明子50g。

【功用】清肝明目。

【适应证】适用于肝郁化火之面红目赤、头痛甚者。

香附生地饮

【配方】香附10g（打碎），鲜生地黄30g，红糖15g。

【功用】疏肝泻热。

【适应证】适用于肝郁血热引起的月经先期患者。

（三）气郁痰结证

气郁也可引起痰结，痰是病理产物，又是致病因素，可致头晕目眩，口苦呕恶，烦躁不寐，惊悸不宁，胸满闷，善太息等。

1. 精选菜肴膳食配方

糖渍金橘

【配方】金橘 500g，白糖 500g。

【功用】理气解郁，清热化痰。

【适应证】适用于痰气郁结日久不愈，咽中如有物梗阻等症。

茯苓陈皮饼

【配方】白茯苓粉 250g，米粉 250g，陈皮 30g，砂糖少量。

【功用】健脾化痰行气。

【适应证】适用于痰气郁结所致的癫证，精神抑郁、表情淡漠、食之不下者，食之最宜。可随量服用。

调味槟榔

【配方】槟榔 200g，陈皮 20g，砂仁 10g，食盐 3g。

【功用】健脾燥湿，化痰行气。

【适应证】适用于思虑太过，肝气被郁，脾不运化，气郁痰结所致的癫证。可于饭后口含少许，然后咽下。

2. 常用汤、羹、粥配方

橘皮半夏粥

【配方】橘皮 6g，半夏 10g，粳米 100g。

【功用】理气解郁，燥湿化痰。

【适应证】适用于气郁痰滞所致的郁证，症见精神抑郁、胸闷、胁痛、梅核气等。

3. 常用饮料类配方

橘皮茶

【配方】干橘皮 6g，茶叶少许。

【功用】理气化痰，逐饮。

【适应证】对于精神抑郁、痰滞胸闷、咽中如物梗塞者，用之尤为适宜。

萝卜姜汁饮

【配方】鲜萝卜250g，生姜汁少许。

【功用】下气宽中，消痰通滞。

【适应证】适用于气郁痰滞所致的精神抑郁，胸闷，或胁痛，咽中如物梗塞，咯之不去，咽之不下，舌苔白腻，脉弦滑等症。

菖蒲郁金饮

【配方】石菖蒲10g，郁金8g，冰糖25g。

【功用】祛痰开窍，解郁除烦。

【适应证】可作为痰气郁结、蒙蔽心窍所致的癫痫患者的日常调补膳食。表现为精神抑郁，表情淡漠，寡言呆滞，或多疑虑，喃喃自语，语无伦次，对一切事物不感兴趣，甚至产生自杀念头及行为。

第九节　瘀血体质的食养调补

一、瘀血体质的表现

形体特征为形瘦者居多。常见的主要表现为平素面色晦暗，皮肤偏暗或色素沉着，容易出现瘀斑，易患疼痛，嘴唇暗淡或紫，舌质暗、有瘀点，或片状瘀斑，舌下静脉曲张，脉象细涩或结代。有的还可见到眼眶暗黑，鼻部暗滞，发易脱落，肌肤干或甲错，女性多见痛经、闭经或经色紫黑有块，崩漏。心理特征为性格内郁，心情不快易烦，急躁健忘。平常患病常见出血、癥瘕、中风、胸痹等病。对外界环境的适应能力表现为不耐受风邪、寒邪。

二、瘀血体质的饮食保健

饮食调养可选用具有活血化瘀作用的食品，如桃仁、黑豆、油菜、慈菇，酒可少量常饮，醋可多吃。经常煮食一些山楂粥和花生粥。也可选用一些活血养血之品（当归、川芎、丹参、地黄、地榆、五加皮、续断、茺蔚子等）和肉类煲汤饮用。瘀血体质者应避免吃生冷寒性食物，应多吃甘平和甘温食物。因为大部分蔬菜多属寒凉，因此烹煮时可加葱、生姜、胡椒等辛温料调理，或是和牛肉、羊肉等温热肉类一起烹煮；

而在吃过多冰品或寒凉食物后，可喝姜汤、龙眼茶或桂圆茶等来调和。

1. 主食的选择

多吃性味甘平之品，少食寒凉之品。如玉米、粳米味甘性平，可作为瘀血体质者的主食，而小麦、荞麦等性偏寒凉，可适当少食。

2. 肉食的选择

瘀血体质者平日饮食宜清淡，少食肥甘厚腻，故肉类的摄入量应该相应减少。适宜食用的肉类也主要以性甘温或性平者为主，牛肉甘温，猪肉味甘咸性平，鸡肉味甘性温，可补血，养五脏，强筋骨，润肌肤，填精髓，皆可作为瘀血体质者的肉类食谱。但谨防大热或大寒之品，恐其寒凝或助热加重体内瘀血。

3. 蔬菜的选择

可以选择具有理气活血作用的蔬菜，比如荠菜、香菜、胡萝卜、橘子、佛手、生姜等。此外，洋葱味甘微辛、性温，大蒜味辛甘、性温，能行滞气，暖脾胃，消癥积，解毒杀虫；黑木耳味甘、性平，有益气强身、滋肾养胃、活血等功能；茄子味甘、性寒，有散血瘀、消肿止痛的作用；蕹菜味甘、性微寒，可以活血；莲藕味甘，生藕性寒，有清热除烦、凉血止血散瘀之功；熟藕性温，有补心生血、滋养强壮及健脾胃之效，皆可作为瘀血体质者的常食蔬菜。

4. 水果的选择

瘀血体质者可选用具有活血化瘀作用的水果。山楂味酸甘，性温，有散瘀消积、化痰、解毒活血的作用；桃子味甘酸，性温，据《滇南本草》记载，桃子能"通月经、润大肠、消心下积"，《随息居饮食谱》记载，桃子还能"补心活血、生津涤热"；桃仁为蔷薇科植物桃子的核，其味苦甘，性平，有活血祛瘀、润燥滑肠、润大便、破蓄血、杀三虫、辟瘴疠的作用；龙眼肉味甘，性温，为治心、脾之要药，具有益心脾、补气血、安神、健脾止泻、利尿消肿的功效；栗子味甘性温，具有养胃健脾、补肾强筋、活血止血的作用。这些水果、干果都适宜瘀血体质者经常食用。

中医体质分类与判定表：血瘀体质

请根据近一年的体验和感受，回答以下问题	没有（根本不）	很少（有一点）	有时（有些）	经常（相当）	总是（非常）
您皮肤在不知不觉中出现青紫瘀斑（皮下出血）吗？					
您的两颧部有细微红丝吗？					
您身上有哪里疼痛吗？					
您面色晦暗或容易出现褐斑吗？					
您会出现黑眼圈吗？					

请根据近一年的体验和感受，回答以下问题	没有（根本不）	很少（有一点）	有时（有些）	经常（相当）	总是（非常）
您容易忘事（健忘）吗？					
您口唇颜色偏暗吗？					
判定结果：□是　　　□基本是　　　□否					

三、调养药膳

（一）气滞血瘀型

临床可见胸胁胀闷，胃腹胀痛，嗳气，大便不爽或便秘，性情急躁，胁下出现痞块，刺痛拒按，痛有定处，入夜更剧，可扪及肿物包块，爪甲黑紫，舌质暗或见紫斑、瘀点，脉涩等。

1.精选菜肴膳食配方

丹参炖田鸡

【配方】丹参 15g，田鸡 250g，加水同炖，熟后调味。

【功效】活血化瘀，清热解毒。

【适应证】适用于胁肋有积块或疼痛，倦怠乏力，兼见发热、舌质紫暗或有瘀点瘀斑者。

紫皮蛋

【配方】丹参 15g，红花 15g，桃仁 10g，鸡蛋 4 个。

【功效】活血祛瘀止痛。

【适应证】对心脉瘀阻、心痛彻背、背痛彻心有效，并能防止其再发作。

糖醋清蒸鱼

【配方】青鱼 1 尾（约 500g），米醋 50g，白糖、鲜姜、植物油、淀粉、精盐各适量。

【功效】补气化湿，散瘀解毒。

【适应证】适用于肝炎胁痛如刺，痛处固定，舌质暗紫，脉象沉涩者。

香芎鸡

【配方】鸡肉 200g，香附 15g，川芎 15g，葱、姜、盐适量共炖。

【功效】疏肝理气，补益化瘀。

【适应证】适用于精神抑郁，烦躁易怒，胸胁满闷、刺痛，妇女经行腹痛，经色紫暗有块，舌质暗或有瘀斑瘀点，脉弦或涩，兼有血虚征象者。

川芎艾叶蛋

【配方】川芎 6g，艾叶 9g，生姜 9g，鸡蛋 2 个，红糖适量。

【功效】理气活血，暖宫调经。

【适应证】适用于冲任虚寒、瘀血凝滞而致的月经后期、闭经、小腹冷痛者。

鸡血藤炖肉

【配方】鸡血藤干品 10 ～ 15g，瘦猪肉 150g。

【功效】活血调经。

【适应证】血瘀痛经、经闭者皆可服之。

紫蔻烧鱼

【配方】鲫鱼 2 条（约 500g），紫蔻 5g，延胡索 5g，陈皮 6g，生姜 10g，葱白 15g，食盐 3g，酱油 10g，绍酒 10g，白糖 3g，淀粉 10g，猪油 50g。

【功效】行气化瘀止痛。

【适应证】适用于痛经，经量少或经行不畅，伴有心烦、胸闷、乳房胀痛，舌紫暗，脉弦滑或涩。

桃仁桂鱼

【配方】桃仁 6g，泽泻 10g，桂鱼 100g。

【功效】活血化瘀通窍。

【适应证】适用于鼻甲肿胀，色暗红，持续鼻塞，涕黏稠，嗅觉迟钝，头胀刺痛，听力减退，舌质暗红，脉弦涩。

郁金陈皮糖

【配方】川郁金 250g，陈皮 500g，蜜、糖适量。

【功效】行气祛瘀。

【适应证】适用于气滞血瘀所致的耳鸣、耳聋。

牛膝炖猪蹄

【配方】牛膝 20g，猪蹄 1 只（约 250g），米酒 50g，葱、姜、精盐、味精各适量。

【功效】活血化瘀，通经活络。

【适应证】适用于妇女血瘀之月经过少。

红花炖羊心

【配方】羊心 1 个，红花 9g，水适量。

【功效】活血通经，祛瘀止痛，解郁补心。

【适应证】瘀血型经前期紧张综合征。

三七蒸猪肉

【配方】三七 5g，瘦猪肉 125g。

【功效】活血祛瘀而不伤阴血。

【适应证】瘀血型月经不调患者。

2.常用汤、羹、粥配方

赤豆鲤鱼汤

【配方】赤小豆 500g，活鲤鱼 1 尾（500g 以上），玫瑰花 15g。共煮，去花，调味。

【功效】活血化瘀，理气散结，利水消肿。

【适应证】适用于胁肋部胀满疼痛，面色少华，舌质淡或色暗，脉弦者。

黑豆川芎粥

【配方】黑豆 25g，川芎 10g，粳米 50g，红糖 20g，同煮粥。

【功效】活血祛瘀，行气止痛。

【适应证】适用于腹痛经久不愈，疼痛如针刺，拒按，痛处固定不移，舌质紫暗，脉细涩。

香菇桃仁汤

【配方】香菇 100g，桃仁 6g，甜杏仁 10g，葱、姜各适量。

【功效】理气宽胸，活血化瘀，养心调志。

【适应证】胸痹兼有肺胀者有益。

桃仁粥

【配方】桃仁 20g，粳米 100g，白糖适量。

【功效】活血行瘀，润燥滑肠，兼以通络止痛。

【适应证】适用于肝内瘀血停滞而致胁痛者；冠心病心绞痛所引起的胸闷刺痛、心悸气短等症。

月季花汤

【配方】开败的月季花 3～5 朵，红糖 20g，水 300mL。

【功效】活血化瘀止痛。

【适应证】宿伤瘀血腰痛和创伤性劳损腰痛者有益。

当归牛肉汤

【配方】当归 10g，川芎 15g，生山楂 15g，鲜牛肉 50g。

【功效】活血化瘀，行气止痛。

【适应证】体弱且有瘀血的腰痛者有益。

丹参茶

【配方】丹参 30g，香附 25g，菊花 20g，代茶饮。

【功效】疏肝理气，活血行血。

【适应证】适用于精神抑郁，烦躁易怒，胸胁满闷、刺痛，妇女经行腹痛，经色紫暗有块，舌质暗或有瘀斑瘀点，脉弦或涩，兼有化热之象者。

川芎花茶

【配方】川芎 3～6g，红花 3g，茶叶 3～6g，代茶饮。

【功效】活血化瘀，祛风止痛。

【适应证】适用于头痛经久不愈，痛处固定不移，如锥如刺，舌有瘀斑，脉细涩。

山楂银菊茶

【配方】山楂、金银花、菊花各 10g，共煎水，代茶饮。

【功效】化瘀消积，清补头目。

【适应证】用于肥胖兼高血脂、高血压、冠心病者。

留行猪蹄汤

【配方】王不留行 20g，茜草 15g，牛膝 15g，猪蹄 250g。

【功效】理气活血，化瘀通经。

【适应证】用于经脉阻滞导致的闭经或胞衣不下、缺乳等。

黑豆红花煎

【配方】黑豆 30g，红花 6g，红糖 60g。

【功效】活血化瘀，调经止痛。

【适应证】用于血脉瘀阻引起的妇女经闭、小腹胀痛者。

化瘀止痛粥

【配方】薤白 15g，丹参 20g，桃仁 20g，粳米 100g，冰糖适量。上药先煎沸，入粳米、冰糖共煮粥。

【功效】活血理气止痛。

【适应证】用于经前或经期小腹胀痛，拒按，或经行不畅，经色紫暗，多伴有心烦易怒，乳房作胀，舌紫暗或有瘀点，脉弦滑或涩。宜痛前服。

韭季红糖饮

【配方】鲜韭菜 30g，月季花 3 ～ 5 朵，红糖 10g，黄酒 10mL。

【功效】理气活血止痛。

【适应证】用于痛经经行不畅，经色紫暗有块，血块排出后痛减，伴有心烦易怒，胸闷不舒。服本品后宜俯卧半小时。

桃红饮

【配方】桃仁 15g，红花 6g，丹皮 10g，红糖 25g，黄酒适量。

【功效】化瘀血，通经脉。

【适应证】用于气滞血瘀、血瘀偏重的月经后期、经行涩滞不畅等症。

（二）寒凝血瘀型

临床可见痛经、闭经，或经血中多凝血块，或经色紫黑有块，小腹冷痛，胸闷恶心，四肢不温，面色发青，带下色白量多，舌淡暗，边有瘀斑，苔薄白，脉细涩。

1. 精选菜肴膳食配方

羊肾馄饨

【配方】羊肾 50g，肉桂 3g，川椒 2g，川芎 5g，面粉 250g，酱油、精盐适量。

【功效】温阳散寒，活血止痛。

【适应证】用于经前或经期小腹冷痛，喜暖，经量少，色暗有块，或如黑豆汁，畏寒便溏，舌暗红，苔白腻，脉沉紧或沉涩。

茴香炖猪腰

【配方】茴香 10g，延胡索 10g，猪腰 2 个，食盐少许。

【功效】散寒活血，益肾止痛。

【适应证】用于产后恶露不下，或量少涩滞不畅，色紫暗有块，面色青白，四肢不温，腹痛拒按，得热痛减，兼腰膝酸软，舌淡或暗，苔白滑，脉沉紧。

2.常用汤、羹、粥配方

韭菜根汤

【配方】韭菜根 30g（洗净、切细），泽兰 10g，黄酒 100g。同煮沸食用，趁热药效佳。

【功效】温补脾肾，活血化瘀。

【适应证】用于腰部刺痛，痛有定处。外伤性腰痛效果较佳。

红糖姜汤

【配方】红糖 50g，生姜 20g，大枣 10 枚，共煮汤。

【功效】补气养血，温经活血。

【适应证】用于经前或经期小腹冷痛，喜暖，经量少，色暗有块，或如黑豆汁，畏寒便溏，舌暗红，苔白腻，脉沉紧或沉涩。宜空腹服用。

（三）热毒血瘀型

面色红黄，心烦不寐，皮肤瘀斑，尿赤身热，胁肋刺痛，不得侧卧，舌黄干起刺，脉弦数有力。

1.精选菜肴膳食配方

桃仁墨鱼

【配方】墨鱼 50g，桃仁 15g，葱、姜、盐适量。

【功效】破血行瘀，润燥滑肠。

【适应证】用于邪热入血、血瘀阻络所致的头痛、面色暗滞、小便闭阻者。

酸甜藕片

【配方】山楂糕 50g，鲜藕 150g。藕片烫熟，夹山楂糕佐餐。

【功效】止血祛瘀。

【适应证】血淋有瘀者。

姜葱炒螃蟹

【配方】雄螃蟹 500g，干葱头 150g，姜丝 25g，猪油 750g（蚝油 75g），盐、味精、白糖、酱油、淀粉、料酒、胡椒粉、蒜泥各适量。

【功效】活血化瘀，滋阴清热。

【适应证】用于素体阴虚，又有头痛经久不愈，痛处固定不移，如锥如刺，舌有瘀斑，脉细涩。

热毒清

【配方】芹菜 250g，豆腐干 6 块，油菜 100g。

【功效】清热解毒，活血散瘀。

【适应证】用于热毒炽盛、脉络瘀阻导致的口干，烦躁，趾（指）发黑疼痛，舌红绛，脉数。

鲜藕炒肉片

【配方】鲜莲藕 500g，猪瘦肉 250g。

【功效】滋阴清热，凉血散瘀。

【适应证】用于酒糟鼻之鼻部颜色暗红，皮肤肥厚，毛细血管扩张，丘疹增大，可以融合，高出皮面，表面凹凸不平，舌质暗红或有瘀点，苔薄白，脉弦涩。

凉拌海蜇

【配方】海蜇 200g（洗净切丝），紫菜 15g（撕碎），芹菜 50g（切丝），调料适宜。

【功效】活血通络，祛风散结。

【适应证】用于痤疮之前额、面颊甚至胸背处疙瘩丛生，多有脓包、硬结，小若赤豆，大如芡实，硬结之色紫暗，触之韧实，舌暗，有瘀点或瘀斑，脉象涩滞。

苦菜焖地笋

【配方】苦菜 20g，地笋 30g。

【功效】清热，活血化瘀止痛。

【适应证】用于慢性盆腔炎患者，症见下腹坠胀疼痛，腰骶酸痛，常于劳累、性交后、月经前后、排便时加重，可伴有月经异常、痛经及不孕。

2.常用汤、羹、粥配方

山楂饮

【配方】鲜山楂 50g（干品 25g），红糖 25g，煎水。

【功效】活血化瘀。

【适应证】用于产伤或产后的瘀血阻滞下焦，小便失调，小腹有包块者。

慈菇汁

【配方】鲜慈菇 500g，绞汁服用。

【功效】清热解毒，活血通淋。

【适应证】用于瘀血阻滞膀胱，或产伤日久不愈，瘀阻尿道而致小便不禁者。

红莲饮

【配方】红花 12g，莲藕 150g，冰糖 30g。

【功效】活血祛瘀，凉血止血。

【适应证】用于情绪烦躁不安，恼怒多言或呆滞少语，面色暗滞，胸胁满闷，妇人常有痛经或经血紫暗有块，舌质暗，有瘀斑。

莲藕糖水

【配方】鲜莲藕 400g，红糖适量。

【功效】清热凉血，活血祛瘀。

【适应证】用于酒糟鼻之鼻部颜色暗红，皮肤肥厚，毛细血管扩张，丘疹增大，可以融合，高出皮面，表面凹凸不平，舌质暗红或有瘀点，苔薄白，脉弦涩。

鲜藕柏叶汁

【配方】鲜莲藕 500g，生侧柏叶 100g，蜂蜜 15g。

【功效】凉血清血，散瘀止血。

【适应证】用于月经先期量多，经期延长，血色鲜红而有血块。

第十节　特禀体质的食养调补

一、特禀体质的临床表现

这种体质的形体特征，有的无特殊表现，或有畸形，或有先天生理缺陷。常见的表现可有遗传性疾病，如垂直遗传，有先天性、家族性特征；胎传性疾病，即母体影响胎儿个体生长发育及相关疾病特征。心理特征因禀质特异情况而不同。发病倾向：过敏体质者易药物过敏，易患花粉症；遗传疾病，如血友病、先天愚型，以及中医所称"五迟""五软""解颅"等；胎传疾病，如胎寒、胎热、胎惊、胎肥、胎痫、胎弱等。对外界环境的适应能力表现为适应能力差，如过敏体质者对过敏季节的适应能力差，易引发宿疾。

目前证实，可以诱发哮喘等呼吸道疾病的食物已达数百种，其中常见的食物包括以下几种：奶及奶制品；鸡蛋，主要是蛋清；海产品及水产品；花生、芝麻和棉籽等油料作物；豆类，包括黄豆、绿豆、红豆和黑豆；小麦、谷类；水果，如某些新鲜水果，包括桃子、苹果、香蕉、草莓、菠萝、李子、樱桃和椰子等；坚果类，包括胡桃、山胡桃、开心果、榛子、腰果、松子和栗子等；肉类，包括牛肉、羊肉、猪肉、鸡肉、兔肉、鸭肉等；蔬菜，包括芸豆、青豆、蘑菇、西红柿、辣椒、韭菜、大蒜、茄子、白菜、香椿、蕨菜等；其他如咖啡、啤酒、葡萄酒、威士忌、白酒、花粉制成的保健品、巧克力和某些可食昆虫，均可诱发不同程度的呼吸道过敏症状。

二、特禀体质的饮食保健

特禀体质大多是不可逆的，但可以通过预防和医疗措施进行修正和减轻。特禀体质因疾病种类的不同，可以采取相应的食物、中药以及药膳来进行保健。下面以疾病为纲，重点介绍几种常见特禀体质疾病的饮食保健方法。

1. 肥胖症

肥胖症的表现是热量以脂肪形式储存在体内，造成体重增加，导致机体发生一系列病理生理变化的病症。人体的标准体重（公斤）一般以身长（厘米）减 105 为准。若体重超过标准体重 10% 以上为超重，体重超过标准体重 20% 以上为肥胖症。

常用食物举例：平时多食用五谷杂粮，如薏苡仁、玉米、荞麦、燕麦，菜类如黄瓜、冬瓜、白萝卜、黄豆及豆芽、洋葱、山楂、山药、海带、魔芋、芹菜、荷叶、绿豆，肉类如兔肉、鹌鹑等。

2. 过敏性鼻炎

过敏性鼻炎又称"变态反应性鼻炎"，是全身变态反应发生在鼻黏膜的局部表现，发病机理相当于 I 型变态反应，临床以经常频频作嚏、鼻痒不舒、鼻流清涕为主要表现。过敏性鼻炎的病因，在内属于督脉虚损，在外多因犯风邪。其症状为清涕涟涟，喷嚏频作，鼻耳作痒，早晚尤为显著，每遇粉尘、异味等刺激，或气温骤变之时最容易发作，甚至发生哮喘、咳嗽。

过敏性鼻炎，在找医生诊治、服用必要的药物，避免过敏源的同时，可以进行食疗。

常用食物举例：平时注意多吃补益肺气之物，如鹌鹑、燕窝、木耳、银耳、柿饼、花生、核桃、百合、松子等。

避免食用一切能引起过敏性鼻炎发作的食物，慎食鱼、虾、蟹类食物。注意因禀赋不同，用于治疗过敏性鼻炎的食物也可能成为过敏源，因此，选用药膳的时候要注意，避免选用容易引起自己过敏的食物。

3.过敏性哮喘

过敏性哮喘是各种致敏物质导致气道反应性增高，引起广泛气道狭窄的变态反应性疾病。临床主要表现为发作性的胸闷、气促、咳嗽，伴有哮鸣音，缓解后如常人，并具有反复发作性、可逆性和长期性的特点。发病年龄多在幼年或青少年，也有成年人、老年人。发病可有一定的季节性，以春、秋为多，老年人多见于秋、冬。

过敏性哮喘属于中医哮证和喘证的范畴，其病位主要在肺、肾和脾等脏。病理性质有虚实之分，平时以正虚为主，应当扶正固本；发作时多以邪实为主，应当祛邪治标；亦有虚实夹杂者，又当兼顾。因此，在进行食疗的时候，要分清楚禀赋而辨证施膳。

中医体质分类与判定表：特禀体质

请根据近一年的体验和感受，回答以下问题	没有（根本不）	很少（有一点）	有时（有些）	经常（相当）	总是（非常）
您没有感冒也会打喷嚏吗？					
您没有感冒也会鼻塞、流鼻涕吗？					
您有因季节变化、温度变化或异味等原因而咳喘的现象吗？					
您容易过敏（药物、食物、气味、花粉、季节交替时、气候变化等）吗？					
您的皮肤起过荨麻疹（风团、风疹块、风疙瘩）吗？					
您的皮肤因过敏出现过紫癜（紫红色瘀点、瘀斑）吗？					
您的皮肤一抓就红，并出现抓痕吗？					
判定结果：□是　　　□基本是　　　□否					

三、调养药膳

（一）肥胖症

1. 精选菜肴膳食配方

红焖萝卜海带

【配方】海带、白萝卜、丁香、大茴香、桂皮、花椒、桃仁、素油、酱油各适量。

【功用】减肥、利水、消气。

【适应证】适用于肥胖症患者。

芹菜炒香菇

【配方】芹菜400g，水发香菇50g，精盐6g，味精、淀粉各适量，植物油50g。

【功用】平肝清热。

【适应证】适用于肥胖症兼高血脂者，亦可用于肝阳上亢型高血压和动脉粥样硬化者。

山楂元宵

【配方】糯米面1150g，面粉100g，鲜山楂500g或山楂糕300g，核桃仁150g，芝麻100g，红丝150g，桂花卤20g，糖粉500g，植物油25g，芝麻油25g，玫瑰香精适量。

【功用】开胃消食，降低血脂。

【适应证】适用于肥胖症患者，亦可用于消化不良、食欲不振及冠心病患者的食疗药膳，老幼皆宜。

三色糯米饭

【配方】红小豆、薏苡仁、糯米、冬瓜籽、黄瓜各适量。

【功用】减肥、健脾、利水。

【适应证】适用于肥胖症患者。

山楂二芽饭

【配方】山楂、谷芽、麦芽各 10g，煎汤后，去药渣，放入粳米 100g。

【功用】减肥、消食。

【适应证】适用于肥胖腹胀、消化不良患者。

2. 常用汤、羹、粥配方

海带草决明汤

【配方】海带 50g，草决明 15g。

【功用】祛脂降压。

【适应证】适用于肥胖症伴高血压者。

青鸭羹

【配方】青头鸭 1 只，苹果 1 只，赤小豆 250g，食盐、葱各适量。

【功用】健脾开胃，利尿消肿。

【适应证】适用于肥胖症患者。

绿豆海带粥

【配方】绿豆 100g，海带 100g，粳米 100g。

【功用】祛脂减肥。

【适应证】适用于肥胖症患者。

山楂粥

【配方】山楂 30g，粳米 60g，砂糖 10g。

【功用】健脾胃，消食积，散瘀血。

【适应证】适用于肥胖症患者，还可防治高脂血症、高血压病、冠心病。

荷叶粥

【配方】重约 200g 的鲜荷叶 1 张，粳米 100g，白糖适量。

【功用】降脂减肥，消暑，生津止渴。

【适应证】适用于肥胖症患者夏天食用。

白茯苓粥

【配方】白茯苓 15g，粳米 50g。

【功用】健脾除湿，祛痰降脂。

【适应证】适用于肥胖症脾虚痰湿内阻者。

3. 常用饮料类配方

降脂饮

【配方】乌龙茶 3g，槐角 18g，何首乌 30g，冬瓜皮 18g，山楂 15g。

【功用】消脂去肥。

【适应证】适用于肥胖症兼高血脂者。

赤小豆连翘饮

【配方】赤小豆 30g，连翘心 10g。

【功用】减肥，清热。

【适应证】适用于肥胖热盛者。

减肥茶

【配方】荷叶 60g，生山楂 5g，生薏苡仁 15g，蜂蜜适量。

【功用】降脂降压，健脾祛湿。

【适应证】适用于肥胖脾失健运者。

<h1 style="text-align:center">三花茶</h1>

【配方】玫瑰花、茉莉花、代代花各 10g。

【功用】降脂祛痰，疏肝理气。

【适应证】适用于肥胖症痰瘀交阻者。

（二）过敏性鼻炎

1. 精选菜肴膳食配方

<h1 style="text-align:center">川芎白芷炖鱼头</h1>

【配方】川芎 15g，白芷 15g，鲤鱼 1 尾（约 250g），生姜、葱、食盐、绍酒各适量。

【功用】补虚活血，祛风通窍。

【适应证】适用于过敏性鼻炎患者，体虚，易复发，易感冒，气短，心悸等。

【注意】阴虚有热者忌服。

2. 常用汤、羹、粥配方

<h1 style="text-align:center">梅防甘草汤</h1>

【配方】乌梅 3 个，防风 10g，甘草 10g，五味子 5g，白糖适量。

【功用】疏风散邪，益气软肺。

【适应证】适用于过敏性鼻炎患者，尤以预防为主。

<h1 style="text-align:center">辛夷鸡蛋汤</h1>

【配方】辛夷花 30 个，鸡蛋 10 个。

【功用】散风寒，通鼻窍。

【适应证】适用于过敏性鼻炎兼外感风寒、无发热者。

【注意】辛夷花煎汤时应用纱布包煎，因本品有毛，会刺激咽喉。

<h1 style="text-align:center">苁蓉金樱羊肉粥</h1>

【配方】肉苁蓉 15g，金樱子 15g，精羊肉 100g，粳米 100g，细盐少许，葱白 2

根，生姜 3 片。

【功用】补肾助阳，固精养血。

【适应证】适用于肾虚型过敏性鼻炎患者。

人参黄芪粥

【配方】人参 3g，粳米 100g，冰糖少许。

【功用】益元气，扶正固表。

【适应证】适用于过敏性鼻炎伴心悸气短、自汗、易感冒者。

神仙粥

【配方】生姜 6g，连须葱白 6 根，糯米 60g，米醋 10mL。

【功用】祛风散寒，宣通鼻窍。

【适应证】适用于外感风寒型过敏性鼻炎患者。

3.常用饮料类配方

人参核桃饮

【配方】人参 3g，核桃肉 15g，白糖适量。

【功用】益气固肾。

【适应证】适用于过敏性鼻炎反复发作、常易感冒者。

红枣苍耳饮

【配方】红枣 10 枚，苍耳子 9g。

【功用】通鼻窍，止痛。

【适应证】适用于过敏性鼻炎疼痛者。

刀 豆

【配方】老刀豆壳焙干研末，黄酒适量调服。

【功用】通窍，降气。

【适应证】适用于虚寒型过敏性鼻炎兼胃气不降者。

菊花薄荷茶

【配方】菊花、栀子各 10g，薄荷、葱白各 3g，蜂蜜适量。

【功用】清热祛风，疏通鼻窍。

【适应证】适用于过敏性鼻炎风热上干或肺经伏热者。

辛夷苏叶茶

【配方】辛夷花 6g，苏叶 9g，葱、姜少许。

【功用】发表散寒，宣通鼻窍。

【适应证】适用于外感风寒型过敏性鼻炎患者。

（三）过敏性哮喘

1. 精选菜肴膳食配方

芝麻秸豆腐

【配方】芝麻秸适量，豆腐 30g。

【功用】清热祛风。

【适应证】适用于过敏性哮喘患者，尤适宜于小儿哮喘、热哮。

煎鸡蛋

【配方】鲜鸡蛋 1～2 个，芝麻油 50g，蜂蜜 1～2 汤匙。

【功用】润肺、强体。

【适应证】适用于过敏性哮喘患者，亦可用于体质虚弱的儿童。

五味肺

【配方】猪肺（或羊肺）1 只，五味子 20g。

【功用】补肺虚，化痰止喘。

【适应证】适用于肺虚型过敏性哮喘患者的脱敏。

虫草鸭

【配方】冬虫夏草 15g，老鸭 1 只。

【功用】益肾补肺，止血化痰。

【适应证】适用于肾虚型过敏性哮喘缓解期见久咳虚喘、痨嗽咯血者。

【注意】表邪未解者不宜食用。

大蒜膏

【配方】紫皮大蒜 60g，砂糖 120g。

【功用】止咳祛痰，宣窍通闭，祛寒解毒。

【适应证】适用于过敏性哮喘因受风寒所致者。

鸡蛋卞萝卜

【配方】大卞萝卜（粉红色皮、白心的旱萝卜）1 个，生鸡蛋 1 个。

【功用】清热解毒，定喘，化痰止咳。

【适应证】适用于过敏性支气管哮喘有痰热者。

地 龙

【配方】净地龙烘干研末，用温开水加蜂蜜调服。

【功用】清热，平喘。

【适应证】适用于过敏性支气管哮喘有肺热者。

2. 常用汤、羹、粥配方

柚子鸡汤

【配方】柚子 1 个（隔年陈者佳），雄鸡 1 只。

【功用】补气平喘，下气化痰。

【适应证】适用于过敏性哮喘缓解期痰虚夹杂者。

胡桃粥

【配方】胡桃 15 个，粳米 60g。

【功用】温肾纳气，益气养血。

【适应证】适用于虚寒型过敏性哮喘的巩固期。

真君粥

【配方】甜杏仁 10 个，粳米 60g，冰糖适量。

【功用】止咳平喘，滋润肺肠。

【适应证】适用于过敏性哮喘缓解期见咳嗽者。

桑菊杏仁粥

【配方】桑叶 9g，菊花 6g，甜杏仁 9g，粳米 60g。

【功用】疏风清热，止咳平喘。

【适应证】适用于过敏性哮喘兼风热上攻者。

杏枣糯米粥

【配方】银杏 8 枚，红枣 10 枚，糯米 50g。

【功用】敛肺平喘。

【适应证】适用于过敏性哮喘之肺气不降者。

3. 常用饮料类配方

灵芝酒

【配方】灵芝 50g，白酒 500g。

【功用】益精气，安心神。

【适应证】适用于过敏性哮喘缓解期。

无花果汁

【配方】新鲜无花果适量。

【功用】滋养润肠，化痰平喘。

【适应证】适用于过敏性哮喘因痰热所致者。

山药蔗汁

【配方】生山药 150g，新鲜甘蔗 200g。

【功用】补脾滋阴，润肺平喘。

【适应证】适用于过敏性哮喘缓解期之肺脾两虚者。

寒哮饮

【配方】生姜 10g，葱白 7 根，杏仁 15g，地龙 20g。

【功用】发汗解表，温中平喘。

【适应证】适用于过敏性哮喘发作期因风寒所致者。

·※· 第六章　药食同源在常见病症治疗中的运用 ·※·

第一节　呼吸系统疾病的膳食原则

一、上呼吸道感染的膳食原则

上呼吸道感染，简称"上感"，是包括鼻腔、咽或喉部急性炎症的总称。广义的"上感"不是一个疾病诊断，而是一组疾病，包括普通感冒、病毒性咽炎、喉炎、疱疹性咽峡炎、咽结膜热、细菌性咽–扁桃体炎。狭义的"上感"又称普通感冒，是最常见的急性呼吸道感染性疾病，多呈自限性，但发生率较高。成人每年发生 2 ～ 4 次，儿童发生率更高，每年 6 ～ 8 次。全年皆可发病，冬、春季较多。

上呼吸道感染属中医"感冒""温病"等范畴。感冒是感受风邪，邪犯卫表而导致的常见外感疾病，临床表现以鼻塞、流涕、喷嚏、咳嗽、头痛、恶寒、发热、全身不适、脉浮为特征。

本病四季均可发生，尤以春、冬两季为多。病情轻者多为感受当令之气，称为伤风、冒风、冒寒；病情重者多为感受非时之邪，称为重伤风。在一个时期内广泛流行、病情类似者，称为时行感冒。其发病多由体质虚弱，生活失调，或因气候多变，卫外功能不固，外感六淫，时行疫毒之邪从皮毛、口鼻而侵，邪犯肺卫，致卫表不和。

（一）病因分析

感冒是由于六淫、时行病毒侵袭人体而致病。以风邪为主因，因风为六淫之首，流动于四时之中，故外感为病，常以风为先导。但在不同季节，每与当令之气相合伤人，而表现为不同证候，如秋冬寒冷之季，风与寒合，多为风寒证；春夏温暖之时，风与热合，多见风热证；夏秋之交，暑多夹湿、每又表现为风暑夹湿证候。但一般以风寒、风热为多见，夏令亦常夹暑湿之邪。至于梅雨季节之夹湿、秋季兼燥等，亦常可见之。

（二）辨证论膳

1. 风寒束表证（风寒型）

证候：恶寒重，发热轻，无汗，头痛，肢节酸疼，鼻塞声重，或鼻痒喷嚏，时流清涕，咽痒，咳嗽，咳痰稀薄色白，口不渴或渴喜热饮，舌苔薄白而润，脉浮或浮紧。

治法：辛温解表。

代表方：葱豉汤。

组成：葱白10g，淡豆豉10g。

制作：将淡豆豉放入温水中泡发，洗净备用。将适量清水放入锅中，大火烧开后放入葱白、淡豆豉，煮10～15分钟即可。

用法：温热服食，服后盖被取汗。

备注：本方源自《伤寒论》。葱白解表，淡豆豉和中除烦，二者合用，适用于外感初起，恶寒发热，无汗，头痛鼻塞者。

2. 风热犯表证（风热型）

证候：身热较著，微恶风，汗泄不畅，头胀痛，面赤，咳嗽，痰黏或黄，咽燥，或咽喉乳蛾红肿疼痛，鼻塞，流黄浊涕，口干欲饮，舌苔薄白微黄，舌边尖红，脉浮数。

治法：辛凉解表，清热解毒。

代表方：菊花茶。

组成：菊花10g，冰糖适量。

制作：将菊花放入茶杯中，用开水冲泡，盖严温浸10～15分钟，加入适量冰糖即可饮用。

用法：代茶饮。

备注：本方中菊花可疏风解表，清热解毒，适合风热感冒、咽喉肿痛者。腹泻者慎用。

3. 暑湿伤表证

证候：身热，微恶风，汗少，肢体酸重或疼痛，头昏重胀痛，咳嗽痰黏，鼻流浊涕，心烦口渴，或口中黏腻，渴不多饮，胸闷脘痞，泛恶，腹胀，大便或溏，小便短赤，舌苔薄黄而腻，脉濡数。

治法：清暑祛湿解表。

代表方：生姜苏梗饮。

组成：生姜、苏梗、陈皮、山楂各6～9g。

制作：将上四味食材用沸水浸泡10分钟后煮沸，去渣，加糖或盐，随饮。

用法：代茶饮。

备注：本方中生姜可散寒和中、化痰祛湿，苏梗解表祛暑，陈皮行气，山楂消食，四者合用，可除湿祛暑、解表和中，适用于暑湿感冒伴消化不良者。

（三）饮食注意

感冒期间宜多饮水，多喝牛奶、果汁、豆浆等，不宜食酸涩或油腻之品。感冒初起时，可用大葱、豆腐加胡椒熬汤喝，可通鼻塞、止流涕。

二、咳嗽的膳食原则

咳嗽是源于气管 – 支气管树的感觉性刺激，经神经冲动传入大脑的咳嗽整合中枢出现神经反射的结果。咳嗽可为一过性或持续性。前者常见于细菌或病毒所致的气管或支气管黏膜炎性反应，后者可见于支气管哮喘和肿瘤等。

中医理论认为，咳嗽是指肺失宣降，肺气上逆作声，咯吐痰液而言，为肺系疾病的主要证候之一。分别言之，有声无痰为咳，有痰无声为嗽，一般多为痰声并见，难以截然分开，故以咳嗽并称。

咳嗽既是独立性的病证，又是肺系多种疾病的一个症状。西医学中急慢性支气管炎、部分支气管扩张症、慢性咽炎等以咳嗽为主要表现者可参考本节辨证论膳。

（一）病因分析

咳嗽的病因有外感、内伤两大类。外感咳嗽为六淫外邪侵袭肺系；内伤咳嗽为脏腑功能失调，内邪干肺。不论是邪从外入，还是自内而发，均可引起肺失宣肃，肺气上逆作咳。

外感咳嗽为六淫之邪，从口鼻或皮毛而入，侵袭肺系，或因吸入烟尘、异味气体，肺气被郁，肺失宣降。多因起居不慎，寒温失宜，或过度疲劳，肺的卫外功能减退或失调，以致在天气冷热失常、气候突变的情况下，外邪入客于肺而致咳嗽。内伤咳嗽总由脏腑功能失调、内邪干肺所致，可分其他脏腑病变（脾、胃、肝、肾等）波及肺和肺脏自病两端。

（二）辨证论膳

1. 风寒咳嗽

证候：症状与风寒感冒相同，以咳嗽、咳痰稀薄色白为主症。

治法：辛温解表。

代表方：生姜粥。

组成：鲜姜 10g，大枣 10 枚，粳米 100g。

制作：将上三味食材同煮稀粥食用，每日 2 ～ 3 次。

用法：空腹食用，每日 2 次。

备注：本方源自《饮食辩录》。方中生姜辛温解表、和胃化痰，大枣补气和胃，粳米健脾益胃，三者合用，功可祛寒解表，止咳化痰，适用于风寒咳嗽者。内热盛、咳黄痰者慎用。

2. 风热咳嗽

证候：症状与风热感冒相同，以咳嗽、痰黏或黄、咽燥为主症。

治法：辛凉解表。

代表方：蜜饯金银花露。

组成：金银花 30g，芦根 10g，甘草 10g。

制作：将上三味食材加水 400mL，煎汁冷却后加蜂蜜 50～80mL，调匀频服。

用法：代茶饮，每日 1 次。

备注：本方中金银花辛凉解表，芦根轻清里热，甘草缓急止咳。三味合用，可辛凉解表，止咳化痰。风寒者禁用。

3. 燥热咳嗽

证候：干咳少痰，黏稠难出，鼻燥咽干，咳甚胸痛，舌尖红，苔薄黄，脉浮略数。

治法：润燥止咳。

代表方：杏仁饮。

组成：杏仁 10g，梨 20～30g，冰糖适量。

制作：将上两味食材，加水煎汤，煮沸即可。

用法：代茶饮，每日 2～3 次。

备注：本方中杏仁宣肺止咳，梨润肺止咳，二者合用，功可润肺止咳、化痰，适用于燥热咳嗽者。脾虚肠滑者不宜食。

4. 痰湿犯肺

证候：咳嗽痰多，痰白而黏，胸脘痞闷，纳差，乏力，苔白薄腻，脉濡滑。

治法：燥湿化痰止咳。

代表方：四仁饮。

组成：冬瓜仁 30g，杏仁、白果仁各 10g，苏子仁 15g。

制作：将上四味食材，加水煎汤煮沸，水煎去渣，加冰糖适量。

用法：代茶饮，每次服 20～40mL，每日 1 次。

备注：本方冬瓜仁功可燥湿健脾、润肺祛痰，杏仁、白果润肺化痰，苏子仁降气化痰，四者合用，可健脾燥湿、润肺化痰，尤其冬瓜仁兼润肠之功，可使痰湿从肠道去。脾虚泄泻者慎用。

5. 肝火犯肺

证候：气逆而咳，咳时胸胁引痛，面红咽燥，甚则痰中带血，苔薄黄少津，脉弦数。

治法：清肝泻火。

代表方：金银花薄荷饮。

组成：金银花、连翘各 30g，鲜芦根 60g，薄荷 10g，甘草 6g。

制作：将上五味食材，加水煎汤煮沸，水煎去渣，加冰糖适量。

用法：代茶饮，每日 1 剂，可分 3～5 次服。

备注：脾胃虚弱者不宜常用。

6. 肺阴亏虚

证候：干咳少痰，或痰中带血，咳声短促，形瘦神疲，潮热盗汗，舌红少苔，脉细数。

治法：养阴清肺。

代表方：一味薯蓣饮。

组成：山药 80g。

制作：将山药洗净，加适量水，煮沸。

用法：代茶饮，每日 1 次。

备注：方中山药味甘性平，入肺、脾、肾三脏，功可平补三焦，既能滋阴又能利湿，既能滑润又能收涩。因性味平和，故可经常服食。

7. 肺气虚弱

证候：咳声低弱无力，咳痰清稀，色白量多，短气乏力，畏风自汗，舌淡苔白，脉细弱。

治法：补肺气。

代表方：人参汤。

组成：人参 30g，橘皮 10g，苏叶 15g，砂糖 150g。

制作：将上四味放入锅中，加水适量煎煮。

用法：代茶饮，每日 1 次。

备注：本方源自《饮膳正要》。人参补肺气，橘皮、苏叶行气、止咳、化痰，三者共用，功可补肺气、止咳，也不会导致气机壅滞，是肺虚咳嗽者的食疗佳品。

（三）饮食注意

1. 宜清淡饮食，多食新鲜蔬菜和水果。

2. 忌食或慎食生冷和刺激性强的食物。

3. 少食油腻甜味及海腥之品。

4. 注意补充维生素、矿物质和水分，多饮开水、果汁、菜汤。

三、肺炎的膳食原则

肺炎指包括终末期到肺泡及间质在内的肺部炎症。肺炎可以由多种因素引起，如致病微生物、理化因素、免疫损伤、药物等。最常见的原因为致病微生物，其中细菌引起的占大多数。

肺炎属于中医学风温、肺热病咳嗽、肺痈的范畴。

（一）病因分析

肺炎初期以表证为主，风热之邪从口鼻上受，首先犯肺，而肺居上焦，开窍于鼻，故上受之邪必先犯肺，肺合皮毛而统卫气，故外邪初犯肺卫时，为气亦必欲而不宣，皮毛开合失司，肺失宣发，而出现畏寒、高热、头身痛、咳嗽等卫气与外邪抗争的卫分表证，此时虽有咳嗽，但痰不多或咳嗽不甚。中期以湿热蕴毒、邪伏膜原、邪阻少阳为特点，可出现身热、咯脓痰、口苦咽痛、胸闷脘痞、甚或不欲饮食、呕吐等症状。末期及恢复期可见身热减退、咳嗽减轻，但气短乏力、低热、口干咽燥等气阴虚耗之证。

（二）辨证论膳

1. 邪袭肺卫

证候：发热恶寒，无汗少汗，咳嗽口渴，舌边尖红，苔薄，脉浮数。

治法：辛凉解表，宣肺化痰。

代表方：梨粥。

组成：雪梨 50g，粳米 50g。

制作：将雪梨洗净切块，与粳米同入锅，加水煮粥即成。

用法：经常服食。

备注：本方源自《太平圣惠方》。方中雪梨味甘酸性寒，酸甘合化为阴，故可滋阴生津，性寒可除热，做粥兼顾脾胃，适用于小儿风热、昏愦躁闷、不能食者。

2. 痰热壅肺

证候：持续发热，咳嗽，口苦咽痛，胸闷脘痞，汗出不畅，舌苔黄腻，脉滑数。

治法：清热化痰，宣肺平喘。

代表方：雪羹汤。

组成：海蜇 30g，鲜荸荠 15g，水适量。

制作：海蜇以温水泡发，洗净，切碎，鲜荸荠洗净，去皮，共放在锅内，加水适量。

用法：以小火烹煮 1 小时，一次或分次饮下。

备注：本方源自《古方选注》，适用于阴虚内热或痰热阻肺咳嗽，痰黄而黏稠，口燥咽干，大便秘结者。方中以海蜇为主，味咸、性寒，性质滑利，功可化痰消积、润肠通便。以荸荠为辅，味甘、性凉，功可清热化痰、消积，以助海蜇之力。两者相配，共成清热化痰、润肠通便之方。

3. 肺热腑实

证候：高热，咳嗽，不欲饮食，腹满或痛，便秘，苔黄，脉滑数。

治法：通腹泻热，清肺化痰。

代表方：五汁饮。

组成：梨 1000g，鲜藕 500g，鲜芦根 100g，鲜麦冬 50g，荸荠 500g。

制作：将洗净的鲜芦根、梨去掉皮、核，荸荠去皮，鲜藕去节，和鲜麦冬一起切碎或剪碎，用榨汁机榨取汁液。

用法：随意饮用。

备注：方中梨、藕、荸荠等鲜果皆为甘寒养阴之品，着重清肺经之火热，鲜芦根及鲜麦冬除清肺热外，尚能清胃热。诸味相配，共成外感温热病饮服清热佳品。适用于外感热病、口渴、咽干、烦躁等症。脾胃虚寒者不宜多服本品。

4. 正虚邪恋

证候：身热渐退，心烦，口干，乏力气短，纳差，舌质红或淡红，苔薄，脉细或细数无力。

治法：益气养阴，润肺化痰。

代表方：山药甘蔗汁。

组成：山药 100g，甘蔗 100g。

制作：将生山药、甘蔗洗净，山药捣烂待用，用榨汁机取甘蔗汁，再将二者均匀混合。

用法：加热温服。

备注：本方源自《简便单方》。方中山药味甘性平，善于平补三焦，其入肺、胃、肾经，可补肺止咳；甘蔗味甘性寒，功可生津润燥，甘缓止咳。二者相配，适用于虚劳咳嗽、痰风喘急者，可起到辅助治疗作用。

（三）饮食建议

随着病情的转变，肺炎在不同的时期呈现不同的症状表现。根据其特征表现，进行辨证施膳，使患者在发病期间得到对症饮食调理，以配合药物整体调节，提高患者自身的免疫能力，促进其尽早康复。

四、支气管哮喘的膳食原则

支气管哮喘是由多种细胞和细胞组分参与的气道慢性炎症性疾病，这种慢性炎症与气道高反应性相关，通常出现广泛而多变的可逆性气流受限，导致反复发作的喘息、气促、胸闷和（或）咳嗽等症状，多在夜间和（或）清晨发作、加剧，多数患者可自行缓解或经治疗缓解。

支气管哮喘属中医"哮病""喘证"等范畴。哮病是一种发作性的痰鸣气喘疾患，发时喉中有哮鸣声，呼吸气促困难，甚则喘息不能平卧。喘证是指由于感受外邪，痰浊内蕴，情志失调而致肺气上逆，失于宣降，或久病气虚，肾气摄纳，以呼吸困难，甚则张口抬肩，鼻翼煽动，不能平卧等为主要临床表现的一种常见病证。

（一）病因分析

气促而呼吸有声为哮，气促而呼吸无声为喘，以反复发作呼气性呼吸困难伴有哮鸣音为特点。哮病喘证，多为痰伏于肺，每因外邪侵袭、饮食不当、情志刺激、体虚劳倦等诱因引动而触发，以致痰壅气道，肺气宣降功能失常。

一般来说，哮必兼喘，喘未必兼哮。部分青少年患者，随着年龄的增长，正气渐充，肾气日盛，再辅以药物治疗，可以终止发作，而中老年及体弱患者，肾气渐衰，发作频繁，则不易根除。如长期不愈，反复发作，病由肺脏波及脾、肾、心，可导致肺气胀满、不能敛降之肺胀重证。

（二）辨证论膳

1. 寒哮证

证候：呼吸急促，喉中哮鸣有声，胸膈满闷如塞，咳不甚，痰少咯吐不爽，面色晦暗带青，口不渴，或渴喜热饮，天冷或受寒易发，形寒怕冷，舌苔白滑，脉弦紧或浮紧。

治法：温肺散寒，化痰平喘。

代表方：紫苏姜汤。

组成：紫苏 10 片，生姜 10g。

制作：先将 600mL 水煮沸，将紫苏和生姜分别切碎，放入锅中。再文火熬煮 10 分钟，关火起锅。

用法：趁热温服。

备注：方中紫苏发散风寒、行气宽中，生姜解表散寒、温里化痰。二者合用，功可散寒温肺、化痰平喘，适用于哮喘之寒哮证。

2. 热哮证

证候：喉中痰鸣如吼，喘而气粗息涌，胸高胁胀，咳呛阵作，咳痰色黄或白，黏浊稠厚，排吐不利，口苦，口渴喜饮，汗出，面赤，或有身热，甚至有好发于夏季者，舌苔黄腻，质红，脉滑数或弦滑。

治法：清热宣肺，化痰定喘。

代表方：杏仁炖雪梨。

组成：杏仁 20g，梨 500g。

制作：将杏仁、雪梨、白砂糖同放炖盅内，加清水半碗，急火隔水炖 1 小时。

用法：每日 2 次，食雪梨、饮汤。

备注：方中杏仁可祛痰止咳、平喘润肠，雪梨清热润肺、止咳平喘，二者合用，共奏清热润肺、化痰平喘之效。

3.寒包热哮证

证候：喉中哮鸣有声，胸膈烦闷，呼吸急促，喘咳气逆，咳痰不爽，痰黏色黄，或黄白相兼，烦躁，发热，恶寒，无汗，身痛，口干欲饮，大便偏干，舌苔白腻带黄，舌尖边红，脉弦紧。

治法：解表散寒，清化痰热。

代表方：鱼腥草拌莴笋。

组成：莴笋500g，鱼腥草100g。

制作：将鱼腥草摘去杂质老根，洗净切段，用沸水焯后捞出，加食盐搅拌腌渍待用。莴笋削皮去叶，冲洗干净，切成1寸长粗丝，用盐腌渍沥水待用。葱、姜、蒜择洗后切成葱花、姜末、蒜米待用。将莴笋丝、鱼腥草放在盘内，加入酱油、味精、醋、葱花、姜末、蒜米搅拌均匀，淋上香油即成。

用法：佐餐食用。

备注：方中莴笋清热解毒、宣散隔热，鱼腥草清热解毒，因归肺经，常可用于肺痈证。二者合用，适用于哮喘之寒包热哮证。

4.肺肾两虚证

证候：短气息促，动则为甚，吸气不利，咳痰质黏起沫，脑转耳鸣，腰酸腿软，心慌，不耐劳累。或五心烦热，颧红，口干，舌质红，少苔，脉细数；或畏寒肢冷，面色苍白，舌苔淡白，质胖，脉沉细。

治法：补肺益肾。

代表方：人参胡桃肉汤。

组成：人参6g，胡桃30g。

制作：加姜、枣水煎。

用法：佐餐食用。

备注：方中人参大补元气、补脾益肺，胡桃味甘性温，入肺经，功可温肺定喘，补益肾脏。二者合用，为补肺益肾定喘之佳品。

5.肺脾气虚证

证候：气短声低，喉中时有轻度哮鸣，痰多质稀色白，自汗，怕风，常易感冒，倦怠无力，食少便溏，舌质淡，苔白，脉细弱。

治法：健脾益气，补土生金。

代表方：山药芡实粥。

组成：山药50g，芡实50g，粳米50g，香油、食盐各适量。

制作：将山药去皮切块，芡实打碎。两者同入锅中，加水适量煮粥，等粥熟后加香油、食盐调味即成。

用法：每晚温热服食。

备注：本方源自《寿世保元》。方中山药味甘性平，入肺、脾、肾三脏，功可平补三焦；芡实味甘性涩，入脾、肾经，可固肾益精、补脾祛湿。二者做粥可补益脾肾，固精止泻，适用于脾肾两虚或脾虚有湿所致的女子带下清稀、男子遗精滑泄，以及健忘失眠、纳少便溏、倦怠乏力、形体羸瘦等症。本品补涩作用较强，凡湿热所致的带下尿频、遗精白浊等患者，不宜服用本品。

（三）饮食注意

饮食宜清淡，忌肥甘油腻、辛辣甘甜之品，防止生痰生火，避免海膻发物；避免烟尘异味；保持心情舒畅，避免不良情绪的影响；劳逸适当，防止过度疲劳。平时可常服玉屏风散、肾气丸等药物，以调护正气，提高抗病能力。

第二节　胃肠道疾病的膳食原则

一、胃炎的膳食原则

胃炎是多种不同病因引起的胃黏膜急性和慢性炎症，常伴有上皮损伤、黏膜炎症反应和上皮再生。胃炎是最常见的消化系统疾病之一，大多数胃炎患者都有上腹痛。

胃痛，又称胃脘痛，是以上腹胃脘部近心窝处疼痛为主症的病证。现代西医学中急性胃炎、慢性胃炎、胃溃疡、十二指肠溃疡、功能性消化不良、胃黏膜脱垂等病以上腹部疼痛为主要症状者，属于中医学胃痛范畴，均可参考本节进行辨证论膳。

（一）病因分析

胃痛的发生，主要由外邪犯胃、饮食伤胃、情志不畅和脾胃素虚等，导致胃气郁滞，胃失和降，不通则痛。胃为阳土，喜润恶燥，为五脏六腑之大源，主受纳、腐熟水谷，其气以和降为顺，不宜郁滞。上述病因如遇寒邪、饮食伤胃等皆可引起胃气阻滞，胃失和降而发生胃痛，正所谓"不通则痛"。

胃痛早期由外邪、饮食、情志所伤者，多为实证；后期常为脾胃虚弱，但往往虚实夹杂，如脾胃虚弱夹湿、夹瘀等。胃痛的病理因素主要有气滞、寒凝、热郁、湿阻、血瘀。其基本病机是胃气阻滞，胃失和降，不通则痛。胃痛的病理变化比较复杂，胃痛日久不愈，脾胃受损，可由实证转为虚证。若因寒而痛者，寒邪伤阳，脾阳不足，可成脾胃虚寒证；若因热而痛，邪热伤阴，胃阴不足，则致阴虚胃痛。虚证胃痛又易受邪，如脾胃虚寒者易受寒邪；脾胃气虚又可致饮食停滞，出现虚实夹杂证。

（二）辨证论膳

1. 寒凝胃腑

证候：胃疼剧烈，畏寒喜暖，得热痛减，乏吐清水，舌苔白，脉弦急。

治法：温胃散寒，行气止痛。

代表方：干姜粥。

组成：干姜粉、粳米、红糖各适量。

制作：将粳米淘洗干净，置于锅内，加适量清水大火煮开，改用小火，临熟时加入干姜粉、红糖，继续加热 5 分钟即可。

用法：温热服食。

备注：方中干姜功可温中散寒、温肺化饮，粳米健脾和胃，红糖温里散寒、缓急止痛，三者合用，可温胃散寒、行气止痛，可缓解寒凝所致的胃痛。

2. 肝气犯胃

证候：胃脘胀满窜痛，连及两肋，嗳气则舒，常因烦恼忧郁而痛作，食欲减退，苔薄白，脉象沉弦。

治法：疏肝解郁，理气和胃。

代表方：茉莉花茶。

组成：茉莉花、绿茶各适量。

制作：将茉莉花与绿茶一同放入茶杯中，用开水冲泡，盖严温浸 10～15 分钟即可饮用。

用法：代茶饮。

备注：方中茉莉花可疏肝行气、解郁止痛，本茶趁热温服，可缓解肝气郁滞所致的胃痛。

3. 脾胃湿热

证候：胸满痞满胀闷，或饮痛不舒，渴不欲饮，恶心呕吐，身体困重，尿赤便黄，舌苔黄腻，脉濡数。

治法：清热化湿，理气和胃。

代表方：薏苡仁扁豆汤。

组成：薏苡仁 10g，白扁豆 10g。

制作：将薏苡仁、白扁豆洗净，一同置于锅内，加适量清水，大火煮开后，改用小火炖煮至薏苡仁、白扁豆熟烂即可。

用法：温热服用。

备注：方中薏苡仁健脾渗湿，白扁豆健脾化湿、和中消暑，二者合用，可清热化湿，理气和胃。

4. 胃络瘀阻

证候：胃脘痛如针刺或刀割，痛处固定而拒按，食后痛增，或有肿块，或见呕血，便黑，舌紫或有瘀点，脉涩。

治法：活血化瘀，通络和胃。

代表方：白及牛奶。

组成：牛奶 250g，白及粉 5g，蜂蜜适量。

制作：将牛奶置于锅内，加热煮沸，加入白及粉、适量蜂蜜即成。

用法：温热服食。

备注：方中白及功可收敛止血、消肿生肌，可修复胃溃疡创面，牛奶功可温胃健脾，二者合用，可活血化瘀，通络和胃，适用于胃络瘀阻之胃痛者。

5. 脾胃虚寒

证候：胃脘隐隐作痛，痛势绵绵不休，喜暖喜按，得食则减，时吐清水，食少乏力，手足欠温，大便溏薄，舌质淡胖，脉细弱。

治法：温中补气，健脾和胃。

代表方：饴糖饮。

组成：饴糖 15g。

制作：将饴糖置于沸水中，搅拌至溶化即可。

用法：温热服食。

备注：方中饴糖味甘性平，入脾、胃经，甘缓平补，具有很好的缓急止痛、补中气作用，温热服食，可缓解脾胃虚寒所致的胃痛。

二、消化性溃疡的膳食原则

消化性溃疡主要是指发生在胃及十二指肠球部的溃疡，也可发生于食管下端，胃空肠吻合口附近，复发率高，是胃和十二指肠的难治问题，约有 70% 的病人在溃疡治愈后 1 年内复发。

胃溃疡和十二指肠溃疡的发病率，男性高于女性。十二指肠溃疡以青年人多见，胃溃疡以中老年人多见。发病与季节有一定的关系，好发于秋冬、冬春之交时期。

（一）病因分析

中医学认为，导致溃疡病发生的原因是多方面的，主要包括脾胃虚弱、饮食失调、情志所伤、邪气侵犯等。

1. 脾胃虚弱

饮食不节，劳累过度，久病不愈等可伤脾胃，脾胃虚弱，气虚不能运化或阳虚不能温养，致胃脘疼痛。

2. 饮食失调

暴饮暴食，饮食失调，损伤脾胃，运化失职，食滞不化而停滞胃脘，气机不畅，失于和降，发为胃脘胀痛。

3. 情志所伤

忧思恼怒，焦虑紧张，肝失疏泄，横逆犯胃，胃失和降。若肝郁化热，郁热耗伤胃阴，致胃脘隐隐疼痛；若气郁日久，血行不畅，血脉凝滞，瘀血阻胃，致胃脘疼痛如刺。

4. 邪气侵犯

湿邪较易侵犯脾胃，阴虚之人易感湿热，阳虚之人易受寒湿邪气所犯而阻滞气机，胃气不和乃发胃痛，热者灼痛，寒者冷痛，湿者痛势延绵。

本病病位在胃，但与肝、脾关系密切，基本病机为胃之气机阻滞，或脉络失养，致胃失和降，不通则痛，失荣亦痛。

（二）辨证论膳

1. 肝气犯胃

证候：多因精神紧张或情志不畅而诱发，临床表现为上腹胀痛或疼痛窜及两胁、嗳气频发，口苦吞酸，食之泛恶，太息易怒，排便不畅，舌质淡红，苔薄白，脉弦。

治法：疏肝解郁，理气和胃。

代表方：佛手金橘饼粥。

组成：金橘饼30g，佛手15g，玫瑰花5g，粳米100g。

制作：将金橘饼洗净，切成小块，备用；将佛手、玫瑰花放入沙锅中，加水煎煮30分钟，去渣留汁。将淘净的粳米，加适量水，用武火煮沸，加入金橘饼块，改文火煨煮成稠粥，粥成时加入佛手、玫瑰花煎汁，继续煮沸即成。

用法：温热服食。

备注：方中金橘、佛手均可行气和胃，玫瑰花疏肝理气，粳米健脾和胃，四者合用，可疏肝解郁，理气和胃，缓解肝气犯胃引发的胃溃疡。

2. 脾胃虚寒

证候：慢性上腹隐痛，泛吐清冷酸水，喜暖喜按，遇冷加重，面色萎黄，倦怠乏力，纳差，肢冷便溏，舌淡，苔白，脉细弱。

治法：益气健脾，温中祛寒。

代表方：胡椒煨姜汤。

组成：胡椒20g，煨生姜30g。

制作：将胡椒、煨姜放入锅中，加适量水，煮沸。

用法：代茶温饮。

备注：方中胡椒味辛性热，入胃、大肠经，善温中和胃，凡胃冷咽遂、素食不消、大肠虚寒、完谷不化、寒痰积冷、四肢如冰者均宜食用；与生姜同用，功可温胃止呕，尤适用于寒饮停胃、呕哕食吐者。胡椒有黑白之分，其中以白胡椒入药尤佳。阴虚内热者勿用此方。

3. 胃阴不足

证候：慢性上腹部隐隐灼痛，干呕嘈杂，手足心热，烦躁易怒，舌干红少津，脉细数。

治法：养阴和胃，润燥生津。

代表方：黄精粥。

组成：黄精 30g，粳米 100g，冰糖适量。

制作：黄精煎水取汁，入粳米煮至粥熟，加冰糖适量吃。

用法：每日食 2 次，3 ~ 5 天为 1 个疗程。

备注：本方源自《饮食辩录》。黄精味甘，性平，归肺、脾、肾经，可滋补胃阴、补益脾肾。对于平时痰湿较盛，口黏，舌苔厚腻，以及脾胃虚寒、大便泄泻的病人，不宜选用。食用后，一旦出现胸满气闷，则应停服。

4. 饮食积滞

证候：胃痛胀满，厌食，嗳腐吞酸，呕吐不消化食物，吐后痛减，大便干结，舌淡红，苔厚腻或黄腻，脉滑。

治法：消食导滞，和胃止痛。

代表方：藕米糕。

组成：藕粉 250g，糯米粉 250g，白砂糖 250g。

制作：上述食物加水适量，揉成面团，蒸熟。

用法：蒸熟后的藕米糕食用时随意煮食或煎食。

备注：本方源自《本草纲目拾遗》。方中藕味甘性寒，入心、脾、胃经，可清热润肺、凉血行瘀；糯米可补益脾胃、涩肠缩尿。二者磨成粉作糕，更益脾胃，适用于少食、吐血、便血等症。

5. 血瘀阻络

证候：胃脘疼痛，固定不移，或行窜走逐，脐周痛著，疲乏无力，面色瘀暗，或有黄褐斑，疼痛拒按，呕血黑便，舌有瘀点、瘀斑，脉弦或涩。

治法：活血化瘀，活络止痛。

代表方：三七蒸鸡。

组成：母鸡 1 只（约 1kg），三七 20g，料酒 10g，姜 10g，葱 10g，味精 1g，食盐 3g。

制作：鸡宰后去毛、内脏和爪，洗净后剁成小块，装入盆中，将 10g 三七磨粉备用，余下的三七上笼蒸软，切成薄片。姜、葱洗净，姜切片，葱切段待用。将三七片放入码盆中，姜、葱放在鸡上面，注入适量清水，加入料酒、盐，上笼蒸约两小时，出笼后拣去姜、葱，调入味精，再把三七粉撒入盆中，拌匀即成。

用法：佐餐食用。

备注：方中三七具有活血止血、理气通络的作用，鸡肉可补中益气、健脾和胃。此膳可活血化瘀、健脾益胃，适用于血瘀阻络型消化性溃疡。

（三）饮食注意

1. 少食多餐，禁食辛辣刺激食物。

2. 进餐宜细嚼慢咽，促进唾液分泌，稀释及中和胃酸。

3. 定时定量进食，保持饮食有节。

三、腹泻的膳食原则

腹泻是指大便次数和粪便水分增加。正常人大便次数为每周 3 次至每日 3 次，大便量每日小于 150g。每日大便超过 3 次，粪便量超过 200g，且粪便水分超过总量的 85% 时，就称为腹泻。腹泻病史短于 3 周为急性腹泻，超过 4 周为慢性腹泻。

中医病名为"泄泻"，主要由于湿盛与脾胃功能失调所致，是一种常见的脾胃肠病证。一年四季均可发生，但以夏、秋季较多见。泄泻易反复发作，有的随个人体质、季节、地域之不同，又有各自不同的兼症。

（一）病因分析

1. 感受外邪

以暑、湿、寒、热较为常见，其中又以感受湿邪致泻者最多，因脾喜燥而恶湿，外来湿邪最易困阻脾土，以致升降失职，清浊不分，水谷混杂而发生泄泻，故有"湿多成五泄"之说。寒邪和暑热之邪，除了侵袭皮毛肺卫之外，亦能直接损伤脾胃，使脾胃功能障碍，引起泄泻，但多夹湿邪。暑湿、寒湿、湿热为患，即所谓"无湿不成泻"。

2. 饮食所伤

饮食过量，停滞不化；或过食肥甘，湿热内蕴；或过食生冷，寒邪伤中；或误食不洁，损伤脾胃，化生食滞、寒湿、湿热之邪，致运化失职，升降失调，而发生泄泻。

3. 情志失调

烦恼郁怒，肝气不舒，横逆克脾，脾失健运，升降失调；或忧郁思虑，脾气不运，土虚木乘，升降失职；或素体脾虚，逢怒进食，更伤脾土，而成泄泻。

4. 脾胃虚弱

长期饮食不节，饥饱失调，或劳倦内伤，或久病体虚，或素体脾胃虚弱，不能受纳水谷和运化精微，聚水成湿，积谷为滞，湿滞内生，清浊不分，混杂而下，遂成泄泻。

5. 命门火衰

年老体弱，肾气不足；或久病之后，肾阳受损；或房事无度，命门火衰，脾失温煦，运化失职，水谷不化，而成泄泻。

（二）辨证论膳

1. 寒湿泄泻

证候：泄泻清稀，甚如水样，腹痛肠鸣，脘闷食少，苔白腻，脉濡缓。

治法：芳香化食，解表散寒。

代表方：薤白粥。

组成：薤白50g，粳米50g，葱白20g，生姜、花椒各适量。

制作：将薤白、葱白洗净切段，粳米按做粥常法先煮，将熟时，下薤白、葱白与姜椒，小火焖熟即成。

用法：空腹常食。

备注：方中薤白味辛性温，可调中助阳，泄下焦大肠气滞，可治泻痢下重；葱白熟食则味甘性温，可通上下阳气及二便。二者做粥，最能止泻痢、暖脾胃，适用于老人胃冷，泄泻不分水谷，赤白痢下者。

2. 湿热泄泻

证候：泄泻腹痛，泻下急迫，或泻而不爽，粪色黄褐，气味臭秽，肛门灼热，烦热口渴，小便短黄，苔黄腻，脉滑数或濡数。

治法：清热利湿。

代表方：马齿苋粥。

组成：马齿苋50g，粳米50g。

制作：将马齿苋洗净，与粳米同入锅，加水煮粥，等粥熟以后，加香油、食盐调味即成。

用法：经常食用。

备注：方中马齿苋味酸能收涩，性寒可凉血，归大肠、肝、脾经，功可涩肠止淋，粳米顾护脾胃，适用于湿热泄泻者。

3. 伤食泄泻

证候：腹痛肠鸣，泻下粪便，臭如拜卵，泻后痛减，脘腹胀满，嗳腐酸臭，不思饮食，苔垢浊或厚腻，脉滑。

治法：消食导滞。

代表方：荞麦饼。

组成：荞麦面250g，红砂糖适量。

制作：荞麦面加水合成面团，擀片，填夹适量红砂糖，烙饼略呈焦黄。

用法：经常食用。

备注：方中荞麦面味甘性寒，可降气宽肠，除肠胃之积滓，俗称"净肠草"；加红糖适量，以制其寒性，可下气消积、止泄泻，适用于肠胃积滞、慢性泄泻等症。

4. 脾虚泄泻

证候：大便时溏时泻，迁延反复，完谷不化，饮食减少，食后脘闷不舒，稍进油腻食物，则大便次数明显增加，面色萎黄，神疲倦怠，舌淡苔白，脉细弱。

治法：健脾益气。

代表方：玉露膏。

组成：炒白术100g，陈皮80g，去心莲肉200g，薏苡仁200g，糯米500g，绿豆500g，锅巴500g，蜂蜜500g。

制作：将糯米、绿豆、锅巴、薏苡仁分别炒热，与白术、陈皮、莲肉一同放入锅内，加适量水煮沸至稠，再加入蜂蜜，调小火慢慢搅拌，收膏。

用法：每日1匙，温水调服。

备注：方中诸食均味甘，益胃补脾，其中白术味苦燥湿，莲肉味涩可收敛止泻，薏苡仁味淡以渗湿，糯米坚大便，锅巴助消化，得陈皮行气而走脾之气分，得绿豆性凉而制诸食之性温。上七味和蜜炼膏，功可健脾止泻，适用于老人脾虚泄泻。

5. 肾虚泄泻

证候：黎明之前脐腹作痛，肠鸣即泻，泻下完谷，泻后则安，形寒肢冷，腰膝酸软，舌淡苔白，脉沉细。

治法：温补脾肾，固涩止泻。

代表方：甘薯酒。

组成：甘薯50g，糯米500g，酒曲适量。

制作：将甘薯洗净切断，晒干，蒸熟后捣烂，和汁与糯米拌匀，加酒曲，按酿米酒之法酿酒。

用法：每日空腹饮之。

备注：方中甘薯味甘性平，入脾、肾经，功可健脾益气。与酒同用，可和脾暖胃，止泻益精。适用于脾虚泄泻、肾虚精遗者。

（三）饮食注意

1. 养成良好的饮食卫生习惯，忌食生冷、肥厚、黏腻、辛辣之品。

2. 腹泻重者禁食。腹泻轻者宜食细软、易消化之品，多摄入粥、汤等物，使用煮、炖、烩等法。多饮水，以补充水分。

3. 久泻者可适当给予酸涩收敛之品，以助止泻。

4. 水泻频作时，容易耗伤津液，应多喝水、粥、汤，以保津液。

四、便秘的膳食原则

便秘是指排便次数太少、排便困难费力、粪便干结量少或排空不畅。多数人每日至少排便一次，粪便并不干燥坚硬，每日重量小于 200g。便秘者一周排便不到 3 次或每日排便可多次，但排便异常困难，时间很长，坚如羊粪，数量很少。

中医认为，便秘是指由于大肠传导失常，导致大便秘结，排便周期延长；或周期不长，但粪质干结，排除艰难；或粪质不硬，虽有便意，但便而不畅的病证。

便秘是临床上的常见症状，可出现于各种急慢性病证的过程中。本节讨论的是以便秘为主要表现的病证。

（一）病因分析

1. 肠胃积热

素体阳盛，或热病之后，余热留恋，或肺热肺燥，下移大肠，或过食醇酒厚味，或过食辛辣，或过服热药，均可致肠胃积热，耗伤津液，肠道干涩，粪质干燥，难于排出，即所谓"热秘"。

2. 气机郁滞

忧愁思虑，脾伤气结；或抑郁恼怒，肝郁气滞；或久坐少动，气机不利，均可导致腑气郁滞，通降失常，传导失职，糟粕内停，不得下行，或欲便不出，或出而不畅，或大便干结而成气秘。

3. 阴寒积滞

恣食生冷，凝滞胃肠；或外感寒邪，积聚肠胃；或过服寒凉，阴寒内结，均可导致阴寒内盛，凝滞胃肠，失于传导，糟粕不行而成冷秘。

4. 气虚阳衰

饮食劳倦，脾胃受损；或素体虚弱，阳气不足；或年老体弱，气虚阳衰；或久病产后，正气未复；或过食生冷，损伤阳气；或苦寒攻伐，伤阳耗气，均可导致气虚阳衰，气虚则大肠传导无力，阳虚则肠道失于温煦，阴寒内结，导致便下无力，大便艰涩。

5. 阴亏血少

素体阴虚，津亏血少；或病后产后，阴血虚少；或失血夺汗，伤津亡血；或年高体弱，阴血亏虚；或辛香燥热，损耗阴血，均可导致阴亏血少，血虚则大肠不荣，阴亏则大肠干涩，导致大便干结，便下困难。

（二）辨证论膳

1. 肠胃积热

证候：大便干结，腹胀腹痛，面红身热，口干口臭，心烦不安，小便短赤，舌红苔黄燥，脉滑数。

治法：泻热导滞，润肠通便。

代表方：杏仁膏。

组成：杏仁 100g，甘草 5g，蜂蜜 40g。

制作：将杏仁去皮研细，与甘草一同放入锅中，加水煮沸至稠，再加入蜂蜜，调小火慢慢搅拌，收膏。

用法：每晚 1 匙，可与温水冲服。

备注：方中杏仁味苦甘、性辛温，上可泻肺解肌、降气行痰，下可通大肠气秘；蜂蜜味甘性平，功可润肠通便；甘草味甘性平，能协调诸药，入润剂可养阴血。三者同用，功可润肺平喘、润肠通便，适用于肺燥喘热、肠热便秘者。

2. 气机郁滞

证候：大便干结，或不甚干结，欲便不得出，或便而不臭，肠鸣矢气，腹中胀痛，胸胁满闷，嗳气频作，食少纳呆，舌苔薄腻，脉弦。

治法：顺气导滞。

代表方：橘皮杏仁丸。

组成：橘皮 120g，杏仁 30g，蜂蜜适量。

制作：将橘皮、杏仁研为细末，炼蜜和丸、如绿豆大小即成。

用法：每次 6 丸，每日 2 次。

备注：本方源自《鸡峰普济方》。方中杏仁味苦，性微温，有降气化痰、止咳平喘、润肠通便的作用；橘皮味辛、苦，性温，有理气调中、降逆止呕、燥湿化痰的作用；蜂蜜味甘性平，性滋润，功善润肠通便。三者合用，理气通便相辅相成，可用于气机郁滞的便秘。

3. 气虚秘

证候：粪质并不干硬，虽有便意，但临厕努争乏力，便难排出，汗出气短，便后乏力，面白神疲，肢倦懒言，舌淡苔白，脉弱。

治法：补气润肠。

代表方：玉灵膏。

组成：鲜桂圆 200g，蜂蜜 200g。

制作：将桂圆放入锅内，加适量水煮沸至稠，再加入蜂蜜，调小火慢慢搅拌，收膏。

用法：每日 1 匙。

备注：方中桂圆为果中之圣品，老弱皆宜，其味甘性温，归心、脾经，可补心气以安志定神，益脾阴以滋营充液。桂圆炼膏可大补气血，适用于大便溏泻、年老体弱者。素有肺热痰热者少用，或用西洋参水调服。

4.血虚秘

证候：大便干结，面色无华，心悸气短，失眠多梦，健忘，口唇色淡，舌淡苔白，脉细。

治法：养血润燥。

代表方：冰糖炖海参。

组成：海参30g，冰糖适量。

制作：加清水适量炖烂，再加冰糖炖片刻，使冰糖溶解。宜于早饭前空腹服用。

用法：每日1次。

备注：方中海参味甘咸，性平，入肾、肺经，功可补肾益精、养血润燥，与冰糖同炖，既可调味，又增甘补之功。

5.阴虚秘

证候：大便干结，如羊屎状，形体消瘦，头晕耳鸣，两颧红赤，心烦少眠，潮热盗汗，腰膝酸软，舌红少苔，脉细数。

治法：滋阴通便。

代表方：蛤蟆鲍鱼。

组成：原汁鲍鱼120g，鸡肉泥60g，鸡蛋清2个，豌豆28粒，发菜适量，清汤180g，味精适量，熟猪油6g，鸡油9g，玉米粉12g，白面粉3g，食盐适量，火腿、水发鱼肚各30g，水发香菇、水发玉兰片、料酒各15g。

制作：将鸡蛋清抽起，同鸡肉泥、食盐、料酒、味精、玉米粉、白面粉、熟猪油一起，搅成鸡泥糊；把水发香菇、玉兰片、火腿、鱼肚等切成丝；把鲍鱼放在盘中，从底毛边缺口处撕下一半，切不可撕断；再从上下壳接合部用刀片开一半，把鸡泥糊塞进口中，用豌豆在两旁做眼睛，中间点一些发菜，上屉蒸熟。把切好的四种丝用开水汆一下，再用清汤煨一下，捞出放入盘中，把蒸好的鲍鱼嘴向外码在丝上，成蛤蟆状。灶上放一炒勺，放入清汤烧开，加入味精、料酒、食盐，再用玉米粉勾成稀汁，淋上鸡油，盖于菜上即可。

用法：佐膳服用。

备注：本方以鲍鱼、鸡肉、蛋清为主料。鲍鱼味甘咸、性平，功可滋阴清热、润燥利肠，鸡肉功可补精益气，鸡蛋滋阴润燥、养血。三味主料均味甘性平，尤适用于老年人津枯便秘，或肝肾阴虚伴目眩耳鸣者。

6.阳虚秘

证候：大便干或不干，排出困难，小便清长，面色㿠白，四肢不温，腹中冷痛，得热则减，腰膝冷痛，舌淡苔白，脉沉迟。

治法：温阳通便。

代表方：胡桃粥。

组成：胡桃肉50g，粳米50g。

制作：将胡桃肉和粳米同入锅，加水煮粥。

用法：经常服食。

备注：本方源自《海上方》。胡桃肉功可补肾温阳，又能润肠，配合粳米做粥，有助于阳虚秘者排便。

五、呕吐的膳食原则

呕吐是指胃失和降，气逆于上，迫使胃中之物从口中吐出的一种病证。一般以有物有声谓之呕，有物无声谓之吐，无物有声谓之干呕，临床呕与吐常同时发生，故合称为呕吐。

呕吐可以出现于西医学的多种疾病之中，如神经性呕吐、急性胃炎、胃黏膜脱垂症、幽门痉挛、幽门梗阻、贲门痉挛、十二指肠壅积症等。

（一）病因分析

呕吐的发病机理总为胃失和降，胃气上逆。病因是多方面的，外感六淫、内伤饮食、情志不调、禀赋不足均可影响于胃，使胃失和降，胃气上逆，发生呕吐。

1. 外邪犯胃

感受风、寒、暑、湿、燥、火六淫之邪，或秽浊之气，侵犯胃腑，胃失和降，水谷随逆气上出，发生呕吐。由于季节的不同，感受的病邪亦会不同，但一般以受寒者居多。

2. 饮食不节

饮食过量，暴饮暴食，多食生冷、醇酒辛辣、甘肥及不洁之物，皆可伤胃滞脾，每易引起食滞不化，胃气不降，上逆而为呕吐。

3. 情志失调

恼怒伤肝，肝失条达，横逆犯胃，胃气上逆；忧思伤脾，脾失健运，食停难化，胃失和降，均可发生呕吐。亦可因脾胃素虚，运化无力，水谷易于停留，偶因气恼，食随气逆，导致呕吐。

4. 病后体虚

脾胃素虚，或病后虚弱，劳倦过度，耗伤中气，胃虚不能盛受水谷，脾虚不能化生精微，食滞胃中，上逆成呕。

（二）辨证论膳

1. 外邪犯胃证

证候：突然呕吐，胸脘满闷，发热恶寒，头身疼痛，舌苔白腻，脉濡缓。

治法：疏邪解表，化浊和中。

代表方：川椒面。

组成：川椒 6g，面粉 250g，豆豉、食盐各适量。

制作：川椒研粉，与面粉拌匀，加食盐、清水，和面做面条，加豆豉按常法烹调，煮熟即成。

用法：作主食，适量食用。

备注：川椒味辛、性热，有温中止痛、散寒止呕的作用；面粉补益脾胃；豆豉下气调中以助止呕，兼能调味。三味合用而成温中补虚、散寒止呕之方。

2. 食滞内停证

证候：呕吐酸腐，脘腹胀满，嗳气厌食，大便或溏或结，舌苔厚腻，脉滑实。

治法：消食化滞，和胃降逆。

代表方：锅焦丸。

组成：锅巴 200g，神曲 200g，砂仁 100g，山楂 200g，去心莲肉 200g，鸡内金 50g，白面 500g，白糖适量。

制作：将锅巴、神曲、砂仁、鸡内金分别炒热，莲肉蒸熟，与山楂共研细末，与白面和匀，可加适量白糖，擀片，烙饼。

用法：经常食用。

备注：本方源自《家宝方》。方中锅巴、神曲、砂仁、山楂、莲肉、鸡内金均为健脾消食之品，而又各有所长，锅巴、神曲善消米面之积，山楂消肉积，鸡内金消各种食积，砂仁芳香燥湿，莲肉厚肠胃止泻。此六味和白面做糕点，为健脾消食之佳品，适用于小儿食积或老幼脾虚泄泻者，亦可作为小儿日常保健方。

3. 痰饮内阻证

证候：呕吐清水痰涎，脘闷不食，头眩心悸，舌苔白腻，脉滑。

治法：温中化饮，和胃降逆。

代表方：期颐饼。

组成：芡实 300g，鸡内金 150g，白面 250g，白糖适量。

制作：将芡实、鸡内金洗净，研细粉备用。先将鸡内金粉放入锅内，加少量水煮沸，再入芡实粉、白糖、白面，搅拌调匀，擀片，烙饼。

用法：经常食用。

备注：本方源自《医学衷中参西录》。方中鸡内金，可补助脾胃、运化饮食、消磨瘀积，食化积消，痰涎自除。老人痰涎壅盛，多是下焦虚惫，气化不摄，痰涎随冲气上泛。芡实能敛冲固气，统摄下焦气化；与麦面同用，一补心，一补肾，使心肾相济，水火调和，而痰气自平矣。此三味加白糖调味作饼，开胃增食，气虚者自实也。故此膳适用于老人气虚痰盛或有疝气者。

4. 肝气犯胃证

证候：呕吐吞酸，嗳气频繁，胸胁胀痛，舌质红，苔薄腻，脉弦。

治法：疏肝理气，和胃降逆。

代表方：罗姜饼。

组成：生姜 200g，茴香叶 20g，胡椒粉 10g，白面 200g，食盐适量。

制作：将生姜捣烂，与茴香叶、胡椒粉、盐、白面一起，加水适量，和成面团，擀片，放入锅中，下油烙饼。

用法：空腹食用，食用两三次即效。

备注：本方源自《普济方》。方中生姜、茴香叶、胡椒粉均为辛温之品，入脾、胃经，可温胃健脾、燥湿止呕，适用于反胃咳噫者。反胃重者，可加甘蔗汁调服。本方性质温热，热病及阴虚内热者，不宜食用。

5. 脾胃阳虚证

证候：饮食稍多即吐，时作时止，面色㿠白，倦怠乏力，喜暖恶寒，四肢不温，口干而不欲饮，大便溏薄，舌质淡，脉濡弱。

治法：温中健脾，和胃降逆。

代表方：椒面馎饦。

组成：胡椒末 100g，面条 250g，葱白 20g，姜、蒜、醋、盐等适量。

制作：将椒末和面条一同放入锅中，加水煮熟，再入葱白与其他调料，调和食之。

用法：每日 1 次。

备注：本方源自《老老余编》。方中胡椒面味辛性温，可温胃燥湿；面条味甘性凉，可养胃而除烦热；葱白辛温可通阳。制成面条，适用于老人冷气心痛、呕吐不下食、烦闷者。本方性质温热，热病及阴虚内热者，不宜食用。

注：馎饦即面条的一种。

6. 胃阴不足证

证候：呕吐反复发作，或时作干呕，似饥而不欲食，口燥咽干，舌红少津，脉象细数。

治法：滋养胃阴，降逆止呕。

代表方：生姜白蜜汤。

组成：生姜 15g，蜂蜜 15g。

制作：将生姜洗净，切片，放入锅中，加水适量，武火煮开后，改用文火继续煮 5 分钟，调入蜂蜜，拌匀即成。

用法：不拘时饮服。

备注：方中生姜味辛、性温，有散寒解表、温中止呕、化痰止咳的功效，适用于脾胃不和所致的呕吐等症；蜂蜜味甘、性平，有补中、润燥、止痛、解毒的功效，可增强本方的滋阴之力。二者合用，共成滋阴润燥、降逆止呕之方，适用于胃阴不足型呕吐的治疗。

（三）饮食注意

1.起居有常，生活有节，避免风寒暑湿秽浊之邪的入侵。

2.保持心情舒畅，避免精神刺激，对肝气犯胃者，尤当注意。

3.饮食方面也应注意调理。脾胃素虚患者，饮食不宜过多，同时勿食生冷瓜果等，禁服寒凉药物。若胃中有热者，忌食肥甘厚腻、辛辣香燥、醇酒等物品，禁服温燥药物，戒烟。

4.若因肉食而吐者，可加大山楂的用量；因米食而吐者，可加谷芽；因面食而吐者，可加麦芽；因酒食而吐者，可重用神曲；因食鱼、蟹而吐者，加紫苏叶、生姜；因豆制品而吐者，加生萝卜汁。

5.对呕吐不止的病人，应卧床休息，密切观察病情变化。服药时，尽量选择刺激性气味小的，否则随服随吐，更伤胃气。服药方法，应少量频服为佳，以减少胃的负担。根据病人情况，以热饮为宜，并可加入少量生姜或姜汁，以免格拒难下，逆而复出。

第三节　内分泌疾病的膳食原则

一、肥胖的膳食原则

肥胖是指身体脂肪含量过多，导致能量平衡调节紊乱。现代研究发现，肥胖是诸多健康问题的危险因素。

中医认为，肥胖是由于多种原因导致体内膏脂堆积过多，体重异常增加，并伴有头晕乏力、神疲懒言、少动气短等症状的一类病证。

现代医学的单纯性（体质性）肥胖病、继发性肥胖病（如继发于下丘脑及垂体病、胰岛病及甲状腺功能低下等的肥胖病），可参照本节进行辨证施膳。

（一）病因分析

肥胖多因年老体弱、过食肥甘、缺乏运动、先天禀赋等因素，导致气虚阳衰、痰湿瘀滞而成。

1.年老体弱

肥胖的发生与年龄有关，40岁以后发生率明显增高。这是由于中年以后，人体的生理机能由盛转衰，脾的运化功能减退，又过食肥甘，运化不及，聚湿生痰，痰湿壅结，或肾阳虚衰，不能化气行水，酿生水湿痰浊，故而肥胖。

2. 饮食不节

暴饮暴食，食量过大，或过食肥甘，长期饮食不节，一方面可致水谷精微在人体内堆积成为膏脂，形成肥胖；另一方面也可损伤脾胃，不能布散水谷精微及运化水湿，致使湿浊内生，蕴酿成痰，痰湿聚集体内，使人体臃肿肥胖。

3. 缺乏运动

长期喜卧好坐，缺乏运动，则气血运行不畅，脾胃呆滞，则运化失司，水谷精微失于输布，化为膏脂痰浊，聚于肌肤、脏腑、经络而致肥胖。妇女在妊娠期或产后由于营养过多，活动减少，亦容易发生。

4. 先天禀赋

《黄帝内经》即认识到肥胖与人的体质有关，现代已明确认识到，肥胖的发生具有家族性。阳热体质，胃热偏盛者，食欲亢进，食量过大，脾运不及，可致膏脂痰湿堆积，而成肥胖。

此外，肥胖的发生还与性别、地理环境等因素有关，由于女性活动量较男性少，故女性肥胖者较男性为多。

（二）辨证论膳

1. 胃热滞脾证

证候：多食，消谷善饥，形体肥胖，脘腹胀满，面色红润，心烦头昏，口干口苦，胃脘灼痛，嘈杂，得食则缓。舌红，苔黄腻，脉弦滑。

治法：清胃泻火，佐以消导。

代表方：西瓜汁。

组成：西瓜肉 500g。

制作：西瓜肉去子，用榨汁机榨取汁液。

用法：随意饮用。

备注：方中西瓜味甘性寒，入心、胃、膀胱经，功可清热解暑、除烦止渴、通利小便，西瓜榨汁被誉为"天生白虎汤"。适用于夏季暑热、胃火炽盛、牙龈出血者。

2. 痰湿内盛证

证候：形盛体胖，身体重着，肢体困倦，胸膈痞满，痰涎壅盛，头晕目眩，口干而不欲饮，嗜食肥甘醇酒，神疲嗜卧。苔白腻或白滑，脉滑。

治法：痰湿内盛，困遏脾运，阻滞气机。

代表方：冬瓜饼。

组成：冬瓜 250g，大麦面 500g。

制作：将冬瓜洗净切碎取汁，用冬瓜汁和大麦面，将面擀开，加油抹匀，卷起做成饼，烙熟即可。

用法：作主食，适量食用。

备注：方中冬瓜味甘、性平，可清热祛暑、利水消肿；大麦面味甘、咸，性凉，具有益气宽中、消渴除热、回乳之功。二者相配，共奏清热祛暑、健脾利水之功。痰湿者可常食之。

3. 脾虚不运证

证候：肥胖臃肿，神疲乏力，身体困重，胸闷脘胀，四肢轻度浮肿，晨轻暮重，劳累后明显，饮食如常或偏少，既往多有暴饮暴食史，小便不利，便溏或便秘。舌淡胖，边有齿印，苔薄白或白腻，脉濡细。

治法：健脾和胃，利水祛湿。

代表方：芸豆卷。

组成：芸豆 500g，红枣 250g，红砂糖 150g，糖桂花适量。

制作：芸豆水泡发后，加水适量放在高压锅或普通锅内煮至熟烂，冷却后用纱布揉搓成泥，备用；红枣煮熟后去核，趁热加红砂糖、糖桂花拌匀并压搅成泥，冷却后备用；把芸豆泥摊开，用铲或刀平抹为约 1cm 厚的长片，上面再抹一层枣泥，纵向卷起，再用刀与糕条垂直方向切成糕块，整齐放在盘中即可。

用法：经常随量食用。

备注：方中三味均为甘温之品，功可益脾胃。其中芸豆入肺、脾、肾经，可温中下气、益肾补元；红枣、红糖补气养血。三者同用，可健脾止泻，适用于脾胃虚弱之便溏泄泻等症。

4. 脾肾阳虚证

证候：形体肥胖，颜面虚浮，神疲嗜卧，气短乏力，腹胀便溏，自汗气喘，动则更甚，畏寒肢冷，下肢浮肿，小便昼少夜频。舌淡胖，苔薄白，脉沉细。

治法：健脾益肾。

代表方：山药茯苓包子。

组成：山药粉 100g，茯苓粉 100g，面粉 200g，白砂糖 300g，食用植物油、青丝、红丝各适量。

制作：山药粉、茯苓粉放在大碗中，加水适量，搅拌成糊，上蒸笼蒸半小时，加入面粉后发酵、加碱；用植物油、青丝、红丝等为馅，包成包子，蒸熟即可。

用法：连续随量食用。

备注：本方源自《儒门事亲》。方中山药味甘性平，可健脾补肺、固肾益精；茯苓甘淡渗湿，二者等量合用，既不滋腻又不至于渗利太过。合面粉制成面食，适用于脾胃不健之尿频、遗精、遗尿等症。

二、糖尿病的膳食原则

糖尿病是遗传因素与环境因素长期共同作用而导致的一种慢性、全身性、代谢性疾病，是一种胰岛素相对或者绝对不足，胰高血糖素不适当地分泌过多造成的双激素病。患者常有糖、脂肪、蛋白质等代谢紊乱，严重时发生水、盐、酸碱代谢的全面紊乱，临床上可出现因高血糖和糖尿所致的"三多一少"及并发症表现，糖尿病控制不住者可造成残疾或危及生命。

糖尿病在中医学中属"消渴"的范畴，中医对其的认识与记载可追溯到公元前 2 世纪。《素问·奇病论》说："此人必数食甘美而多肥也，肥者令人内热，甘者令人中满，故其气上溢，转为消渴。"《黄帝内经》分别对消渴的命名、病因、病机、症状、治则、预后等进行了论述。

（一）病因分析

1. 先天禀赋
由于先天禀赋不足，素体虚损所致。

2. 饮食不节
长期恣食肥甘，醇酒厚味，损伤脾胃，致运化失职，积热内蕴，消谷耗液，而发为本病。

3. 情志失调
长期精神刺激，导致气机郁结，进而化火，消烁肺胃阴津而发为消渴。正如《临证指南医案·三消》所说："心境愁郁，内火自燃，乃消症大病。"

4. 劳欲过度
烦劳太过，房事不节，恣情纵欲，耗损阴精，皆可致阴虚火旺，上蒸肺胃而发为本病。

消渴以阴虚燥热为主要病机，其中以阴虚为本，燥热为标。

（二）辨证论膳

1. 津伤燥热
证候：烦渴多饮，口干舌燥，尿频量多，消谷善饥，形体消瘦，大便秘结，四肢乏力，皮肤干燥，舌质红而干，苔薄黄或苔少，脉滑数或弦细或细数。

治法：清热生津。

代表方：清蒸茶鲫鱼。

组成：鲫鱼 50g，绿茶适量。

制作：鲫鱼去鳃、肠、内脏，留下鱼鳞，腹内装满绿茶，放盘中，上笼蒸，熟透即可。每日 1 次，淡食鱼肉。

用法：佐餐食用。

备注：方中鲫鱼功可补虚弱、利尿，绿茶利尿止渴，二者合用，可补虚弱、止消渴，适合糖尿病饮水不止者食用。

2. 胃热炽盛

证候：多食易饥，口渴，尿多，形体消瘦，大便干燥，苔黄，脉滑实有力。

治法：清胃泻火，养阴增液。

代表方：芡实煮老鸭。

组成：芡实 200g，老鸭 1 只。

制作：老鸭宰杀后，将洗净的芡实装入鸭腹内，将鸭子放入沙锅中，加水适量，将锅置于武火上煮沸，改为文火炖约 2 小时，至鸭肉熟烂即成。食用时加味精少许。

用法：吃肉，喝汤，每日 2 次，佐餐。

备注：本方具有养胃、健脾利水、固肾涩精的功效，适用于糖尿病胃热炽盛者。

3. 阴精亏虚

证候：尿黏尿多，混浊如脂膏，或尿甜，腰膝酸软，乏力，头晕耳鸣，口干唇燥，皮肤干燥，舌红少苔，脉细数。

治法：滋补肝肾，益精养血。

代表方：山药萸肉粥。

组成：山药 30g，山萸肉 20g，粳米 50g。

制作：将山药刮去外皮，切片；粳米用水淘洗干净。山药片、山萸肉及粳米一起放入锅中，加水适量，放炉子上用武火烧沸，再改用文火慢慢熬煮，熬至粥稠时即成。上述量分 2 次 1 日内服完，一般连服 10 天左右，早、晚服食为宜。

用法：佐餐食用。

备注：本膳食具有补益肝肾、收敛固涩的功效，适用于糖尿病肾阴亏虚者。

4. 阴阳两虚

证候：小便频数，混浊如膏，甚至饮一溲一，面容憔悴，耳轮干枯，腰膝酸软，四肢欠温，畏寒怕冷，阳痿或月经不调，舌淡，苔白而干，脉沉细无力。

治法：滋阴、温阳、益肾。

代表方：高粱枸杞粥。

组成：高粱米 100g，枸杞子 30g，桑螵蛸 20g。

制作：将桑螵蛸洗净，加清水煮沸后，倒出汁液，加水再煮，反复 3 次。将汁液合起来过滤，收药液约 500mL，将枸杞子、高粱米分别洗净，共放锅内，加入药液及适量清水，用武火煮沸后改文火煮至米烂即可。

用法：每日 1 次，连用 3 ～ 4 周。

备注：本方具有阴阳双补的作用，适用于糖尿病阴阳两虚者。

（三）饮食注意

1. 糖尿病患者在保证机体合理营养需要的情况下，应限制粮食、油脂的摄入，忌食糖类。

2.饮食宜以适量米、麦、杂粮为主，配以蔬菜、豆类、瘦肉、鸡蛋等，定时定量进餐。

3.糖尿病患者不宜食用白粥，可在粥中添加杂粮或其他食材，以降低粥品的血糖生成指数。

4.戒烟酒、浓茶及咖啡。

三、高尿酸血症与痛风的膳食原则

痛风是嘌呤代谢紊乱所致的疾病。临床表现主要有：高尿酸血症；反复发作的急性单关节炎，关节滑液中的白细胞内有尿酸钠晶体；痛风石主要沉淀在关节内及关节周围，有时造成变形和残废；影响肾小球、肾小管、肾间质组织和血管的痛风性肾实质病变；尿路结石。

中医对痛风病因病机的认识始于《灵枢·贼风》："此皆尝有所伤于湿气，藏于血脉之中，分肉之间，久留而不去；若有所堕坠，恶血在内而不去。猝然喜怒不节，饮食不适，寒温不时，腠理闭而不通。其开而遇风寒，则血气凝结，与故邪相袭，则为寒痹。其有热则汗出，汗出则受风，虽不遇贼风邪气，必有因加而发焉。"古人不能认识高尿酸血症和尿酸盐结晶在组织中的沉积，故统称为"湿气"。而"有所堕坠"，"猝然喜怒不节，饮食不适，寒温不时"等，都是痛风常见的诱因。

（一）病因分析

综合历代医家的论述，可将痛风的病因病机概括如下：

1.伤于湿气，又遇风寒

《灵枢·贼风》指出："此皆尝有所伤于湿气，藏于血脉之中，分肉之间，久留而不去……其开而遇风寒，则血气凝结，与故邪相袭，则为寒痹。"

2.内热于里，复感客邪

《格致余论》云："痛风者，大率因血受热，已自沸腾，其后或涉冷水，或立湿地，或扇取凉，或卧当风，寒凉外传，热血得寒，污浊凝涩，所以作痛。夜则痛甚，行于阴也。"

3.血瘀痰浊，流注关节

《灵枢·贼风》："若有所堕坠，恶血在内而不去，猝然喜怒不节，饮食不适，寒湿不时，与故邪相袭，则为寒痹。"《张氏医通》："肥人肢节痛，多是风湿痰饮流注。"

4.正气不足，外邪侵袭

《圣济总录》曰："历节风者，由血气虚弱，为风寒所侵，血气凝涩，不得流通关节，诸筋无以滋养，真邪相持，所历之节，悉皆疼痛，或昼静夜发，痛彻骨髓，谓之历节风也。"

总之，本病的主要病机为经络阻滞，气血运行不畅，病初以邪实为主，病久不愈，正虚邪恋，可出现肝肾亏损、气血不足之证，亦可出现血瘀痰阻、虚实夹杂之证，最终可由经络而及脏腑，导致痹证发生。

（二）辨证论膳

1. 风寒湿痹

证候：关节肌肉疼痛，或关节游走疼痛，或关节重着疼痛，肌肤麻木。舌苔薄白，脉弦紧或濡缓。

治法：祛风散寒，除湿通络。

代表方：薏苡仁粥。

组成：薏苡仁 50g，粳米 50g。

制作：将薏苡仁与粳米同入锅中，加水煮粥，等粥熟后加香油、食盐调味即成。

用法：温热服食。

备注：本方源自《食医心镜》。方中薏苡仁味甘淡、性微寒，能益脾渗湿，治水肿湿痹、作粥则健脾力更强，脾健则湿自去，适用于久风湿痹、筋脉拘挛者。

2. 风湿热痹

证候：肢体关节红肿灼热剧痛，兼关节痛不可触，得冷稍舒，多伴有发热、恶风、口渴、尿黄、烦闷不安等全身症状，舌质红，苔黄腻，脉滑数。

治法：清热通络，祛风除湿。

代表方：炒老丝瓜。

组成：老丝瓜 2 根，食盐、黄酒各适量。

制作：将老丝瓜洗净，切成丝，待锅烧热后，放入丝瓜段和黄酒，继续翻炒，炒至瓜熟，加食盐调味即成。

用法：佐餐服食。

备注：方中老丝瓜味甘、性凉，功能通经活络，对热痹尤为适宜，酒炒则效更强，可借酒的辛温行散、活血行气之力而增强效力，迅速到达全身经脉。

（三）饮食注意

1. 高尿酸血症或痛风患者在每日摄入食物时要限制总热量；饮食结构尽量以优质蛋白（如牛奶、鸡蛋）和蔬菜、水果为主。

2. 禁食嘌呤含量高的食物，如动物内脏、肉汤、羊肉、牛肉等。

3. 多饮水，促进尿酸排出体外，以减少尿酸在体内尤其是关节中结晶沉淀，以免引发痛风急性发作。

四、脂肪肝的膳食原则

脂肪肝是指由于各种原因引起的肝细胞内脂肪堆积过多的病变。脂肪肝是一种常见的临床现象，而非一种独立的疾病。脂肪肝的发病率近几年在欧美和中国迅速上升，成为仅次于病毒性肝炎的第二大肝病。脂肪肝可分为酒精性脂肪肝和非酒精性脂肪肝两类。

中医医籍中并无脂肪肝之病名，但根据其发病特点和临床表现应属"积聚""胁痛""胀满""痰浊""黄疸""肥气""癥瘕"等的范畴。脂肪肝起因多为过食肥甘厚味，过度肥胖，情志失调，或饮酒过度，或感受湿热疫毒，久病体虚以致肝失疏泄，脾失健运，肾气失充，湿热内蕴，痰浊郁结，瘀血阻滞，最终形成湿痰瘀痹阻，互结于肝脏脉络而形成脂肪肝。其病变部位与肝、脾、肾等脏腑密切相关。其主要症状为倦怠乏力、胁痛、胁胀、脘腹痞闷、纳差、恶心呕吐、口干口苦、腰膝酸软、舌苔腻等。

（一）病因分析

1. 饮食不节，过食肥甘

饮食规律，营养均衡，脾胃健运，气血生化充足，才能维持机体的健康状态。随着生产力水平的提高，人们的饮食结构发生很大的变化，高糖、高脂、高蛋白饮食较为普遍，由于长期过量食用营养丰富的食物，食物在体内长久蓄积，聚湿生痰升火，阻滞气机，容易导致肝脾不调；若食入过饱，可致脾胃受损，健运失常，清阳不升，湿浊不降，饮食不化精微，易为腐蚀，聚湿生痰，充斥机体，外溢于肌肤则为肥胖，内积于肝脏则为脂肪肝。

2. 劳逸失常

多数脂肪肝患者既往生活作息不规律，或工作压力大，或自身生活极其不规律，以至于作息黑白颠倒，饮食饥饱失常，睡眠不规律，久坐不锻炼。过劳少逸或贪逸少劳，均可伤人体而致病。脂肪肝患者多由于过度安逸少劳，致筋骨懈惰，气血不畅，壅遏不行，久不活动，脾失健运，水谷之气堆积不行，进而痰饮、水湿内停而致病。

此外，脂肪肝的病因还与情志刺激、久病体虚或感受湿热疫毒等因素有关。

（二）辨证论膳

1. 肝郁脾虚

证候：胸胁胀痛，胸闷不舒，倦怠乏力，四肢酸困，嗳气腹胀，舌质暗红，苔薄白，脉弦细。

治法：疏肝健脾，理气活血。

代表方：佛手香橼汤。

组成：佛手、香橼各 6g，白糖适量。

制作：佛手、香橼加水煎，去渣取汁，加白糖调匀。

用法：代茶饮，每日 1 次。

备注：方中佛手、香橼味甘性辛，归肝、脾、胃三经，有理气止呕、疏肝解郁、健脾开胃之效，适用于肝郁气滞型脂肪肝患者。

2.痰湿内阻

证候：胸闷胁胀，疼痛不适，口苦干哕，虚烦不眠，思睡倦怠，头蒙不清，舌质红，苔白腻，脉弦滑。

治法：健脾消食，化湿涤痰。

代表方：萝卜冬瓜羹。

组成：萝卜250g，冬瓜250g。

制作：将上述用料洗净后切成小块，加入适量水，煮熟后食用。

用法：佐餐食用。

备注：方中萝卜健脾消食，冬瓜利尿祛痰，二者合用，有较好的健脾消食、化湿涤痰之功。适用于体型肥胖，食后腹胀，痰多，少气懒言，四肢乏力者。

3.湿热蕴阻

证候：身热困倦，胸闷腹胀，无汗而烦，或者有汗而热不退，尿赤便秘，或泻而不畅，有热臭气，舌质红，苔白腻或厚黄腻，脉弦滑。

治法：化浊利湿，清热解毒。

代表方：黄瓜粥。

组成：粳米100g，鲜嫩黄瓜300g，生姜10g，精盐2g。

制作：黄瓜去皮去瓤，洗净，切薄片；大米洗净；姜洗净，拍破。沙锅中加清水约1000mL，下大米、姜，大火烧开，小火慢煮至米烂时下瓜片，再煮至汤稠，表面浮有粥油时入盐调味。

用法：温热服食。

备注：方中粳米健脾养胃，黄瓜清热除烦，生姜和胃止呕，三者合用，适用于暑热吐泻，小便不畅，口燥烦渴，咽喉肿痛者。热重者可去姜。

4.痰瘀互结

证候：胁下胀痛或刺痛，固定不移，脘腹胀满，肝脾肿大，纳少口干，舌质暗红，边有瘀斑或瘀点，脉弦细或涩。

治法：活血化瘀，通络散结。

代表方：丹参陈皮膏。

组成：丹参100g，陈皮30g，蜂蜜100mL。

制作：丹参、陈皮加水煎，去渣取浓汁，加蜂蜜收膏。

用法：每次服20mL，每日2次。

备注：方中丹参活血化瘀，陈皮行气祛痰、通络散结，二者合用可化瘀祛痰，加蜂蜜做成蜜膏，可调和药性及口感，且不易变质，适用于气滞血瘀型脂肪肝患者。

5.肝肾不足

证候：胁肋隐痛，腰膝酸软，眩晕心悸，倦怠乏力，手足心热，舌质红，苔白腻，脉沉细。

治法：养阴柔肝，补肾益精。

代表方：氽蛤蜊肉。

组成：蛤蜊肉 200g，香菜末 3g，胡椒粉 1g，清汤 600g，黄酒 5g。

制作：蛤蜊肉洗净，投入沸汤中烫熟，倒入汤碗中，放入精盐、黄酒、胡椒粉及香菜末。原汤继续加温至沸，撇去浮沫，倒入汤碗中即成。

用法：佐餐食用。

备注：方中蛤蜊味咸、性寒，归胃、肝、膀胱经，具有滋阴补虚、软坚化痰之功。适用于肝肾不足型脂肪肝患者。

（三）饮食注意

1.脂肪肝患者宜常选用下列食物：大米、白面和粗杂粮，如小米、高粱米、燕麦、荞麦、玉米等；新鲜蔬菜、水果、海藻类、鱼、虾、脱脂鲜牛奶、蛋清、精瘦肉、豆类及其制品等。

2.忌食高脂肪的油炸食物、动物油脂等。

3.需控制白糖、甜点、巧克力、高胆固醇食物（如动物肝脏、蛋黄、蟹黄等）的摄入。

第四节 营养性贫血的膳食原则

营养性贫血是指由于营养不良，使体内造血原料（包括铁、叶酸、B族维生素、维生素 C、蛋白质、铜及其他重金属等）不足而致的贫血。临床上较为常见的是缺铁性贫血和叶酸或（和）维生素 B_{12} 缺乏的巨幼细胞贫血。

根据贫血的临床表现，本病可归属于中医"虚劳""虚损""血虚""萎黄""黄肿""黄胖""疳证"等范畴。

（一）病因分析

1.禀赋不足，肾精亏耗

肾为先天之本，先天禀赋充足，肾气旺盛，才能正常温煦脾阳，方能化生精微，变化为血。当先天不足，肾精亏耗时，则血液的化生受到限制，从而出现腰膝酸软，形寒肢冷，面色㿠白，神疲萎靡，头晕耳鸣，气短乏力，脉沉细无力等临床表现。

2. 脾胃虚弱，运化失常

"血者，水谷精微化生于脾"，"脾为气血生化之源"。脾胃受纳腐熟水谷，产生精微物质，为血的生成提供物质来源。血液生成的动力主要依靠脾的生化功能。如久病体虚，脾胃虚弱，不能正常运化水谷，一方面使胃不能受纳腐熟水谷而为脾的运化做准备，脾虚不能为胃行其津液，导致水谷不能化生精微；另一方面，脾不升清，胃不降浊，脾胃运化功能失常，使精微物质不能正常输布运转，以致气血生化乏源，乃生本病。

3. 劳倦过度，脾肾不足

肾为先天之本，脾为后天之本，二者生理上相互资生，相互促进；病理上亦相互影响，互为因果。若劳倦伤肾，肾阳不足，不能温煦脾阳，或脾阳虚弱，不能运化水谷精微，则肾阳失其充养，从而导致脾肾两虚而发生本病。

4. 虫积肠中，扰乱胃肠

虫寄生肠中，吮吸水谷精微，造成胃肠功能紊乱而见腹胀便溏、恶心呕吐、异食癖等症状。

另外，崩漏、吐血、便血等反复出血，亦可导致血少气衰而引发本病。

（二）辨证施膳

1. 心脾两虚

证候：面色苍白，疲乏无力，食少纳呆，腹胀便溏，心悸怔忡，少眠多梦，口干舌痛，舌质红干，少苔或无苔，脉细数。

治法：健脾益气，养血安神。

代表方：三仙酒。

组成：龙眼肉 300g，桂花 120g，白糖 240g，白酒 4000g。

制作：将上两味药与白糖、白酒共置入容器中，密封静置浸泡。浸泡时间愈久愈佳。

用法：每次 10～20mL，每日 2 次。

备注：本方源自《种福堂公选良方》。方中龙眼肉味甘性温，归脾经，可益脾长智、养心补血；桂花味辛性温，芳香沁脾；白糖味甘性平，亦可助脾气。此三味入酒中浸泡，功可补气血、益心脾，适用于心脾两虚所致的面色无华、精神萎靡、健忘、失眠多梦、心悸怔忡等症。

2. 气血两虚

证候：面色萎黄或苍白，唇淡甲白，发黄稀疏，时有头晕目眩，心悸心慌，夜寐欠安，语声不振甚至低微，气短懒言，体倦乏力，纳食不振，舌淡红，脉细弱，指纹淡红。

治法：益气养血。

代表方：龙眼酒。

组成：龙眼 50g，当归 30g，清酒 500mL。

制作：将龙眼和当归放入清酒中浸 7 日即可。

用法：随量饮数杯。

功效：安神补血。

备注：方中龙眼肉味甘性温，归脾经，可益脾长智、养心补血；当归甘温和血，为血中之气药，可养血生肌，适用于一切妇人血证。二者入酒，更添活血安眠之功效，适用于气血虚弱、眠差者，久服可轻身不老。

3.脾肾两虚

证候：面白，唇舌爪甲苍白，精神萎靡不振，纳谷不馨，或有大便溏泻，发育迟缓，毛发稀疏，四肢不温，舌淡苔白，脉沉细无力，指纹淡。

治法：健脾益气，补肾生髓。

代表方：保元酒。

组成：黄精 500g，枸杞子 200g，黄酒 500mL，米酒 500mL。

制作：将上述四味入瓦罐内煮 1 小时即可。

用法：每日空腹饮之。

备注：本方源自《本草纲目拾遗》。方中黄精味甘性平，平补五脏、填精髓、助筋骨；枸杞子味甘性平，润肺清肝，滋肾益气。二者与黄酒、米酒合用，实为生精助阳、补虚劳、强筋骨之良方。适用于下元虚损者。

（三）饮食注意

1.贫血患者需改善营养，缺铁性贫血者应多吃富含铁及维生素 C 的食物，如蛋黄、动物肝脏、瘦肉、水果等。同时需健脾益胃，促进营养的消化吸收。

2.营养不良性贫血导致的冠心病、心绞痛、心律失常并非少见，应引起人们的重视。所以要注意营养平衡，切忌饮食单调，以免导致贫血性心脏病或其他营养不良性疾病的发生。

第五节　心脑血管病的膳食原则

一、高血压的膳食原则

高血压是指以体循环动脉血压（收缩压和／或舒张压）增高为主要特征（收缩压≥140mmHg，舒张压≥90mmHg），可伴有心、脑、肾等器官的功能或器质性损害的临床综合征。

　　中医古籍没有关于高血压病的记载，据其眩晕、头痛、血压升高、脉弦的主要临床表现，将其归属于"眩晕""头痛"的范畴。

　　根据中医学理论，高血压的病因可分为外感和内伤。外感主要是感受外邪，扰动清窍；内伤主要是情志失调、饮食不节、年老体弱、体质等因素。

（一）病因分析

1. 情志不遂

　　忧郁恼怒太过，肝失条达，肝气郁结，气郁化火，肝阴耗伤，风阳易动，上扰头目，发为眩晕。情志刺激对脏腑功能的影响很大。如思虑劳神过度，心脾两虚，导致神志异常，脾失健运；恼怒伤肝，肝失疏泄，血随气逆而引起头痛、眩晕，甚则中风；肝气郁结，气郁化火，肝火上扰清窍，均可导致高血压病的发作。

2. 饮食不节

　　嗜酒无度，过食肥甘，损伤脾胃，以致健运失司，水湿内停，积聚生痰，痰阻中焦，清阳不升，头窍失养，可发为眩晕。或者长期过咸饮食可出现弦脉，正是高血压的常见脉象。

3. 年老肾亏

　　肾为先天之本，主藏精生髓，脑为髓之海。若年老肾精亏虚，髓海不足，无以充盈于脑；或体虚多病，损伤肾精肾气；或房劳过度，阴精亏虚，均可导致髓海空虚，发为眩晕。而肾阴素亏，水不涵木，肝阳上亢，肝风内动，亦可发为眩晕。

4. 体质因素

　　先天禀赋是构成体质的内在因素，但后天的地理环境、经济水平、生活习惯、性格差别等均参与形成体质，且随社会因素变化而变化，所以体质的形成是多因素、多方面的综合构成体。体质的差异是人体内在脏腑阴阳气血之偏颇和机能代谢之差异的反映，代表了个体的整体特征。这种特质决定着人体对某种致病因子的易感性及病变倾向性。

　　综上所述，高血压的基本病理变化，不外虚实两端。虚者为髓海不足，或气血亏虚，清窍失养；实者为风、火、痰、瘀扰乱清窍。多数高血压病的病理过程是一个本虚标实的演变过程，本虚在先，标实在后。病位在肝、肾，严重者可损及心、脑。

（二）辨证论膳

1. 肝火亢盛证

　　证候：眩晕，头痛，急躁易怒，面红目赤，口干口苦，便秘，溲赤，舌红，苔黄，脉弦数。

　　治法：清肝泻火。

　　代表方：天麻鱼头。

组成：天麻 25g，川芎、茯苓各 10g，鲜鲤鱼 1 尾（约 1500g），调味品适量。

制作：将川芎、茯苓用米泔水泡，再将天麻放入泡过川芎、茯苓的米泔水中，浸泡 4～6 小时，捞出置饭上蒸透、切片，填入鱼头和鱼腹内，上笼蒸 30 分钟。另用水豆粉及调料配制勾芡，浇在天麻鱼上即成。

用法：佐膳食用。

备注：方中天麻味辛、性温，功可平肝风、止头痛，川芎行气活血，茯苓健脾化湿，鲤鱼健脾和胃、利水下气，此膳可用于肝火上炎之头痛头昏、眼黑肢麻、神经衰弱等症。低血压头昏者不宜用。

2. 阴虚阳亢证

证候：眩晕，头痛，急躁易怒，腰膝酸软，五心烦热，口干口苦，耳鸣，失眠，舌红，少苔，脉细数。

治法：滋阴潜阳，平肝息风。

代表方：淡菜豆腐鱼头汤。

组成：淡菜 150g，豆腐 2 块，大鱼头 1 个，生姜 1 片，盐少许。

制作：瓦煲内加清水，用猛火煲至水滚后，加入材料，改用中火煲 2 小时，加盐调味即可。

用法：佐餐服食。

备注：淡菜味甘咸、性温，归肝、肾经，功可益精血、平肝降压，豆腐可清热，鱼头可祛头风，三味同煮，功可滋阴潜阳、平肝息风，适用于高血压头晕头痛、失眠、口苦等症。

3. 阴阳两虚证

证候：眩晕，头痛，腰膝酸软，畏寒肢冷，心悸，耳鸣，夜尿频数，舌淡，苔白，脉沉细弱。

治法：补益阴阳。

代表方：羊肾杜仲五味汤。

组成：杜仲 15g，五味子 6g，羊肾 2 枚。

制作：将羊肾洗净、切碎，杜仲、五味子用纱布包好，同放沙锅内，加水适量，炖至熟透后，加入调味品。

用法：空腹顿服。

备注：方中杜仲味辛、性平，具有补肝肾之功，五味子味酸、性温，可滋肾涩精，羊肾补肾填髓，三味合用，可补益阴阳，适用于中老年人高血压肾气不足之腿脚软弱无力者。阴虚火旺者慎用。

4. 痰湿证

证候：眩晕，头痛，头重如裹，胸脘痞闷，恶心纳呆，呕吐痰涎，舌淡红，苔白腻，脉滑。

治法：健脾化痰。

代表方：萝卜粥。

组成：大萝卜 5 个，粳米 50g。

制作：先将萝卜煮熟，绞汁，与粳米煮作粥。

用法：宜早、晚温热服食。

备注：萝卜味辛、甘，性凉，入脾、胃经，功可消食下气，化痰利尿，粳米健脾益胃，二者合用，适用于咳喘多痰、胸闷气喘等症。脾胃虚寒者不宜多食。忌同时服用何首乌、地黄等药物。

5. 瘀血证

证候：眩晕，头痛如刺，痛有定处，胸闷心悸，手足麻木，舌暗，脉弦涩。

治法：活血化瘀。

代表方：醋蛋。

组成：优质米醋 180mL，生鸡蛋 1 个。

制作：把生鸡蛋洗净浸入醋里，经过 36 ～ 48 小时后（红皮鸡蛋时间稍长），蛋壳被软化，仅剩一层薄皮包着已胀大了的鸡蛋。用筷子将皮弄破，把蛋清、蛋黄与醋搅匀成醋蛋，把制成的醋蛋液分 5 ～ 7 天服完。

用法：每日 1 次。清晨起床后空腹服用，每次兑开水 2 ～ 3 倍，再加点蜂蜜调匀服下，软蛋皮可一次食完。

备注：米醋味酸性温，可消积化瘀、软化血管，制作醋蛋适用于瘀血型高血压患者食用。米醋以不超过 9° 为宜。

（三）饮食注意

预防眩晕的发生，应避免和消除能导致眩晕发生的各种内、外致病因素。要适当锻炼，增强体质；保持情绪稳定，防止七情内伤；注意劳逸结合，避免体力和脑力的过度劳累；饮食有节，防止暴饮暴食，过食肥甘醇酒及过咸伤肾之品，尽量戒烟戒酒。

中医认为，疾病有寒热虚实之辨，阴阳表里之别；食物有寒热温凉之性，辛甘酸苦咸之味。食物的性味必须与疾病的属性相适应，否则会起反作用而影响治疗。孙思邈在《备急千金要方》中明确提出"夫为医者，当须先洞晓病源，知其所犯，以食治之，食疗不愈，然后命药"，把食疗置于非常重要的地位。高血压患者应遵循西医的饮食控制原则，减少钠盐摄入，增加钾盐摄入；控制体质量；戒烟；不过量饮酒。中医当辨证施食，注意饮食的性与味。高血压的主要病机是阴虚阳亢，因此，不宜进食辛辣热性、肥甘厚味之品，以免助热伤阴，加重病情。

二、冠心病的膳食原则

冠心病，严格来讲即"冠状动脉粥样硬化性心脏病"，是冠状动脉血管发生动脉粥样硬化病变而引起血管腔狭窄或阻塞，造成心肌缺血、缺氧或坏死而导致的心脏病。民间俗称"冠心病"的范围可能更广泛，它还包括炎症、栓塞等导致管腔狭窄或闭塞。世界卫生组织将冠心病分为五大类：无症状心肌缺血（隐匿性冠心病）、心绞痛、心肌梗死、缺血性心力衰竭（缺血性心脏病）和猝死。临床中常常分为稳定性冠心病和急性冠状动脉综合征。

根据症状，冠心病可归属于中医"心悸""胸痹"等范畴。心悸是指病人自觉心中悸动，惊惕不安，甚则不能自主的一种病证，临床一般多呈发作性，每因情志波动或劳累过度而发作，且常伴胸闷、气短、失眠、健忘、眩晕、耳鸣等症。病情较轻者为惊悸，病情较重者为怔忡，可呈持续性。

因此，各类冠心病如表现以心悸为主症者，均可参照本节辨证论膳。

（一）病因分析

心悸的发生多因体质虚弱、饮食劳倦、七情所伤、感受外邪及药食不当等，以致气血阴阳亏损，心神失养，心主不安，或痰、饮、火、瘀阻滞心脉，扰乱心神。

1. 体虚劳倦

禀赋不足，素质虚弱，或久病伤正，耗损心之气阴，或劳倦太过伤脾，生化之源不足，气血阴阳亏乏，脏腑功能失调，致心神失养，发为心悸。如《丹溪心法·惊悸怔忡》所言："人之所主者心，心之所养者血，心血一虚，神气不守，此惊悸之所肇端也。"

2. 七情所伤

平素心虚胆怯，突遇惊恐，忤犯心神，心神动摇，不能自主而心悸。《济生方·惊悸论治》指出："惊悸者，心虚胆怯之所致也。"长期忧思不解，心气郁结，阴血暗耗，不能养心而心悸；或化火生痰，痰火扰心，心神失宁而心悸。此外，大怒伤肝，大恐伤肾，怒则气逆，恐则精却，阴虚于下，火逆于上，动撼心神，亦可发为惊悸。

3. 感受外邪

风、寒、湿三气杂至，合而为痹。痹证日久，复感外邪，内舍于心，痹阻心脉，心血运行受阻，发为心悸。或风寒湿热之邪，由血脉内侵于心，耗伤心气心阴，亦可引起心悸。温病、疫毒均可灼伤营阴，心失所养，或邪毒内扰心神，如春温、风温、暑温、白喉、梅毒等病，往往伴见心悸。

4. 药食不当

嗜食醇酒厚味、煎炸炙煿，蕴热化火生痰，痰火上扰心神则为悸。正如清代吴澄《不居集·怔忡惊悸健忘善怒善恐不眠》所谓："心者，身之主，神之舍也。心血不足，多为痰火扰动。"或因药物过量或毒性较剧，或补液过快、过多等，耗伤心气，损伤心阴，引起心悸，如中药附子、乌头、雄黄、蟾酥、麻黄等，西药锑剂、洋地黄、奎尼丁、阿托品、肾上腺素等。

（二）辨证施膳

1. 心虚胆怯证

证候：心悸不宁，善惊易恐，坐卧不安，不寐多梦而易惊醒，恶闻声响，食少纳呆，苔薄白，脉细略数或细弦。

治法：镇惊定志，养心安神。

代表方：玉竹燕麦。

组成：燕麦片 100g，玉竹 15g，蜂蜜适量。

制作：玉竹用冷水泡发，煮沸 20 分钟后取汁。再加清水煮沸 20 分钟取汁。合并两次药汁，加入麦片，用文火熬煮成稠粥。

用法：温热服食，可加蜂蜜调味。

备注：方中玉竹具有养阴润燥、清热生津等功效，燕麦能益脾养心、敛汗，二者合用，可养心安神、滋阴润燥，适用于心气虚型冠心病患者。

2. 心血不足证

证候：心悸气短，头晕目眩，失眠健忘，面色无华，倦怠乏力，纳呆食少，舌淡红，脉细弱。

治法：补血养心，益气安神。

代表方：小麦大枣粥。

组成：小麦 50g，粳米 50g，大枣 5 个，白糖适量。

制作：将小麦淘洗干净，加热水浸胀；将粳米和大枣洗净；将小麦、粳米、大枣一同置锅内，加适量清水，大火煮开后，改用小火煮至粥成，加入适量白糖即可。

用法：温热服食。

备注：小麦味甘性凉，可养心气，是心病者宜食之品，粳米健脾和胃，大枣补气健脾，三者合用，功可健脾养心，益气养血。

3. 阴虚火旺证

证候：心悸易惊，心烦失眠，五心烦热，口干，盗汗，思虑劳心则症状加重，伴耳鸣腰酸，头晕目眩，急躁易怒，舌红少津，苔少或无，脉象细数。

治法：滋阴清火，养心安神。

代表方：鸽蛋百莲汤。

组成：鸽蛋 2 个，百合 20g，莲子肉 30g。

制作：鸽蛋去壳，与百合、莲子肉加水煮熟，加糖食用。

用法：吃蛋饮汤，每日 1 次，连服 10～15 天。

备注：方中鸽蛋味甘、咸，性平，功可补肾益气、滋阴降火，百合味甘、微苦，性微寒，归心、肺经，可清心安神，莲子味甘性平，可益精气、养心神。此膳可滋阴清火、养心安神，适用于心悸之阴虚火旺证。莲子不去心效更佳。

4. 心阳不振证

证候：心悸不安，胸闷气短，动则尤甚，面色苍白，形寒肢冷，舌淡苔白，脉象虚弱或沉细无力。

治法：温补心阳，安神定悸。

代表方：薤白粥。

组成：薤白 10～15g（鲜者 30～60g），葱白 2 茎，粳米 100g。

制作：将上三味洗净，切碎，煎汤，或同煮为粥，日服 1～2 次。

用法：空腹食用，应现煮现吃，不宜存放。

备注：方中薤白味辛、性温，归心经，可通阳散结，葱白散寒通阳，粳米健脾和胃，三者合用可温补心阳。

5. 水饮凌心证

证候：心悸眩晕，胸闷痞满，渴不欲饮，小便短少，或下肢浮肿，形寒肢冷，伴恶心，欲吐，流涎，舌淡胖，苔白滑，脉象弦滑或沉细而滑。

治法：振奋心阳，化气行水，宁心安神。

代表方：冬瓜鸭粥。

组成：冬瓜 1 个，光鸭 1 只，粳米 300g，鲜荷叶半张，冬菇 5 个，陈皮 3g。

制作：冬瓜洗净后连皮切厚块，与粳米、冬菇、陈皮、鲜荷叶同煮粥，光鸭于油锅内煎爆至香，铲起后加入粥内同煲，鸭够烂时捞起切片，用葱、姜、麻油调味，和粥食之。

用法：作早、晚餐食。

备注：方中冬瓜性寒味甘，可健脾化痰，鸭肉性寒、味甘咸，可滋阴补虚、利水消肿，粳米健脾和胃，荷叶益胃升阳，冬菇补气益胃，陈皮行气祛痰，适用于冠心病痰浊阻脉型。

6. 瘀阻心脉证

证候：心悸不安，胸闷不舒，心痛时作，痛如针刺，唇甲青紫，舌质紫暗或有瘀斑，脉涩或结或代。

治法：活血化瘀，理气通络。

代表方：黑白木耳汤。

组成：黑木耳 10g，白木耳 10g，冰糖适量。

制作：将上述用料用温水泡发后洗净，放入碗中，加水及冰糖，隔水蒸 1 小时。

用法：佐餐服食。

备注：方中黑、白木耳均味甘性平，可活血化瘀，滋阴养心，适用于冠心病瘀滞心脉型。

7. 痰火扰心证

证候：心悸时发时止，受惊易作，胸闷烦躁，失眠多梦，口干苦，大便秘结，小便短赤，舌红，苔黄腻，脉弦滑。

治法：清热化痰，宁心安神。

代表方：山楂荷叶茶。

组成：山楂 30g，荷叶 12g。

制作：上二味加清水 2 碗，煎至 1 碗，去渣。

用法：代茶饮用。

备注：方中山楂味酸甘，归脾、胃经，可散瘀结，具有扩张冠状动脉、抗心律失常等作用；荷叶性寒，可益胃祛痰，二者合用，可清热化痰，强心安神。适用于冠心病痰浊阻脉兼瘀滞心脉型。

（三）饮食注意

1. 饮食有节。

2. 进食营养丰富而易消化吸收的食物，平素饮食忌过饱、过饥，戒烟酒、浓茶，宜低脂低盐饮食。

3. 心气阳虚者忌过食生冷，心气阴虚者忌辛辣炙煿，痰浊、瘀血者忌过食肥甘，水饮凌心者宜少食盐。

第六节　泌尿生殖系统疾病的膳食原则

一、慢性前列腺炎的膳食原则

慢性前列腺炎包括慢性细菌性前列腺炎和非细菌性前列腺炎两类。其中，慢性细菌性前列腺炎主要为病原体感染，常有反复发作的下尿路感染症状，如尿频、尿急、尿痛，排尿烧灼感，排尿困难，尿潴留，后尿道、肛门、会阴区坠胀不适，持续时间超过 3 个月。非细菌性前列腺炎是多种原因和诱因引起的炎症、免疫、神经内分泌参与的错综复杂的病理变化，导致以尿道刺激症状和慢性盆腔疼痛为主要临床表现，而且常合并精神心理症状的疾病，临床表现多样。

根据尿频、尿急、尿痛等症状，慢性前列腺炎属于中医"淋证"的范畴。

（一）病因分析

本病多因湿热蕴结下焦精室或久病及肾，或气血运行受阻而成，其病与肝、肾、膀胱等脏腑功能失常有关，病位主要在精室。

1. 湿热蕴结

湿热之邪，可由外入，可由内生。外感六淫湿热火毒，火热之邪下迫膀胱，或下阴不洁，秽浊之邪侵袭，皆可酿生湿热，导致湿热毒邪蕴结精室不散，瘀滞不化，水道不利而发为本病；或饮酒及食辛辣炙煿之品，湿热内生，或素食肥甘厚味之品，损伤脾胃，脾失健运，水湿潴留，郁而化热，致使湿热循经下注，蕴结下焦发为本病。

2.气滞血瘀

房事不节，或外肾受伤，或气机不畅，久则及血，均可损伤精室脉络，以致气滞血瘀，精窍不利而为本病。或湿热、寒湿之邪久滞不清，则致精道气血瘀滞，使本病迁延难愈。

3.肝气郁结

情志不舒，思欲不遂，而致肝气郁结，发为本病。

4.肾阴不足

素体阴虚，房事不节，热病伤阴，久病及肾，肾精亏虚，水火失济阴虚则火旺，相火妄动，而生内热，发为本病。

5.脾肾阳虚

禀赋不足，素体阳虚，劳累过度，导致肾阳不足，或肾气亏虚，精室不藏；或素体脾虚，饮食劳倦，脾失健运，以致中气不足，正气虚损，乃发为本病。

（二）辨证论膳

1.湿热蕴结证

证候：小便频数短涩，灼热刺痛，溺色黄赤，少腹拘急胀痛，或有寒热，口苦，呕恶，或有腰痛拒按，或有大便秘结，苔黄腻，脉滑数。

治法：清热利湿通淋。

代表方：赤小豆粥。

组成：赤小豆50g，粳米50g。

制作：赤小豆先用温水浸泡2～3小时，然后加水煮烂，再倒入粳米同煮。

用法：早、晚温热顿服。

备注：方中赤小豆可利尿消肿，清热解毒，适用于前列腺炎湿热下注者。本粥宜加糖调味，以利于水湿排泄。阳气虚衰而致之水肿，以及属阴疽之症者，不宜食用本方。

2.气滞血瘀证

证候：小便热涩刺痛，尿色深红，或夹有血块，疼痛满急加剧，或见心烦，舌尖红，苔黄，脉滑数。

治法：清热通淋，凉血止血。

代表方：荠菜茅根饮。

组成：荠菜100g，鲜白茅根100g。

制作：二味水煎取汁。

用法：代茶频服，连服 2～3 周。

备注：方中荠菜、白茅根均可清热利尿、凉血止血，二者合则效更强，适合慢性前列腺炎气滞血瘀者食用。

3. 肝气郁结证

证候：郁怒之后，小便涩滞，淋漓不宣，少腹胀满疼痛，苔薄白，脉弦。

治法：理气疏导，通淋利尿。

代表方：青小豆方。

组成：青小豆 20g，橘皮 20g。

制作：先将青小豆捣碎，放入锅内，加水适量，去渣煎取汁液，再将洗净的橘皮及青小豆放入锅内，武火煮开后，改用文火继续煎煮至豆熟烂即成。

用法：空腹食用，每日 2 次。

备注：本方源自《太平圣惠方》。方中青小豆即绿豆，味甘、性寒，有清热解毒利水的作用；橘皮味辛、苦，有理气调中的作用。两味合用，则疏肝理气与利尿通淋之功相辅相成，可用于前列腺炎肝气郁结者食用。

4. 肾阴不足证

证候：小便浑浊，乳白或如米泔水，上有浮油，置之沉淀，或伴有絮状凝块物，或混有血液、血块，尿道热涩疼痛，尿时阻塞不畅，口干，苔黄腻，舌质红，脉濡数。

治法：清热利湿，分清泌浊。

代表方：白果通淋饮。

组成：白果 50g，茯苓 20g，冬瓜子 20g。

制作：白果、冬瓜子、茯苓分别洗净，置锅中，加清水 500mL，急火煮开 5 分钟，改文火煮 20 分钟，滤渣取汁。

用法：代茶饮。

备注：方中白果、冬瓜子可通淋利湿，茯苓渗湿健脾。三者合用，可分清泌浊，适用于前列腺炎合并肾阴不足证。

5. 脾肾阳虚证

证候：小便不甚赤涩，溺痛不甚，但淋漓不已，时作时止，遇劳即发，腰膝酸软，神疲乏力，病程缠绵，舌质淡，脉细弱。

治法：补脾益肾。

代表方：大麦茶。

组成：大麦 60g，生姜、蜂蜜各适量。

制作：将大麦、生姜洗净，放入沙锅内，加水适量，煎汤，再调入适量蜂蜜。

用法：随意饮用，代茶饮。

备注：本方选自《太平圣惠方》。方中大麦味甘咸、性凉，入脾、胃经，功可利尿通淋、和脾胃，生姜助其和胃健脾之效，蜂蜜缓急止痛，三者合用，功可利尿通淋、健脾益气，适用于素有脾肾虚弱、遇劳猝患前列腺炎者。

（三）饮食注意

1. 多吃蔬菜、水果。

2. 禁酒，忌食辛辣刺激性食物，包括胡椒、茴香、蒜、葱、韭菜等。

3. 忌食腥膻发物，如狗肉、牛肉、羊肉、海鲜等。

二、肾病综合征的膳食原则

肾病综合征是由慢性肾炎、结缔组织病、代谢性疾病或肿瘤所伴发的一种临床综合征，是以肾小球基膜通透性增加，表现为大量蛋白尿、低蛋白血症、高度水肿、高脂血症的一组临床症候群。

肾病综合征可归属于中医"水肿"的范畴。水肿是指因感受外邪，饮食失调，或劳倦过度等，使肺失宣降通调，脾失健运，肾失开合，膀胱气化失常，导致体内水液潴留，泛滥肌肤，以头面、眼睑、四肢、腹背，甚至全身浮肿为临床特征的一类病证。

（一）病因分析

1. **风邪外袭，肺失通调**

风邪外袭，内舍于肺，肺失宣降通调，上则津液不能宣发外达以营养肌肤，下则不能通调水道而将津液的代谢废物变化为尿，以致风遏水阻，风水相搏，水液潴留体内，泛滥肌肤，发为水肿。

2. **湿毒浸淫，内归肺脾**

肺主皮毛，脾主肌肉。痈疡疮毒生于肌肤，未能清解而内归肺脾，脾伤不能升津，肺伤失于宣降，以致水液潴留体内，泛滥肌肤，发为水肿。《济生方·水肿》谓："又有年少，血热生疮，变为肿满，烦渴，小便少，此为热肿。"

3. **水湿浸淫，脾气受困**

脾喜燥而恶湿。久居湿地，或冒雨涉水，水湿之气内侵；或平素饮食不节，过食生冷，均可使脾为湿困，而失其运化之职，致水湿停聚不行，潴留体内，泛滥肌肤，发为水肿。

4. **湿热内盛，三焦壅滞**

"三焦者，决渎之官，水道出焉。"湿热内侵，久羁不化；或湿郁化热，湿热内盛，使中焦脾胃失其升清降浊之能，三焦为之壅滞，水道不通，以致水液潴留体内，泛滥肌肤，发为水肿。

5. **饮食劳倦，伤及脾胃**

饮食失调，或劳倦过度，或久病伤脾，脾气受损，运化失司，水液代谢失常，引起水液潴留体内，泛滥肌肤，而成水肿。

6.肾气虚衰，气化失常

"肾者水脏，主津液。"生育不节，房劳过度，或久病伤肾，以致肾气虚衰，不能化气行水，遂使膀胱气化失常，开合不利，引起水液潴留体内，泛滥肌肤，而成水肿。

（二）辨证论膳

1.风水泛滥

证候：浮肿起于眼睑，继则四肢及全身皆肿，甚者眼睑浮肿，眼合不能开，来势迅速，多有恶寒发热，肢节酸痛，小便短少等症。

治法：疏风利水。

代表方：葱白粥。

组成：连须葱50g，糯米50g。

制作：连须葱洗净切段，将糯米入锅煮粥，临熟时放入葱段，再略沸即成。

用法：趁热服食。

备注：方中葱白性温、味辛，辛能解肌，能通上下之阳气，功可发表通阳，糯米补中益气。二者合用而成疏风利水之方。

2.湿毒浸淫

证候：身发疮痍，甚则溃烂，或咽喉红肿，或乳蛾肿大疼痛，继则眼睑浮肿，延及全身，小便不利，恶风发热，舌质红，苔薄黄，脉浮数或滑数。

治法：宣肺解毒，利尿消肿。

代表方：清炒绿豆芽。

组成：新鲜绿豆芽适量，植物油、食盐等调料各适量。

制作：将绿豆芽用植物油爆炒，加入调味料即成。

用法：佐餐食用。

备注：本方源自《本草纲目》。方中绿豆芽味甘性寒，入心、胃经，功可清热解毒，适用于热毒疮疡、小便赤热不利等症。

3.水湿浸渍

证候：全身水肿，按之没指，小便短少，身体困重，胸闷腹胀，纳呆，泛恶，苔白腻，脉沉缓，起病较缓，病程较长。

治法：健脾化湿，通阳利水。

代表方：薏苡仁粥。

组成：薏苡仁50g，粳米50g。

制作：将薏苡仁与粳米同入锅中，加水煮粥，等粥熟后加香油、食盐调味即成。

用法：空腹常食。

备注：本方源自《食医心镜》。方中薏苡仁味甘淡、性微寒，能益脾渗湿，治水肿湿痹、作粥则健脾力更强，脾健则湿自去，适用于久风湿痹、筋脉拘挛者。

4. 湿热壅盛

证候：遍体浮肿，皮肤绷紧光亮，胸脘痞闷，烦热口渴，或口苦口黏，小便短赤，或大便干结，舌红，苔黄腻，脉滑数或沉数。

治法：分利湿热。

代表方：鳢鱼羹。

组成：鳢鱼1000g，冬瓜100g，葱白、生姜、橘皮、盐、味精、胡椒粉各适量。

制作：将鳢鱼刮鳞、去鳃、去内脏，洗净，与冬瓜同放入锅中，加水煮沸，再放入葱白、生姜等调料，煮二三沸即成。

用法：空腹食用。

备注：本方源自《食医心镜》。方中鳢鱼味甘性寒，入肺、脾、胃、大肠经，可补脾利水；冬瓜味甘性寒，亦为利水消肿之上选。二者同作羹，适用于湿热壅盛者。

5. 脾阳虚衰

证候：身肿，腰以下为甚，按之凹陷且不易恢复，脘腹胀闷，纳减便溏，食少，面色不华，神倦肢冷，小便短少，舌质淡，苔白腻或白滑，脉沉缓或沉弱。

治法：温阳健脾，化气利水。

代表方：鹘突羹。

组成：鲫鱼250g，淡豆豉20g，胡椒、茴香、干姜、橘皮等各适量。

制作：将鲫鱼洗净、切碎，放入锅中，加水煮沸，再放入淡豆豉、胡椒、茴香、干姜、橘皮等，煮二三沸即成。

用法：空腹食用。

备注：本方源自《食医心镜》。方中鲫鱼味甘性平，可健脾胃。用调中下气之淡豆豉、温中和胃之胡椒、理气散寒之茴香和生姜、行气健脾之橘皮作为调料，同鲫鱼作羹，功可暖胃和中，适用于脾胃虚冷不下食者。

6. 肾阳衰微

证候：面浮身肿，腰以下为甚，按之凹陷不起，心悸，气促，腰部冷痛酸重，尿量减少，四肢厥冷，怯寒神疲，面色㿠白或灰滞，舌质淡胖，苔白，脉沉细或沉迟无力。

治法：温肾助阳，化气行水。

代表方：乌鸡粥。

组成：乌鸡1只（约500g），葱白10g，粳米50g。

制作：将乌鸡洗净，去毛及内脏，切碎煮熟，再与粳米同入锅中，加水煮粥，将熟时入葱白，再煮二沸即成。

用法：随意服食。

备注：本方源自《老老余编》。方中乌鸡味甘性平，入肝、肾经，可益肝肾、退热补虚，适用于老人脚气攻胸、腹胀满者。

（三）饮食注意

本病水肿较甚，应无盐饮食，待肿势渐退后，逐步改为低盐，最后恢复普通饮食。忌食辛辣、烟酒等刺激性食物。若因营养障碍致肿者，不必过于强调忌盐，而应适量进食富于营养之蛋白质类饮食。

三、性功能障碍的膳食原则

性功能是一个复杂的生理过程。正常性功能的维持依赖人体多系统的协作，涉及神经系统、心血管系统、内分泌系统和生殖系统的协调一致，除此之外，还须具有良好的精神状态和健康的心理。当上述系统或精神心理方面发生异常变化时，将会影响正常性生活的进行，影响性生活的质量，表现出性功能障碍。男性性功能障碍主要包括性欲障碍、阴茎勃起障碍和射精障碍等。

性功能障碍属于中医"阳痿"的范畴。阳痿是指青壮年男子，由于虚损、惊恐、湿热等原因，致使宗筋失养导致阴茎痿弱不起，临房举而不坚，或坚而不能持久的一种病证。

（一）病因分析

1. 命门火衰

房劳太过，或少年误犯手淫，或早婚，以致精气亏虚，命门火衰，发为阳痿，正如《景岳全书·阳痿》所说："凡男子阳痿不起，多由命门火衰，精气虚冷。"

2. 心脾受损

胃为水谷之海，气血之源。若忧愁思虑不解，饮食不调，损伤心脾，病及阳明、冲脉，以致气血两虚，宗筋失养，而成阳痿。《景岳全书·阳痿》说："凡思虑焦劳忧郁太过者，多致阳痿。盖阴阳总宗筋之会……若以忧思太过，抑损心脾，则病及阳明、冲脉……气血亏而阳道斯不振矣。"

3. 恐惧伤肾

大惊猝恐，惊则气乱，恐则伤肾，恐则气下，渐致阳道不振，举而不坚，导致阳痿。《景岳全书·阳痿》说："忽有惊恐，则阳道立痿，亦其验也。"

4. 肝郁不舒

肝主筋，阴器为宗筋之会。若情志不遂，忧思郁怒，肝失疏泄条达，不能疏通血气而畅达前阴，则宗筋所聚无能，如《杂病源流犀烛·前阴后阴病源流》说："又有失志之人，抑郁伤肝，肝木不能疏达，亦致阴痿不起。"

5. 湿热下注

过食肥甘，伤脾碍胃，生湿蕴热，湿热下注，热则宗筋弛纵，阳事不兴，可导致阳痿，经所谓壮火食气是也。《明医杂著·男子阴痿》中谓："阴茎属肝之经络。盖肝者木也，如木得湛露则森立，遇酷热则萎悴。"

（二）辨证论膳

1. 命门火衰

证候：阳事不举，精薄清冷，阴囊阴茎冰凉冷缩，或局部冷湿，腰酸膝软，头晕耳鸣，畏寒肢冷，精神萎靡，面色㿠白，舌淡，苔薄白，脉沉细，右尺尤甚。

治法：温肾壮阳，滋肾填精。

代表方：煮泥鳅。

组成：泥鳅100g，食盐、葱、食用植物油等各适量。

制作：将泥鳅洗净，放入锅内，加水及诸调料，煮熟即可。

用法：佐餐食用。

备注：本方源自《集简方》。方中泥鳅味甘性平，入脾、肺经，功可补中气、壮阳，适用于肾虚阳痿者。

2. 心脾受损

证候：阳事不举，精神不振，夜寐不安，健忘，胃纳不佳，面色少华，舌淡，苔薄白，脉细。

治法：补益心脾。

代表方：三仙酒。

组成：龙眼肉300g，桂花120g，白糖240g，白酒4000g。

制作：将上两味药与白糖、白酒共置容器中，密封静置浸泡。浸泡时间愈久愈佳。

用法：每次10～20mL，每日2次。

备注：本方源自《种福堂公选良方》。方中龙眼肉味甘性温，归脾经，可益脾长智、养心补血；桂花味辛性温，芳香沁脾；白糖味甘性平，亦可助脾气。此三味入酒中浸泡，功可补气血、益心脾，适用于心脾两虚所致的面色无华、精神萎靡、健忘、失眠多梦、心悸怔忡等症。

3. 肝郁不舒

证候：阳痿不举，情绪抑郁或烦躁易怒，胸脘不适，胁肋胀闷，食少便溏，苔薄，脉弦。有情志所伤病史。

治法：疏肝解郁。

代表方：橙饼。

组成：橙子1000g，白糖适量。

制作：将橙子用小刀划成棱，入清水中浸去酸涩味，挤去核，放锅中煮过，取出后用白糖浸渍使干，略压扁即成。

用法：作零食适量食用。

备注：本橙饼可降气和中、开胃宽膈，对于气滞之证颇为适宜，故可用于肝郁不舒之阳痿的治疗。

4. 湿热下注

证候：阴茎痿软，阴囊湿痒臊臭，下肢酸困，小便黄赤，苔黄腻，脉濡数。

治法：清热利湿。

代表方：南瓜根炖黄牛肉。

组成：鲜南瓜根 60g，黄牛肉 250g，食盐适量。

制作：将南瓜根与洗净切好的牛肉一同放入锅内，加水适量，武火煮开后，改用文火继续煮炖，临熟时调入适量食盐即成。

用法：佐餐食用。

备注：方中南瓜根味甘淡、性平，功可清热利湿，对湿热证颇为适宜，配黄牛肉健脾以利湿。二者合用而成清热利湿之方。

（三）饮食注意

1. 可多吃富含锌的食物，如牡蛎、虾等海鲜产品。

2. 多吃具有壮阳功效的食物，如韭菜、菟丝子、大蒜等。